二氧化硫对心血管功能的影响

Effect of Sulfur Dioxide on the Cardiovascular Functions

张全喜　著

中国环境出版集团·北京

图书在版编目（CIP）数据

二氧化硫对心血管功能的影响/张全喜著. —北京：中国环境出版集团，2018.5

ISBN 978-7-5111-3593-3

Ⅰ. ①二… Ⅱ. ①张… Ⅲ. ①二氧化硫—影响—心血管系统—研究 Ⅳ. ①R322.1

中国版本图书馆 CIP 数据核字（2018）第 063997 号

出 版 人　武德凯
责任编辑　董蓓蓓　沈　建
责任校对　任　丽
封面设计　岳　帅

出版发行　中国环境出版集团
　　　　　（100062　北京市东城区广渠门内大街 16 号）
　　　　　网　　址：http：//www.cesp.com.cn
　　　　　电子邮箱：bjgl@cesp.com.cn
　　　　　联系电话：010-67112765（编辑管理部）
　　　　　　　　　　010-67113412（第二分社）
　　　　　发行热线：010-67125803，010-67113405（传真）
印　　刷　北京建宏印刷有限公司
经　　销　各地新华书店
版　　次　2018 年 5 月第 1 版
印　　次　2018 年 5 月第 1 次印刷
开　　本　787×1092　1/16
印　　张　12.5
字　　数　250 千字
定　　价　48.00 元

前　言

SO$_2$是大气环境中一种常见的有毒气体污染物,对人体健康和生态环境的危害很大。因此,SO$_2$一直作为有毒气体而被认识、研究及评价。硫是生物所必需的营养元素之一,是多种蛋白质、酶以及维生素 B$_1$和硫辛酸等生物活性物质的构成成分,其在生物体内的含量达 10^{-4}数量级水平。显然,硫及其化合物对于生命活动过程的正常进行具有重要的生理作用。研究表明,人和动物也可以从体内含硫氨基酸内源合成 SO$_2$及其衍生物亚硫酸盐、亚硫酸氢盐等。此外,自 20 世纪 80 年代以来,NO、CO、H$_2$S 就被证明是具有多种生理作用的气体信号分子,而这 3 种气体如同 SO$_2$一样都是污染大气环境的有毒气体。近年来研究发现,内源性 SO$_2$也是一种生物气体信号分子,具有多种生理学和病理生理学作用。综上所述,SO$_2$不仅是一种常见的大气环境污染物,也是一种重要的内源性生物气体分子,不断扩大和加深 SO$_2$及其衍生物的毒理学、病理生理学及生理学研究,不但对防护 SO$_2$污染引发生态问题和健康危害有重要价值,而且对于深入理解 SO$_2$在生命活动过程中所扮演的角色也具有重要意义。

在全世界范围内,心血管疾病已成为全球卫生保健和卫生资源的沉重负担,逐渐成为威胁人类健康的"第一杀手"。国内外大量流行病学研究显示 SO$_2$与心血管系统疾病有关。长期接触 SO$_2$可增加患心血管疾病(如缺血性心脏病、肺心病、心律失常等)的风险和死亡率,因此 SO$_2$对心血管系统的损害作用日益引起广大学者的关注。文献调研表明,SO$_2$与心血管系统疾病的研究主要集中在流行病学方面,而对 SO$_2$引发的心血管疾病的作用机制研究很少,目前几乎是空白。由于 SO$_2$是一种全球性大气主要污染物,暴露人群广泛,故研究和明确 SO$_2$引发心血管疾病的作用机制,针对其作用机制采取相应的干预将是心血管病防治的一个重要方向。为此,笔者近年来一直以 SO$_2$对心血管系统的毒理学和病理生理学作用为研究重点,研究发现吸入 SO$_2$对大鼠有明显的降压作用,SO$_2$对离体血管有直接的舒张作用,对离体心脏有明显的负性肌力作用。研究还发

现内源性 SO_2 可作为生物活性分子参与机体多种功能的调节，可能是继 NO、CO、H_2S 之后的又一具有重要生理学意义的气体信号分子。

本书是笔者近十几年来在 SO_2 及其衍生物对心血管系统影响的毒理学、病理生理学及生理学方面的重要研究成果的总结和升华。笔者相信读者通过本书能够对 SO_2 对心血管系统的影响及其作用机制有一个全面、正确的了解，并能够应用这些研究成果去解决有关环境保护、医学及生物学问题。

本研究是在国家自然科学基金项目（20677035、21107064、21777090）的资助下完成的，笔者对此表示诚挚感谢。

由于笔者的水平和著述时间所限，本书存在疏漏和不足之处在所难免，希望有关专家和广大读者随时提出宝贵意见，为促进 SO_2 对人体健康影响的研究而共同努力。

张全喜

2018 年 1 月 15 日

目　录

CONTENTS

第一章

概　论

二氧化硫（SO_2）在室温下为无色有刺激性气味的气体，中等毒性，不自燃也不助燃。沸点-10.01℃，熔点-75.5℃。当温度低于-10℃时，SO_2 即液化为无色液体，相对密度（水=1）为 1.434（液体）。SO_2 气体的密度与温度、气压密切相关。在 25℃、101.325 kPa 下，SO_2 气体的密度为 2.618 g/L，是空气密度的 2.21 倍。也有报道，在常温常压下 SO_2 密度是空气密度的 2.26 倍。SO_2 在 273 K、202.6 kPa 时就可变为液态，液化的 SO_2 和 $SOCl_2$ 是许多物质的良好溶剂，包括被用作各种聚合物（syntheses）的非水溶性溶剂。最近研究发现，SO_2 不仅易溶于水，更易溶于有机溶剂（孟紫强和郭掌珍，2009）。

一、二氧化硫对健康影响的研究进展

（一）SO_2 的产生和来源

作为大气中主要的气态污染物之一，SO_2 主要来源于含硫燃料的燃烧，如煤和石油的燃烧。我国是一个以煤炭为主要能源的国家，煤炭一直占我国能源生产和消耗的 70% 以上。随着我国经济的快速发展，煤炭和石油的消耗量不断增长，由此产生的 SO_2 的量也不断增加，我国已连续数年 SO_2 的排放量超过 2 000 万 t。2005 年，全国 SO_2 排放总量高达 2 549 万 t，居世界第一，比 2000 年增加了 27%。此外，在一些工业和农业生产过程中 SO_2 也是不可缺少的原料或中间媒介，如纸浆、硫酸、农药杀虫剂等的生产过程。SO_2 体内代谢衍生物——亚硫酸盐和亚硫酸氢盐在食品饮料工业中也常被用作防腐剂、漂白剂、保色剂等，这些都可能进一步加剧 SO_2 对人类健康的危害。

SO_2 的大量排放使我国很多城市的大气污染不断加剧。环境空气中 SO_2 年平均浓度二级标准值为 0.06 mg/m³，是人群在环境中长期暴露不受危害的基本要求；日平均浓度三级标准值为 0.25 mg/m³，是人群在环境中短期暴露不受急性健康损害的最低要求。另外一项研究表明，中国许多城市大气中悬浮颗粒物与 SO_2 的浓度是世界卫生组织推荐标准的 2~5 倍（方一平，2004）。

大气中的 SO_2 和 NO_2 是形成酸雨的主要物质,因此 SO_2 的大量排放会导致酸雨的形成。据统计,全球每年排入大气的 SO_2 约 1 亿 t,NO_2 约 5 000 万 t,所以酸雨主要是由于人类生产和生活活动造成的。美国测定的酸雨成分中,硫酸约占 60%,硝酸约占 32%,其余是盐酸、碳酸和少量有机酸。而我国酸雨中硫酸根与硝酸根的当量比为 5~10,主要是硫酸型的酸雨,是由于大气中含有大量的 SO_2 造成的(汪家权等,2004)。我国的酸雨区覆盖四川、贵州、江西、湖南、湖北、广东、广西、浙江、江苏和山东青岛等省市部分地区,面积达 200 多万 km^2,是世界三大酸雨区之一。另外两个酸雨区是以德、法、英等国为中心,波及大半个欧洲的北欧酸雨区和包括美国和加拿大在内的北美酸雨区。酸雨对地球的生态环境和人类社会经济的发展都具有严重的破坏作用。研究表明,酸雨对水体、森林、土壤、建筑、名胜古迹等均带来严重危害,不仅造成重大经济损失,更危及人类的生存和发展。

研究发现,除了某些微生物能合成 SO_2 外,其他生物也能内源合成 SO_2(Singer and Kearney,1956)。在人和哺乳类动物体内,SO_2 也是一种常见的内源性化学物(孟紫强等,2009)。20 世纪 50 年代的研究就已经发现,哺乳动物肝细胞内的含硫氨基酸,例如 L-半胱氨酸,在半胱氨酸双加氧酶和谷氨酸-草酰乙酸转氨酶(GOT)的催化下可以转化为亚硫酸盐(Singer and Kearney 1956;Griffith,1983)(图 1-1)。Ubuka(1990)研究报道,H_2S 也可以通过非酶促氧化作用形成硫代硫酸盐,再经还原酶催化形成亚硫酸盐。Mitsuhashi 等(2005)研究发现,被氧化应激激活的中性粒细胞可通过对辅酶 II 氧化酶(NADPH oxidase)依赖的生化过程,将 H_2S 转化形成亚硫酸盐(图 1-1),同时也发现给大鼠体内注射脂多糖(lipopolysaccharide,LPS)可以使血清中的 H_2S 和亚硫酸盐水平升高。如果把能清除 ROS 的抗坏血酸一起与 LPS 注射,虽然 H_2S 的水平仍然增加,但是亚硫酸盐的水平未见增加。此外,辅酶 II 氧化酶抑制剂(NADPH oxidase inhibitor)也可抑制体内 H_2S 向亚硫酸盐的转化。由此认为,体内 H_2S 向亚硫酸盐转化的这一途径是氧化应激依赖性的。

Balazy 等(2003)提出,SO_2 可能是由血管细胞合成的非常不稳定的气体 SO(S=O)发生不均裂反应(disproportionation)而生成的,认为 SO 也可以与氧发生反应而生成 SO_2,然而不均裂反应比氧化反应似乎更迅速。SO 不均裂反应的反应式为

$$4S=O \longrightarrow 2SO_2 + 1/4S_8$$

式中,S_8 是硫元素的单质,是硫的同素异形式,分子晶体。

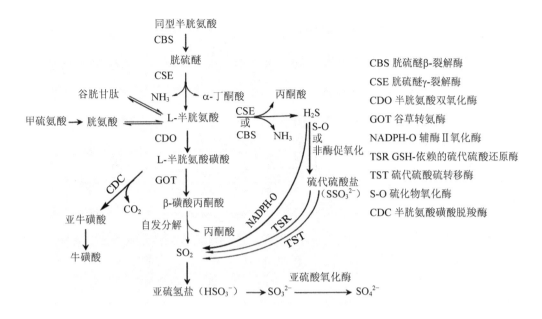

图 1-1 内源性 SO$_2$ 经多条途径的生物合成

Fig.1-1 Biosynthesis of endogenous SO$_2$ via multiple pathways

Ji 等（1995）报道，正常人血清含有亚硫酸盐且其浓度为 0～9.85 mol/L。Yang 等（1996）发现兔中性粒细胞能够自发合成亚硫酸盐。Mitsuhashi 等（1998，2002）研究发现，人和大鼠血液中性粒细胞能够产生亚硫酸盐，并发现亚硫酸盐是通过体内活性硫酸基团供体 3'-磷酸腺苷 5'-磷酸硫酸（3'-phosphoadenosine 5'-phosphosulfate，PAPS）而形成的。PAPS 合成的特异抑制剂氯酸盐，能抑制体内亚硫酸盐的合成。早期的研究已发现，亚硫酸氧化酶先天性缺乏可以引起亚硫酸盐在体内的过多积累，并导致遗传性疾病（Shih et al.，1977）。这些研究均为 SO$_2$ 在体内内源性合成提供了直接或间接的证据。

值得注意的是，由于哺乳动物体内产生的内源性亚硫酸盐的前体物均为内源性 SO$_2$，所以上述文献报道所谓的亚硫酸盐内源产生均可以理解为 SO$_2$ 的内源生物合成。通过对 SO$_2$ 内源合成有关文献的调查研究，本实验室提出体内内源性 SO$_2$ 可以由多种体内内源含硫化合物经过多种生物代谢途径进行生物合成的观点（李君灵和孟紫强，2009；Li and Meng，2009；Meng et al.，2009）。

最近的研究也发现，正常大鼠和小鼠的多种器官含有亚硫酸盐，表明多种组织器官可以内源合成 SO$_2$（孟紫强等，2005；李瑞金等，2006；Meng et al.，2005a）。启示 SO$_2$ 及其衍生物亚硫酸盐可能参与多种器官的多种生命活动过程，具有多种生理作用。

（二）SO_2 流行病学研究进展

流行病学研究发现，大气中的 SO_2 污染与多种疾病的发生有相关性，如上呼吸道炎症、支气管哮喘、慢性支气管炎、肺气肿等。在 20 世纪发生的"八大公害"事件中，有 4 起是直接由 SO_2 污染引起的。如 1952 年发生在英国伦敦的烟雾事件，烟雾中含有大量的 SO_2，在烟雾发生的一周时间里，该地区死亡人数高达 4 703 之多（奚旦立等，1997）。1961 年发生在日本四日市的哮喘事件，其元凶也是高浓度的 SO_2，这说明短期内接触高浓度的 SO_2 可引起敏感人群哮喘的发生。

近年来，我国在 SO_2 流行病学研究方面取得了一定的进展。江耀安对大气中 SO_2 含量与人群肺功能的关系进行了研究，结果表明生活在 SO_2 日平均浓度为 0.143 mg/m³ 环境下的居民，与不受 SO_2 污染影响的对照组相比，其气道阻力和呼吸道疾病发病率都增高，而肺功能下降。随着大气中 SO_2 日平均浓度的增加，强力呼气时间延长，而第一秒时间肺活量、肺活量及强力呼吸中期流速均递减。这些研究结果在一定程度上揭示了 SO_2 接触剂量与其健康危害效应的相关性（江耀安，1998）。陈小琳等（1993a；1993b）在上海市大气颗粒物污染轻而 SO_2 污染程度不同的两个地区，对大气中 SO_2 污染与妇女和儿童肺功能的关系进行了研究，研究发现 SO_2 与妇女和儿童肺活量的下降有明显的相关性。此外，他们运用历史性前瞻的流行病学方法，对上海市区 3 个 SO_2 污染程度不同的地区进行了 SO_2 污染与人体呼吸道常见症状发生率相关性的研究，结果表明 SO_2 污染的确能够使呼吸系统疾病的发生率增加。

国外学者在 SO_2 流行病学方面也做了大量研究。Lee 等（2002a）对大气环境污染与儿童哮喘病患病率的关系进行了研究，发现大气环境中 SO_2 污染与哮喘发病有确切的相关性，其他人也有类似的报道（Jones，2000）。然而，Woolcock 等（1998）的研究认为 SO_2 仅使哮喘病患者病情加重而对健康人群影响较小，并不能直接导致哮喘发生。Ballester 等（2002）研究了大气中 SO_2 污染与居民死亡率之间的关系，结果表明 SO_2 污染与死亡率的增加有一定的相关关系。对职业接触 SO_2 与人群健康的关系进行的流行病学调查结果表明 SO_2 污染与人群肺癌的发生与增加有明显的相关关系（Lee et al.，2002b）。一些学者还提出了大气中 SO_2 的健康危害阈值，成年人为 0.8 mg/m³、儿童为 0.6 mg/m³，超过该阈值，呼吸系统疾病的发病率会显著增加（Herbarth，1995）。

SO_2 污染除与呼吸系统疾病的发生有关之外，与心血管系统疾病（如心律失常、缺血性心脏病、肺心病等）的发生也有相关关系。大量的流行病学研究表明大气中 SO_2 污染与多种心血管疾病的发病率和人群死亡率有关。国外学者对我国重庆进行的流行病学研究发现，SO_2 的日均浓度值与居民的心血管系统疾病死亡率有很大的相关性（Venners et al.，2003）。对韩国首尔 1995—1998 年大气污染物与休克发生之间的关系进行的研究表明，SO_2 污染与缺血性休克引起的死亡有关，SO_2 浓度每增加 100 mg/m³，可使休克引起的死亡率增大 2.9%，而老人和妇女在整个被调查人群中最为敏感（Hong et al.，2002）。Sunyer 等（2003）研究了欧洲七个地区（巴黎、斯德哥尔摩、伯明翰、伦敦、罗马、米兰、荷兰）大气中的 SO_2 浓度与人群心血管疾病的关系，结果表明 SO_2 能够独立地引起接触人群中心血管系统疾病尤其是缺血性心脏病的发生，SO_2 浓度平均每增加 10 mg/m³，可使缺血性心脏病的发病率增加 0.7%。这些研究都表明大气中 SO_2 污染能够引起心血管疾病的增加。

（三）SO_2 的毒性效应及研究进展

1. SO_2 对动物全身性组织的氧化损伤和 DNA 损伤作用

一般认为 SO_2 对呼吸系统有损害作用，然而近年来本实验室研究发现，SO_2 及其衍生物（亚硫酸盐和亚硫酸氢盐，二者摩尔比为 3∶1）不仅对呼吸系统有损害作用，而且还可以以亚硫酸根和亚硫酸氢根离子的形式进入血液，分布到全身而引起多种脏器损伤，是一种全身性毒物（Meng，2003）。SO_2 及其衍生物可引起小鼠脑、心、肺、肝、肾、胃、脾、肠及睾丸等组织的抗氧化物质谷胱甘肽（GSH）含量的减少及其脂质过氧化水平（LPO）的增高，使这些组织的抗氧化酶的活性发生改变，如超氧化物歧化酶（SOD）、过氧化氢酶（CAT）、谷胱甘肽过氧化物酶（GSH-Px）、葡萄糖-6-磷酸脱氢酶、谷胱甘肽硫转移酶等。沙棘油对 SO_2 及其衍生物所引起的氧化损伤作用有一定的防护作用（Wu and Meng，2003）。我们应用彗星试验研究了 SO_2 及其衍生物对小鼠多种脏器和血液淋巴细胞遗传物质——DNA 的损伤作用，研究结果表明 SO_2 及其衍生物能够导致所有受试组织细胞 DNA 损伤（Meng et al.，2004；2005c）。由此得出结论，SO_2 是一种全身性毒物，除引起呼吸道损伤外，也能引起其他脏器或系统的损伤。SO_2 导致全身性损伤作用的一种主要机制可能是通过产生各种自由基而引起器官组织的氧化损伤。此外，我们还发现小鼠吸入 SO_2 后肝、肾、脑、心、肺、脾及睾丸中的亚硫酸盐含量均有明显升高，为 SO_2 是一种全身性毒物的观点提供了进一步的实验依据（Meng et al.，2005a）。

2. SO_2 对细胞因子、细胞凋亡及细胞超微结构的影响

本实验室对不同浓度 SO_2 吸入后小鼠肺组织及血清中细胞因子水平的变化进行了研究，结果表明肺组织中肿瘤坏死因子-α（TNF-α）和白介素-6（IL-6）的含量均显著升高。而在血清中，各染毒组中 IL-6 都没有变化，SO_2 浓度为 14 mg/m³ 时，TNF-α 才明显升高。这些实验结果表明 SO_2 对小鼠的致炎作用可能主要发生在肺组织，而不是血清

中（Meng et al.，2005b）。

近年来，本实验室采用荧光实时定量 RT-PCR 和 Western-Blot 等分子生物学方法研究了不同浓度 SO_2 吸入对大鼠细胞凋亡相关基因表达的影响，研究结果表明，SO_2 吸入可使大鼠肝、肺细胞凋亡抑制基因 bcl-2 的 mRNA 和蛋白表达下调，而凋亡相关基因 bax、p53、caspase-8、caspase-3 的 mRNA 和蛋白表达上调（Bai and Meng，2005a；2005b）。SO_2 还可使小鼠脾脏细胞的白髓区和红髓区淋巴细胞出现核固缩，染色质凝聚、边集，出现典型的 DNA 梯形条带等明显的凋亡改变。

SO_2 能够导致小鼠的多种脏器组织的超微结构发生明显的改变。SO_2 使肺泡上皮细胞的细胞核变形，线粒体肿胀变形或致密化，基膜增厚，使氧气弥散功能出现障碍，从而降低小鼠的肺功能；引起小鼠脑组织很多胶质细胞和部分神经元细胞受损，神经纤维发生髓鞘分离；可以使肺支气管表面纤毛凌乱并部分脱落，失去正常的生理形态；导致肝脏点状坏死甚至片状坏死，并伴随不同程度的炎性细胞浸润，使肝细胞发生不同程度的肿胀、嗜酸性变和脂肪变（白剑英和孟紫强，2004）；使小鼠胸腺组织中的部分淋巴细胞发生变形且异染色质增多，胸腺上皮细胞的线粒体变形，次级溶酶体增多（白剑英和孟紫强，2002）；导致心肌细胞的线粒体肿胀，细胞核染色质有团块状改变，使心肌纤维发生断裂、溶解；使小鼠睾丸的基膜、各级生精细胞、支持细胞和精子均发生病理改变；使小鼠肾近曲小管的上皮细胞受损严重（刘玉香，2005）；使血红细胞中多种异型细胞如球形、嵴形、口形等的比例增加，小鼠的肺泡巨噬细胞膜表面的皱褶变浅或消失，细胞发生破碎或肿胀，并使细胞膜表面的纤毛消失（杜青平，2003）。

3. SO_2 对动物组织细胞的促癌作用和诱变作用

对硫酸厂工人的研究表明，接触 SO_2 的工人外周血淋巴细胞姊妹染色单体互换（SCE）、染色体畸变（CA）及微核（MN）的发生率增高（孟紫强等，1989；孟紫强等，1990；1991；Meng and Zhang，1990a；1990b），用 SO_2 体内衍生物处理体外培养的人血淋巴细胞，也可使 SCE、CA 及 MN 增高（孟紫强，1994；孟紫强和张连珍，1994；Meng and Zhang，1992），表明 SO_2 及其衍生物是人血淋巴细胞基因毒性因子和染色体断裂剂。SO_2 及其衍生物可引起小鼠骨髓细胞 MN、CA 显著增高（孟紫强等，2002a；孟紫强和桑楠，2000a；孟紫强和张波，2002；Meng and Zhang，2002），沙棘油对其引发的 MN 有一定的防护作用（孟紫强等，2002b）。此外，SO_2 体内衍生物还可以诱发中国仓鼠肺纤维细胞（CHL）CA 和 MN 增高（孟紫强等，2001；孟紫强和桑楠，2000b）。这些研究表明 SO_2 是哺乳类细胞的基因毒性因子和染色体断裂剂。

一些研究表明，在很多情况下 SO_2 能促进致癌剂的致癌作用。研究发现 SO_2 的促癌作用可能与它破坏某些营养物质的作用有关，由于 SO_2 可以吸收紫外线，使暴露人群体内缺乏维生素 D，而维生素 D 能降低人群患大肠癌与乳腺癌的危险性，因此 SO_2 间接地提高了这些癌症的危险性。本实验室采用 DNA 序列分析方法和突变细胞克隆技术 PCR 研究了不同浓度的 $NaHSO_3$ 对 CHO-AS52 细胞的 gpt 基因的致突变作用，研究发现：较大浓度的 $NaHSO_3$ 才可导致该基因发生突变，且 $NaHSO_3$ 能够剂量依赖性地增大该基因的突变频率，所以 $NaHSO_3$ 的主要毒性作用并不是诱发基因点突变或直接损伤 DNA（孟紫强，1997）。因此得出如下结论：通常 SO_2 可能主要是以辅助突变剂的形式来发挥它的基因毒性作用的。SO_2 对细胞基因的毒性作用可能是由于它在酶促氧化过程或自氧化过程中产生的自由基对 DNA 的间接损伤效应引起的。最近的研究也指出 SO_2 的确与污染区居民的癌症发病率有关（Nyberg et al.，2000；Andersson et al.，1998；Bond et al.，1983；Hand et al.，1997）。

4. SO_2 对机体代谢及机能的影响

正常情况下，维生素 C 和维生素 B_1 能够形成不易氧化的维生素 C，来满足机体对维生素 C 的需要。SO_2 可影响体内维生素 C 和维生素 B_1 的代谢，SO_2 可与血中维生素 B_1 结合，打破体内维生素 C 的平衡，从而影响机体的新陈代谢。维生素 B_1 与 SO_2 结合后，就不能再与维生素 C 结合，加速了维生素 C 的氧化失活过程，使维生素 C 在体内的平衡失调。此外，SO_2 对紫外线的吸收以及硫酸盐和 SO_2 引起的大气酸危害能够使暴露人群体内缺乏维生素 D。

用 SO_2 及其衍生物给大鼠染毒后，肺泡灌洗液中淋巴细胞、中性粒细胞以及肺泡巨噬细胞的数量均增大，但肺泡巨噬细胞的比例降低。肺泡灌洗液中碱性磷酸酶、酸性磷酸酶、乳酸脱氢酶活性、蛋白质含量和脂质过氧化水平均升高，肺泡巨噬细胞培养上清液的蛋白质含量和乳酸脱氢酶活性也升高。SO_2 及其衍生物还可使大鼠血红细胞膜和肺泡巨噬细胞膜的乳酸脱氢酶、Ca^{2+}-ATP 酶、Mg^{2+}-ATP 酶、Na^+K^+-ATP 酶以及血红细胞膜结合酶活性下降，并使线粒体膜 ATP 酶和 SOD 酶活性降低，肺泡巨噬细胞内钙离子的浓度增加，线粒体、血红细胞和肺泡巨噬细胞膜表层以及膜脂疏水区的流动性降低。以上研究结果表明：SO_2 可引起肺泡灌洗液生化指标、细胞膜表面结构、线粒体和溶酶体等结构和功能的损伤，并引起细胞膜和亚细胞膜通透性的升高、细胞内第二信使钙离子浓度的升高、膜结合酶活性和膜脂流动性的降低（杜青平和孟紫强，2003a；2003b；2003c）。

5. SO_2 对神经元和心肌细胞离子通道的影响

Simona 等（1996）的研究表明 SO_2 可使小鼠出现行为紊乱现象。Agar 等（2000）的研究也表明 SO_2 暴露可引起视神经系统功能紊乱。Kaye 和 Hyland（1998）的研究发现当机体由于缺乏钼而导致亚硫酸盐氧化酶减少时，可以使神经元受到损伤，还可导致严重的蛋白质损伤以及神经胶质细胞增生。病人会表现出精神异常、生长发育不良以及智力发育迟缓等症状，还有人发生癫痫，甚至导致死亡。长期食用含有亚硫酸盐的食品或吸入大气中的 SO_2 等均可能导致体内亚硫酸钠含量的增大，使体内的亚硫酸盐氧化酶相对不足而引起神经系统损伤，并引起多种神经系统症状（Kaye and Hyland，1998）。一些学者进行的体外实验也表明，亚硫酸盐能够显著地增大 $ONOO^-$ 对某些神经元细胞的毒性效应，使细胞的存活率显著降低，当细胞内谷胱甘肽含量显著下降时该作用更强，表明亚硫酸盐或 SO_2 可能导致某些神经系统疾病（Brown et al.，1989）。

　　研究发现 SO_2 衍生物能够影响大鼠背根节神经元和海马神经元膜上电压门控性离子通道的活动。在大鼠的背根节神经元上，SO_2 衍生物在不同电压下对钠电流（TTX-S和 TTX-R）不仅有抑制作用，而且有促进作用，SO_2 衍生物对 TTX-R 钠通道的作用更大。SO_2 衍生物能够使钠通道的失活过程延迟，因此 SO_2 衍生物可能是通过增强钠电流而进一步增大神经元的兴奋性（Du and Meng，2004a）。对于电压依赖性钾通道，SO_2衍生物能够剂量依赖性地增大延迟整流钾电流和瞬间外向钾电流，延迟瞬间外向钾通道的失活过程，而使延迟整流钾通道的激活过程得到促进。SO_2 衍生物还能够剂量依赖性地增大大鼠背根节神经元上的电压门控性钙通道电流，使钙通道的失活和激活过程推迟，且可能通过 GABA 受体使钙电流增大（杜正清，2005）。在海马神经元上，SO_2 衍生物能够剂量依赖性地增大大鼠海马 CA1 和 CA3 区神经元的钾电流、CA1 区神经元的钠电流，促进延迟整流钾通道的激活，延迟瞬间外向钾通道的失活和钠通道的关闭（桑楠和孟紫强，2003；孟紫强和桑楠，2002；Du and Meng，2004b；Meng and Nie，2005a；2005b）。$MgSO_4$ 可抑制 SO_2 衍生物对钾、钠通道的增强作用。SO_2 衍生物还能够使大鼠海马神经元细胞内的游离钙离子浓度升高，进而引起细胞内钙超载，最终使海马神经元的兴奋性增大（Nie and Meng，2005a）。

　　SO_2 衍生物能够剂量依赖性地使大鼠心肌细胞上的钠电流、L-型钙电流和钾电流增大，使这些离子通道的失活、激活和失活恢复过程发生改变，导致离子通道关闭延迟、细胞内的钠离子和钙离子超载、细胞外的钾离子浓度增大，进而可能引起与这些离子通道有关的心血管系统疾病（Nie and Meng，2005b；2006）。所以，SO_2 衍生物对大鼠心肌细胞、背根节神经元和海马神经元离子通道的作用可能是 SO_2 引起心血管损伤和神经毒性的机制之一。这些研究结果提示，大气中的 SO_2 可能与某些心血管系统疾病和神经系统疾病的发生有关。

6. SO_2 对大鼠肺基因表达谱、哮喘相关基因以及细胞色素 P450 的影响

　　对大鼠长期和短期吸入 SO_2 后大鼠肺基因表达谱改变的研究发现，长期吸入 SO_2

后大鼠肺中有 258 个基因表达发生了变化，其中表达下调的基因有 85 个，表达上调的基因有 173 个，这些基因涉及氧化应激、脂肪酸代谢、原癌基因、肿瘤抑制基因、炎症、免疫和细胞外基质等，表明低浓度长期吸入 SO_2 在体内的机理非常复杂；高浓度短期吸入 SO_2 可使大鼠肺中与氧化磷酸化有关的一些基因的表达发生改变，这些结果表明短期吸入 SO_2 可能引起线粒体功能的变化。SO_2 低浓度长期吸入和高浓度短期吸入后，大鼠肺组织基因表达谱的改变有很大的差别，这可能与二者在体内的作用机理不同有关（孟紫强和秦国华，2006；Meng et al.，2007b）。

本实验室还研究了 SO_2 对大鼠肺、肝微粒体细胞色素 P450 及其主要亚型的影响。结果发现 SO_2 能够剂量依赖性地降低大鼠肺微粒体 CYP1A1、1A2 和 2E1 的活性及其 mRNA 表达水平、肝微粒体 P450 含量，肝微粒体 CYP1A1 和 2B1 的活性及其 mRNA 表达水平，表明 SO_2 能够降低大鼠肝微粒体 P450 的含量和肝、肺微粒体 P450 四种主要同工酶的活性及其 mRNA 转录，提示吸入 SO_2 后肺、肝对药物及外源化合物的代谢可能会受到影响（Qin and Meng，2005；2006）。

对哮喘相关基因的研究发现，SO_2 可剂量依赖性地增加人支气管上皮细胞和哮喘大鼠气管组织及肺中 EGFR、EGF、ICAM-1、IL-13 和 COX-2 等基因的蛋白表达和 mRNA 表达量，说明 SO_2 及其衍生物能够通过上调这些基因的表达来加重人支气管上皮细胞和哮喘大鼠的炎性反应。SO_2 及其衍生物能够通过改变某些哮喘相关基因的表达而影响呼吸道细胞的正常生长和调控，引起气道结构变化及炎性反应，这可能是 SO_2 在环境中增加哮喘发病率和加重哮喘症状的作用机理之一（Li and Meng，2007；Li et al.，2007a；2007b；2008）。

7. SO_2 对植物的毒性作用

从 20 世纪 30 年代至今，国内外学者在 SO_2 对植物生长发育的影响方面进行了大量的研究，表明 SO_2 对植物组织和细胞有毒性效应。SO_2 对植物的毒性作用包括刺激气孔不正常地开放或关闭，影响植物的正常生理机能；影响细胞中蛋白质和其他组分的含量；影响植物生殖；影响植物某些基因的表达；影响细胞内的过氧化物酶；影响光合作用和叶绿素；使植物的新陈代谢受干扰，呼吸作用加快；使多数植物的可溶性糖分含量减少等。

SO_2 及其衍生物能够影响很多植物遗传物质和细胞周期的稳定性，干扰它们种子的萌发以及幼苗的生长，如玉米、大麦、大蒜、蚕豆等植物。SO_2 及其衍生物能够使这些植物种子的萌发和幼苗的生长受到抑制，使它们根尖分生区细胞的细胞周期延滞，使细胞分裂延缓，并导致分裂指数降低（仪慧兰和孟紫强，2002；仪慧兰等，2001；2002a）。此外，SO_2 及其衍生物使这些植物细胞的遗传物质受到损伤，使植物体细胞的遗传稳定性遭到破坏，使根尖细胞中具有姊妹染色单体互换、染色体畸变（如粘连、染色体断裂、滞后、双着丝粒体、着丝粒环、断片）以及微核的细胞数目明显增多（仪慧兰和孟紫强，2001；仪慧兰等，2002b；Yi and Meng，2003）。

综上所述，作为大气中主要的气态污染物之一，SO_2 除了可以引起动物呼吸系统疾病外，对其他脏器均有一定的损伤作用，表明 SO_2 是一种全身性毒物。为了更好地阐明 SO_2 的全身毒性作用，深入研究 SO_2 的毒性作用机制意义重大。

二、血管收缩机制及离子通道研究进展

（一）血管平滑肌的收缩机制

血管张力的变化可以直接影响血压的变化，因此研究血管张力的变化具有非常重要的生理学和病理生理学意义。体内的活性物质和支配血管的神经共同调节血管张力的变化，使血液能够适应机体的需求。血管平滑肌的收缩方式属于张力型，所以血管能够长时间地处于收缩状态。此外，血管平滑肌的收缩既无疲劳性也无不应期，这与它的功能相适应（Kuriyama et al.，1998）。

1．肌丝滑行学说

平滑肌收缩时能缩短成其静息状态下长度的一半，由于它的收缩模式与骨骼肌收缩的肌丝滑行模式相类似，又被称作肌丝滑行-横桥机制。血管平滑肌细肌丝中肌动蛋白与粗肌丝中肌球蛋白之间的化学作用决定着平滑肌肌细胞的缩短和张力的变化。平滑肌细胞内钙离子浓度的升高能够触发这一相互作用（Blaustein and Slodzinski，1998）。平滑肌细胞受到外界刺激发生兴奋时，细胞外的钙离子通过细胞膜上的钙通道（主要为L-型和 T-型钙通道）进入细胞内。细胞外的钙离子进入细胞后可以触发肌浆网膜上的钙通道开放，使其释放出大量的内钙，从而使细胞内钙离子浓度显著增高，可由 10^{-7} mol/L 增至 10^{-5} mol/L 甚至 10^{-3} mol/L，此过程称为钙引起的钙释放（CICR）（Bers and Perez-Reyes，1999）。钙离子浓度增加后，胞浆内无活性的钙调素能够与钙离子结合，生成具有活性的钙离子-钙调素复合物。钙离子-钙调素复合物能够使细胞内的肌球蛋白轻链激酶激活，在细胞内镁离子和 ATP 降解提供能量的条件下，肌球蛋白轻链激酶可以使粗肌丝中肌球蛋白的调节性轻链发生磷酸化，进而使肌球蛋白头部的横桥发生摆动，使其靠近肌动蛋白拖动平滑肌细胞细肌丝滑行，最终产生张力和等长收缩，该过程能够持续几秒直至达到收缩高峰。钙离子浓度降低后，在去磷酸化酶作用下肌球蛋白轻链发生去磷酸化作用，使肌动蛋白和肌球蛋白头部的横桥发生分离，肌球蛋白回到原来的静息

状态，此时平滑肌发生舒张。肌动蛋白与肌球蛋白之间的反复作用形成了肌球蛋白头部的横桥和肌动蛋白分离和靠近的反复循环，从而使血管张力发生变化（Van et al.，1986）。

2．钙离子的转运和利用

平滑肌细胞胞浆内游离钙离子浓度是调节平滑肌收缩的主要因素。当平滑肌细胞受各种刺激被激活后，细胞膜发生去极化而打开膜上的电压依赖性钙离子通道，使细胞外的钙离子进入，并且肌浆网内储存的钙离子也通过钙通道进入胞浆，它们共同使胞浆内游离钙离子的浓度增大而引起平滑肌收缩。平滑肌收缩之后，胞浆中增加的钙离子主要通过肌浆网和细胞膜上的钙离子泵以及细胞膜的钠-钙交换通道被转运到肌浆网内或细胞外，进而使胞浆内钙离子的浓度恢复到静息状态。

（1）增高胞内钙离子浓度的机制：细胞膜发生去极化后，通过激活细胞膜上电压依赖性钙离子通道（主要是 T-型和 L-型）而使细胞内钙离子浓度升高。L-型钙离子通道开放的可能性随细胞膜的去极化而快速增加。钙离子通道阻断剂硝苯地平和维拉帕米能够将细胞膜上的 L-型钙离子通道特异性地阻断。由于缺乏特异性的 T-型钙离子通道阻断剂，该通道的生理功能还有待进一步研究。

血管平滑肌细胞膜上的钙离子通道和钾离子通道以及细胞器膜上的钙离子释放通道对其兴奋-收缩耦联和兴奋性的维持具有非常重要的作用。此外，一些研究表明牵拉平滑肌也可以激活某些非选择性的阳离子通道。因此，血管平滑肌细胞膜上的钙离子通道受多种因素的共同调节。

（2）胞内储存钙离子的释放：胞内钙离子释放是血管平滑肌药物-收缩耦联中十分重要的机制之一。血管平滑肌细胞器膜上钙离子释放通道的特征在细胞内钙离子释放的机制中非常重要。钙离子释放通道分为两种：肌浆网膜上的 Ryanodine 受体钙离子通道，以及内质网或其他部位的三磷酸肌醇（IP$_3$）敏感通道，也称为 IP$_3$ 受体钙离子通道。血管平滑肌上的这两种钙离子释放通道的特征与骨骼肌相同，这两种通道的活动被认为是肌肉兴奋-收缩耦联中钙引起的钙释放机制的基础，它们也是对血管平滑肌收缩药物的调节机制进行研究的一种新途径。

Ryanodine 受体钙离子通道：它是指位于细胞肌浆网膜上的钙离子释放通道，因其对植物碱——Ryanodine 非常敏感而得名。Ryanodine 受体最初在骨骼肌肌浆网上被纯化出来，它由 Ryanodine 结合位点、能够连接肌浆网的足结构和钙离子释放通道三部分组成。该通道受体复合物因其是骨骼肌中最重要的钙离子释放通道，从而被认为是 CICR 的基础。但长时间的胞内钙离子浓度升高则会导致相反的结果，即 CICR 被抑制。钙离子、腺苷和咖啡因等均能够增加 Ryanodine 受体钙离子通道的活性，相反，普鲁卡因等能够抑制该通道的活性。该通道在血管平滑肌细胞内钙释放中的作用与其在骨骼肌中的作用基本相似，但还有很大的分歧（Ogawa，1994）。在实验条件下，血管平滑肌细胞中的确能观察到 CICR，但还需进一步研究才能阐明引起 Ryanodine 受体钙离子通道激活进而释放钙离子的原因。

IP_3 受体钙离子通道：信号分子与细胞膜上相应的受体结合后，使 G 蛋白激活，进而使磷酸酯酶被激活，而磷酸酯酶又将细胞膜磷脂中的磷脂酰二磷酸肌醇（PIP_2）分解为二酰甘油（DAG）和 IP_3。由于 IP_3 具有水溶性，它能够进入胞浆并与内质网上的 IP_3 受体相结合。IP_3 受体与 IP_3 结合后使钙离子通道开放，将内质网中的钙离子释放到胞浆。该信号转导途径在很多类型的细胞中均相似，它在血管平滑肌细胞中的作用也已被证实。除了被 IP_3 调节之外，IP_3 受体钙离子通道的功能还被其他一些因素影响，如胞浆内钙离子的浓度以及蛋白激酶 A 引起的磷酸化均能调节该受体钙离子通道的功能。综上所述，在功能上 IP_3 受体钙离子通道就是一个胞内的配体门控钙离子通道。

3. 兴奋-收缩耦联

血管平滑肌受刺激后启动兴奋过程并实现收缩，这一过程称为兴奋-收缩偶联。血管平滑肌的兴奋-收缩耦联机制与骨骼肌不同，可分为两种机制：药物-机械耦联和电-机械耦联。

药物-机械耦联：是指在无静息电位或无膜的去极化的变化下，由激素、药物或神经递质所导致的平滑肌的收缩。与其他收缩耦联机制相似，在这种收缩耦联机制中也得通过钙离子浓度的升高引发肌丝滑行来实现肌肉的收缩。以往对这种机制的认识有非常大的争议。20 世纪 80 年代以来，Himpens 等（1988）的研究表明这种耦联过程可能是由多种第二信使转导通路将细胞内处于结合状态的钙离子释放出来，从而引起钙离子增敏与钙离子降敏作用或导致细胞内钙离子浓度的升高，进而调节血管平滑肌的收缩反应。他们也指出血管平滑肌的磷酸肌醇途径和它的调节机制是药物-机械耦联的重要分子基础。

电-机械耦联：当平滑肌细胞形成峰形动作电位时，它的动作电位就能够引起血管收缩。血管平滑肌细胞膜的去极化和超级化分别与血管的收缩和舒张相关。然而细胞产生的动作电位作为电现象并不能直接导致血管的收缩，收缩反应必须由钙离子来介导。动作电位变化引起的收缩机械反应主要是通过细胞膜电位的变化进而引起胞内游离钙离子浓度的变化而产生的。动作电位上升支的内向电流主要是细胞膜的电压依赖性 T-型和 L-型钙通道开放形成的钙离子电流。内流的钙离子使细胞内钙离子浓度升高，触发肌浆网等部位结合状态的钙离子释放（钙离子引起钙离子释放，CICR 机制）使细胞内钙离子浓度进一步升高，由 10^{-7} mol/L 增至 10^{-5} mol/L，触发上述肌丝滑行机制进而实现平滑肌收缩的机械反应。

4. 去甲肾上腺素使血管收缩的机制

去甲肾上腺素是体内交感神经节后纤维释放的一种神经递质,它作用于肾上腺素能受体(AR)。血管内皮细胞和平滑肌细胞以及支配血管功能的神经突触前膜上存在着多种受体,不同的激素和神经递质通过以上这些受体调节着血管的生长、增殖和舒缩活动。AR 分为α_1、α_2、β三种类型。其中α_1又可分为 A、B、D 三种亚型;α_2分为 A、B、C 三种亚型;β分为 1、2、3 三种亚型(Piascik and Perez,2001)。平滑肌细胞上的α_1和β受体是去甲肾上腺素的主要作用位点。

(1)α_1受体:α_1-AR 受体是参与调节血管平滑肌生长和收缩的最重要的 AR,在大鼠和人的血管平滑肌上都有广泛的表达(Piascik et al.,1997)。α_{1A}主要分布在尾动脉和肾动脉上;α_{1D}主要分布在股动脉、主动脉和髂动脉等大动脉上(Hrometz et al.,1999),而有关α_{1B}的研究目前还有很大的争议。Zuscik 等(2001)报道小鼠缺失α_{1B}-AR 对血管的静息张力没有影响,而小鼠血管上过量表达α_{1B}也不能使小鼠的血压明显升高。当两种以上α_1-AR 亚型同时存在于一种血管平滑肌细胞上时,它们之间存在着怎样的关系,它们所介导的平滑肌收缩效应是协同、叠加,还是重复,都有待于进一步研究。对不同血管平滑肌上α_1-AR 的研究表明,它能够介导激动剂导致的血管收缩,并可以应答和调节血管的收缩(Hrometz et al.,1999)。平滑肌细胞上的α_1-AR 被激动后,它通过调节 Gq 蛋白而激活磷脂酶 C,磷脂酶 C 又促进 PIP_2 水解生成 DAG 和 IP_3,DAG 又进一步激活蛋白激酶 C。肌浆网上的 IP_3 受体与 IP_3 结合后将细胞内储存的钙离子释放出来。此外,细胞外的钙离子在α_1-AR 被激动后可通过电压依赖性钙离子通道内流,也可引起血管的收缩(Minneman,1988)。

(2)β受体:β-AR 存在于绝大多数的血管平滑肌上,它激动时可导致血管舒张。在离体血管环实验中,β-AR 激动剂可舒张血管;在血管床灌流实验中,β-AR 激动剂可降低灌流压。β-AR 激动时通过 Gs 蛋白激活腺苷酸环化酶,增加 cAMP 的生成量,激活 cAMP 依赖性蛋白激酶,随后导致血管平滑肌舒张(Piascik and Perez,2001)。

由于α-AR 和β-AR 同时存在于绝大多数血管中,去甲肾上腺素一方面可以通过α_1-AR 使血管收缩,另一方面可以通过β-AR 使血管舒张。所以,交感-儿茶酚胺活性增大引起的总效应取决于血管中这两种受体的分布情况,在大多数血管中α_1-AR 占主导地位,因而主要呈收缩血管的效应。然而,在一些骨骼肌和冠状动脉血管中,β-AR 占主导地位,所以在这些血管中去甲肾上腺素可引起血管舒张。

综上所述,血管张力的变化受到体液、神经和血管本身的共同调节,血管张力对血压的影响非常大。大量的研究表明,血管平滑肌细胞的收缩产生了血管张力,而血管平滑肌细胞的舒张和收缩都是建立在细胞内钙离子浓度变化的基础之上,血管张力取决于胞内游离钙离子浓度的大小（Remillard et al.，2000）。所以，血管平滑肌细胞膜离子通道功能正常是血管舒缩过程的关键，其中钙离子通道的作用非常重要。此外，一些文献报道，在血管的内皮和平滑肌细胞上，某些阴离子通道的活动与钙离子通道也有密切关系，能够影响细胞内钙离子的浓度（王少栋，2006；李屹，2006；Doughty et al.，1998；Lamb and Barna，1998）。

（二）血管平滑肌细胞中主要的离子通道

1. 离子通道的概念及种类

离子通道是细胞膜中的大分子孔道，它是肌肉、神经以及其他组织细胞膜兴奋性的基础。构成生命现象的三大基本特征分别为生殖、新陈代谢和兴奋性，而兴奋性是这三大特征中最重要的，因为它既决定着细胞分裂或生殖能否顺利完成，也决定着新陈代谢能否顺利进行。离子通道的基本功能之一是产生生物电，而细胞的兴奋性与生物电直接相关，在此基础上又派生出腺体分泌、递质释放、分裂、肌肉运动、生殖，甚至记忆和学习等重要的生理功能（邹飞等，1995）。离子通道主要的生理功能有（Neher，1992）：

（1）调节血管平滑肌的舒缩活动，其中有 Ca^{2+}、K^+、Cl^-通道以及某些非选择性阳离子通道参与。

（2）提高细胞内钙离子浓度，从而触发细胞兴奋、肌肉收缩、Ca^{2+}依赖性离子通道开放和关闭、蛋白激酶的激活、腺体分泌以及基因表达的调节等一系列生理效应。

（3）维持细胞的正常体积，在低渗环境下，有机溶液、Cl^-、Na^+以及水分通过离子通道流到细胞外而使细胞体积变小；在高渗环境下，离子通道与转运系统激活使有机溶液、Cl^-、Na^+以及水分进到细胞内而使细胞体积变大。

（4）在肌肉和神经等兴奋性细胞中，K^+通道主要调控细胞的复极化并维持静息电位，Ca^{2+}和 Na^+通道主要调控细胞的去极化，它们共同决定着细胞的不应性、传导性以及兴奋性。

（5）参与突触传递，其中有 Ca^{2+}、Na^+、K^+、Cl^-通道以及某些非选择性阳离子通道参与。

在细胞内和细胞间的通信中起作用的离子通道和离子是电生理学研究的基础。按照细胞膜上离子通道的关闭和开放来分，离子通道主要分为以下三大类（康华光，2003）：

（1）膜受体激活通道，又称化学门控或配体门控性离子通道：这类离子通道是由于膜受体可被细胞膜外的某一物质激活而得名，如乙酰胆碱、神经递质、外部化学介导物、激素等。这类离子通道由通道蛋白质受体分子上的结合位点和递质结合后开启，以递质受体命名，如谷氨酸受体通道、乙酰胆碱受体通道、GABAA 受体通道、甘氨酸受体通道等。非选择性阳离子通道是由配体作用于相应受体后开放，同时允许 Ca^{2+}、Na^+和 K^+ 通过，属于该类。

（2）电压门控通道，又称电压敏感性或电压依赖性离子通道：这类通道随膜电位的改变而关闭或开启，用最容易通过它的离子命名，如 Ca^{2+}通道、Na^+通道、Cl^-通道、K^+通道 4 种主要类型，各种类型又有多种亚型。

（3）机械门控性通道，又称机械敏感性离子通道：是一类能够感受细胞膜表面应力变化，实现细胞外机械信号向细胞内转导的离子通道。根据功能作用的不同可分为张力失活型离子通道和张力激活型离子通道，根据通透性的不同可分为非离子选择性通道和离子选择性通道。此外，还有胞内第二信使激活的离子通道以及细胞器离子通道，常见的第二信使有钙离子、环鸟苷酸（cGMP）、环腺苷酸（cAMP）、IP_3、G 蛋白及蛋白激酶等。细胞器离子通道如位于细胞器内质网（ER）和肌质网（SR）膜上的 IP_3 受体通道和 Ryanodine 受体通道，以及广泛分布在哺乳动物细胞线粒体膜上的电压依赖性阴离子通道。

2. 平滑肌细胞中主要的离子通道

平滑肌细胞上的各种离子通道在调节平滑肌细胞收缩功能的过程中起着非常重要的作用（Jackson，2000）。血管平滑肌细胞是通过 L-型钙离子通道使细胞外钙离子内流，以及肌浆网将细胞内储存的钙离子释放到胞浆内，从而使细胞内钙离子浓度增加，并触发肌丝滑行引起平滑肌细胞收缩。其中，钙离子通道是整个收缩过程中最重要的离子通道。然而，细胞膜上其他离子通道也能够影响血管平滑肌细胞的膜电位。所以，细胞内的钙离子浓度与膜电位共同调节钙离子在收缩机制中的敏感性、细胞内储存钙离子的释放以及细胞外钙离子的内流（Ganitkevich and Isenberg，1993）。研究发现血管平滑肌细胞能够表达 4 种钾离子通道和 1～2 种电压门控性钙离子通道。此外，还有牵张激活的阳离子通道（SAC）和内钙释放激活的钙离子通道（SOC）（Lipp et al.，1997；Setoguchi et al.，1997）。平滑肌细胞上这些离子通道通过对钙离子的活动与膜电位这两条途径的影响来调节血管张力。在调节血管张力的过程中，电压门控 Ca^{2+}通道起着非常重要的作用，细胞膜电位的变化调控着该通道的开放和关闭（Ganitkevich and Isenberg，1993）。细胞膜去极化时，该通道开放并引起血管收缩；细胞膜超级化时，该通道关闭并引起血管舒张。

（1）钾离子通道。

K^+通道也是平滑肌细胞膜上一类非常重要的离子通道，它的开放与关闭对膜电位及血管张力有明显的影响，它关闭时细胞膜发生去极化，开放时细胞膜发生超极化。所以，K^+通道首先影响膜电位的大小，而膜电位又影响电压门控 Ca^{2+}通道的活性，进而调节血管的张力。血管平滑肌细胞上有以下 4 种 K^+ 通道：Ca^{2+} 激活的 K^+ 通道（K_{Ca}）、内向整流 K^+ 通道（K_{IR}）、电压激活的 K^+ 通道（K_V）和 ATP 敏感的 K^+ 通道（K_{ATP}）。

① Ca^{2+} 激活的 K^+ 通道。

该通道广泛分布于生物体内，当细胞内 Ca^{2+} 浓度增加以及细胞膜去极化时，该通道被激活而开放（Hille，1992）。它参与细胞膜静息电位的形成，用氯化四乙铵阻断该通道后使细胞膜发生去极化并引起血管收缩，它也能调节肌浆网对 Ca^{2+} 的释放。研究表明，该通道的开放能够使血管收缩受到抑制，它可能是预防血管痉挛的负反馈调节机制之一。与对照组相比，高血压大鼠平滑肌上 K_{Ca} 的表达明显升高，其作用可能与 cGMP 和 cAMP 有关（Paterno et al.，1996）。因此，K_{Ca} 在生理和病理条件下都有调节血管张力的作用。

大电导钙激活的钾离子（BK_{Ca}）通道在 1981 年于牛嗜铬细胞中被发现（Kharade et al.，2013）。通过近几十年的研究发现，BK_{Ca} 通道中的 α 亚单位存在于动物的各种类型的组织细胞中，例如心肌细胞、平滑肌细胞等。BK_{Ca} 通道是三种同类型钾离子通道中电导最大的一种（Kryshtal et al.，2015）。BK_{Ca} 通道参与兴奋传导、递质产生以及血管和心脏舒张等许多生理反应变化。

BK_{Ca} 通道由 α 亚基及起辅助作用的 β 亚基构成，α 亚基的存在非常广泛，由 BK_{Ca} α 基因所转录表达，α 亚基的 N 端在细胞外，C 端在细胞内。α 亚基的分子结构主要包括有 7 个跨膜片段和处在胞内同羧基端结合的 4 个疏水性结构。4 个疏水性结构，对 Ca^{2+} 变化非常敏感，为 Ca^{2+} 感知区。除此之外 BK_{Ca} 通道结构上还有多个位置可以进行磷酸化反应（Dzhura et al.，2000）。

每个 β 亚基主要由两个跨膜蛋白所组成，通过一条细胞外的肽链将二者连接在一起。在基因调控方面，β 亚基是由 BK_{Ca} β1 等四个基因控制的，在生物不同的组织细胞中，β 亚基的种类和分布数量有很大差异。对于心血管系统细胞而言，主要存在的是 β1 亚基，虽能检测到 β2 和 β4 亚基的 mRNA，但是无法检测对应的翻译后蛋白。β1 亚基在调控细胞生理活动方面发挥着重要的作用，它能够把 α 亚基和受体 RyR 连接在一起，然后通过活化 RyR 受体，使得细胞内生成短暂的钙离子流，Ca^{2+} 流会激活 BK_{Ca} 通道使其打开，最后形成钾离子外向电流，导致电位发生改变。具有电压敏感性的钙通道就会随之关闭（Sonkusare et al.，2014）。在平滑肌组织中，会使平滑肌产生舒张效应，最后导致血管舒张。在心血管系统中，主要通过研究 BK_{Ca} α 和 BK_{Ca} β1 两个主要类型的亚基来研究 BK_{Ca} 通道蛋白的生理功能。

BK_{Ca} 通道的调节手段大致分为蛋白合成前调节和蛋白合成后的调控两类（Milting et al.，2006）。在通道蛋白合成前，转录阶段 mRNA 的产生量受到多种物质的调控，在翻译合成通道蛋白过程中，外源性刺激、第二信使作用都会引起翻译水平差异。在通道蛋白合成后，通道蛋白的结构发生磷酸化反应后改变，导致通道功能发生变化。BK_{Ca} 通道位于细胞内的结构上，有多种调控性物质的结合位点，这些物质与该结构域相结合之后，会使 BK_{Ca} 通道的具体功能发生变化，经过这种途径来完成对 BK_{Ca} 通道的调节。

目前也已证实，BK_{Ca} 通道的功能失调或量的改变将引起肌肉营养失调、心率不齐、心肌肥大和高血压等多种心血管疾病（王如兴等，2010）。

高血压作为现代社会发病率非常高的心血管疾病，它的形成与 BK_{Ca} 通道功能的变异有很大关系。导致高血压的主要原因是动脉血管的持续性收缩，动脉血管的舒张和收缩过程主要是由血管平滑肌部位的舒张和收缩引起的，而平滑肌形态的改变是各种通道共同作用的结果。大量研究表明，BK_{Ca} 通道由于其数量多、电导率大、分布广泛等特性，使得它成为血管平滑肌舒张和收缩过程中最重要的离子通道之一。BK_{Ca} 通道调节的机理主要表现如下：以 L 型钙通道为代表的对电压变化灵敏的钙通道在血管动脉肌层细胞产生去极化时被激活，胞内 Ca^{2+} 含量的增加导致肌层细胞进入收缩状态；此外胞外钙内流的形成会直接激活内部 RyR 受体，使得内部积累的大量内钙流出，使胞内钙离子含量大幅增长。内钙释放产生的钙离子流会直接激活距离受体小于 20 nm 的 BK_{Ca} 通道。BK_{Ca} 通道被激活以后，钾离子会通过 BK_{Ca} 通道流出细胞，造成细胞膜超极化，电压敏感型的 Ca^{2+} 通道蛋白活性会被抑制，减少了钙离子内流从而动脉发生舒张。由此可见，BK_{Ca} 通道在促进血管舒张中是利用负反馈调节的方式完成的，如果 BK_{Ca} 通道的蛋白表达量或者结构发生变化往往会增加高血压等心血管疾病的发病率。

其他方面的研究表明：一些特殊的分子如 NO 和 PGI2 等能利用 BK_{Ca} 通道，使得血管处于舒张状态。这些信号分子由细胞外生成进入细胞或者细胞自身合成后，在细胞内会激发系列反应，最终激活 BK_{Ca} 通道，促使肌细胞舒张，血管张力降低，血管扩张。

许多心血管疾病病例显示：很多高龄患者体内构成 BK_{Ca} 通道的两种亚基在生理功能上会出现不同幅度的减弱，在结构上同正常通道蛋白相比也会有一定的缺失。这些变化导致血管平滑肌上钾通道的电流变小，电流量减少，进一步会造成血管平滑肌舒张效果减弱，血管收缩增强，宽度变细，诱发一些其他疾病；另外，BK_{Ca} 通道会促进血管内皮型细胞产生的 NO 离开内皮细胞，一些患者的 BK_{Ca} 通道功能下降后会使由内皮细胞生成、进入血管肌层的 NO 量明显减少。由于 NO 有显著促进肌层细胞扩张的作用，这类患者血管舒张能力明显变差。此外，中老年人体内细胞 BK_{Ca} 通道的蛋白含量出现一定程度的减少，通道活性也会降低，并且体内 NOS 蛋白表达量和酶活性也会下降，最终导致血管舒张能力变差，这也是年龄增加后更容易患心血管疾病的机理所在。而且，机体衰老之后，血管细胞膜胆固醇会进一步增加，会对 BK_{Ca} 通道的正常活化产生抑制作用，通道无法打开或者开放量变小都直接造成 BK_{Ca} 通道无法正常完成负反馈作用进而调节血管张力，导致心血管疾病风险上升。

与血管平滑肌细胞上钾通道相比，心肌细胞上的 BK_{Ca} 通道蛋白含量要明显少于血管平滑肌细胞，但 BK_{Ca} 通道在心肌的舒张过程中有着非常关键的作用。通过激活 BK_{Ca} 通道致使心肌舒张机理和血管平滑肌细胞中该通道影响机理基本一致。到目前为止，心脏疾病有关的 BK_{Ca} 通道的研究更多地集中在心肌细胞线粒体上的 BK_{Ca} 通道，这主要是因为心肌细胞的收缩舒张频率比平滑肌细胞高很多，依赖线粒体在收缩过程提供大量的 ATP，心脏线粒体 BK_{Ca} 通道对心肌细胞舒缩及其他代谢活动的影响要比细胞膜上的钾通道的影响更加明显，因此科学家对心肌细胞 BK_{Ca} 通道的研究自然而然集中于线粒体上。大量研究发现，心肌细胞线粒体 BK_{Ca} 通道蛋白被激活后会起到防止心肌细胞损伤的作用。心肌细胞缺血性损伤和心肌梗死在线粒体 BK_{Ca} 通道激活后发生的概率明显下降。

通过病理实验发现：在一些缺血性心肌细胞的研究中，激活 BK_{Ca} 通道的药物作用细胞后，病理状态会得到一定程度的减缓。有研究报道机体适度运动后 BK_{Ca} 通道活性会增加，心血管疾病会得到舒缓。

总之，同平滑肌细胞一样，BK_{Ca} 通道广泛参与了心肌细胞正常生理代谢活动。如果心肌细胞内的 BK_{Ca} 通道表达异常、功能减弱，都会使心脏更加容易受到损伤，并且增加了心功能不全、心脏衰竭、心率失常和心肌梗死等多种心脏病变疾病的发病概率。

② 内向整流 K^+ 通道。

该通道最初由 Katz 在骨骼肌细胞上发现，随后证明其在多种组织细胞上均有表达（Nichols，1997）。K_{IR} 开放时可产生内向整流 K^+ 电流。现在有关该通道在调节血管张力中的作用有较大的分歧，其对膜电位影响的确切机制还有待进一步研究。

③ 电压激活的 K^+ 通道。

该通道在血管平滑肌细胞上存在很广泛，其在膜电位去极化至$-30 mV$ 时被激活（Alkon et al.，1998）。研究表明，该通道参与调节血管张力和血管平滑肌细胞的静息电位。K_V 在高血压大鼠血管平滑肌上的表达明显减少，使细胞膜去极化并引起血管收缩和血压增大。当前还没有特异性阻断剂可完全阻断 K_V，一些研究表明，K_V 对血管张力的调节作用可能与 PKC 和 cAMP 有关。

④ ATP 敏感 K^+ 通道。

该通道最初在心肌细胞上被发现，随后发现其存在于多种细胞上，包括血管平滑肌细胞（Quayle et al.，1997；Ashcroft and Gribble，1998）。因为细胞内 ATP 浓度的降低能够激活该通道，所以其被命名为 ATP 敏感 K^+ 通道。K_{ATP} 除受 ATP 调节外，还受细胞内的很多信号转道途径调节。该通道通过调节平滑肌细胞膜的静息电位进而调节血管的张力。它也可通过 PKA 和 cAMP 途径参与前列环素、异丙肾上腺素、腺苷等舒张血管的过程。在组织功能性充血和反应性充血过程中，K_{ATP} 也可被激活。研究发现糖尿病病

人平滑肌细胞上的 K_{ATP} 功能降低，表明糖尿病病人的血管受损可能与 K_{ATP} 有一定的关系（Mayhan and Faraci，1993）。

（2）钙离子通道。

钙离子通道主要有：牵张激活的阳离子通道（SAC）和内钙释放激活的 Ca^{2+} 通道（SOC）两种。

Ca^{2+} 不仅通过电压门控 Ca^{2+} 通道的开放进入平滑肌细胞内，还可通过 SAC 和 SOC 的开放进入细胞内（Berridge，1997）。研究表明 SAC 与由机械牵张导致的平滑肌细胞膜的去极化有关。开放 SAC 可引起 Ca^{2+} 内流使细胞内 Ca^{2+} 浓度升高，进而引起血管收缩，然而 SAC 在体情况下的作用还未被证实（Setoguchi et al.，1997）。平滑肌细胞内钙池释放 Ca^{2+}，可以使 SOC 开放并引起 Ca^{2+} 内流，促进细胞内钙池对 Ca^{2+} 的再摄取。目前关于 SOC 在血管平滑肌细胞上的功能与表达的报道不一致，因此 SOC 是否参与血管张力的调节过程还存在很大的分歧。

从基因角度讲，$Ca_v1.2$ 和 $Ca_v1.3$ 两个基因通过转录和翻译生成 L 型 Ca^{2+} 通道蛋白（Catterall，2000），从生物化学结构角度讲，该通道蛋白包括 α1、β、α2δ 和 γ 几个亚单位。其中 α1 亚单位作用最为重要，它由 4 个相同部分组成，每个部分中有 6 个跨膜蛋白。α1 在通道蛋白的构成中地位高于 β、α2δ 以及 γ，这类 Ca^{2+} 通道的激活和失活大部分情况下是 α1 结构发生的变化引起的，这类 Ca^{2+} 通道的特异性阻断剂也是同 α1 亚单位结合反应后使通道失活；β 亚单位是由 4 个不同的子单位组成，β 亚单位在通道作用方面仅次于 α1 亚单位，通过二者的协同作用才能完成通道的一系列生理活动（Chen et al.，2004）。

L 型 Ca^{2+} 通道发挥的生理功能主要包括以下方面（Davies et al.，2006）：一方面兴奋-收缩耦联首先就是通过该通道钙内流激发细胞器内钙流出引起的，心肌动作电位变化也主要依靠该类钙通道。如果 L 型 Ca^{2+} 通道结构破坏或者表达量异常，会引起心率不齐、心力衰竭等疾病。另一方面在血管组织中，钙离子浓度变化会导致血管肌组织收缩或舒张，进一步调控血管内部压力、血液循环状态。多例临床试验证明使用 L 型 Ca^{2+} 通道阻断性药物是控制高血压非常有效的方法之一（王如兴等，2008）。

三、心脏功能及信号转导研究进展

（一）心脏功能

心脏是人和脊椎动物的器官之一，是体内循环系统的动力。人的心脏如本人的拳头一样大，外形像桃子，位于两肺之间而偏左。心脏主要由心肌构成，有右心房、右心室、左心房和左心室四个空腔。心室与心房之间有瓣膜，这些瓣膜使血液只能从心房流入心室，而不能倒流。心脏的功能是推动全身血液流动，为组织和器官提供充足的血液，以供应各种营养物质和氧，并将体内代谢的终产物（如尿素、二氧化碳、尿酸等）带走，使细胞维持正常的功能和代谢。体内各种内分泌产生的激素和一些其他体液成分，也必须通过血液循环到达相应的靶细胞，从而实现机体的体液调节并维持机体内环境的相对稳定。此外，体温相对恒定的调节和血液防卫机能的实现，也都要依赖体内血液的不断循环，而血液循环是由心脏"泵"的作用实现的（奥佩，2001）。

心脏每收缩和舒张一次构成一个机械活动周期，称为心动周期。在一个心动周期中，心室和心房都具有各自的舒张期和收缩期。心动周期的长度与心率成反比。如一个成年人的心率为每分钟 75 次，那么他的心动周期为 0.8 s。左右心房舒张期为 0.7 s、收缩期为 0.1 s。左右心房收缩期结束后，左右心室开始同步收缩，持续 0.3 s，心室舒张持续 0.5 s。在心室舒张期的前 0.4 s，左右心房也处于舒张期，故这一时期称为全心舒张期。当心率增快时，心动周期缩短，舒张期和收缩期都相应缩短，但舒张期的缩短更为明显，所以心动周期中收缩期所占时间比例增大。因此，心率长时间的增快，使心肌工作时间相对增加，休息时间相对减少，从而使心脏的负担加重。

心脏中推动血液在心室和主动脉之间以及心房和心室之间流动的主要动力是压力梯度。心室肌的舒张和收缩是造成心室内压力变化以及心室内压力和心房内压力、主动脉压力之间压力梯度的根本原因。心室肌收缩造成的心室内压力的上升推动射血，而心室肌舒张造成的心室内压力的急剧下降而形成的抽吸力是心室快速充盈的主要原因。半月瓣和房室瓣的关闭和开启完全取决于瓣膜两侧的压力梯度，是一个被动过程。然而瓣膜的活动保证了体内血液的单方向流动和心室内压力的急剧变化，有利于心室的射血和充盈。当瓣膜关闭不全时，血液会发生返流，等容舒张期和等容收缩期心室内压力的大幅度升降就不能实现，心脏的泵血功能将被极大地削弱。

从分离的心肌细胞、离体器官到在体实验，有多种模型能够研究心脏的生理功能和代谢功能，其中离体心脏灌流模型因其能够排除心脏以外的体液、神经等因素以及体内其他器官的影响，可以更方便地模拟生理和病理条件下心脏的工作环境，从器官水平上全面地试验药物对心脏的作用。因此离体心脏灌流模型具有其他模型所没有的优势，已成为考察药物对心脏功能影响的不可缺少的实验手段（Sutherland and Hearse，2000）。Langendorff 于 1895 年首次报道了用哺乳动物离体心脏进行心脏机械功能的研究，主要实验方法是采用主动脉逆行灌注法，即经主动脉插管，使灌流液通过冠脉系统，再经右心室和肺动脉排出。Langendorff 离体心脏灌流模型干扰因素比较少，便于观察心脏在无体液和神经支配下的自主状态，许多在体模型不能控制的条件在该模型中都能得到很好的控制，而且该模型制备相对简单，操作比较方便（Skrzypiec-Spring et al.，2007）。因此，Langendorff 离体心脏灌流模型已成为心脏功能研究方面的主要模型之一。

（二）细胞信号转导研究进展

生物细胞既能够接受化学信号，也能够接受物理信号（热、电流、光），但是化学信号是细胞间和有机体间通信中最主要的信号。生物体内有很多化学物质，它们既不是能源物质或营养物质，也不是细胞的结构成分，它们的主要功能是在细胞内和细胞间传递信息。这些化学物质可分为两种信号分子：细胞内通信的信号分子和细胞间通信的信号分子。近二三十年，有关细胞内通信信号分子方面的研究进展迅速，一般公认 Ca^{2+}、cAMP、cGMP、IP_3 及 DAG 等是胞内信使。此外，花生四烯酸（AA）和质子（H^+）等也被认为是胞内信使。多细胞生物体受到外界刺激时，首先会产生细胞间信号分子，该信号分子到达胞内受体部位或细胞表面后，通过胞内信号分子将信息传递到胞内的特定结合部位而起作用，最终完成整个通信过程。所以，胞间信号分子又被称为第一信使，而胞内信号分子又被称为第二信使。

根据信号分子化学结构的不同，可将细胞信号分子分为蛋白质、短肽、氨基酸、核苷酸、气体分子（NO、CO、H_2S）以及胆固醇和脂类衍生物等，它们的共同特点是：①高效性，几个分子就能引起明显的生物学效应，这一特性依赖于细胞信号的逐级放大系统；②特异性，只能与特定受体结合；③能被灭活，信号分子完成信息传递以后能被修饰或降解为无活性物质，从而保证信息传递过程的完整性以及使细胞免于疲劳。根据信号分子产生和作用方式的不同，可将其分为神经递质、内分泌激素、气体分子以及局部化学介导因子四种类型。

受体是指一种能够识别并选择性地与某种配体（信号分子）相结合的大分子物质，一般为糖蛋白，通常包括两个以上的功能区域，即与配体结合的区域以及产生生物效应的区域。当受体与相应的配体结合后，自身构象就会发生变化而产生活性，进而启动一系列过程，并表现出一定的生物学效应。饱和性、特异性和高度的亲和力是受体与配体间作用的三种主要特征。根据靶细胞上受体存在部位的不同，可将受体分为细胞表面受体和细胞内受体。细胞表面受体主要介导亲水性信号分子的信息传递，可分为 G 蛋白耦联型受体、离子通道型受体和酶耦联型受体。细胞内受体主要介导亲脂性信号分子的信息传递，如细胞内的甾体类激素受体。

蛋白激酶在信号转导过程中有非常重要的作用，它能把 ATP 上的γ磷酸基转移到相应底物的氨基酸残基上，从而使蛋白质发生磷酸化，因此它是一类磷酸转移酶。它主要有两方面的作用：一是通过磷酸化作用来调节蛋白质的生物活性，去磷酸化和磷酸化是多数信号转导途径组分被可逆激活的共同机制，某些蛋白质在去磷酸化后具有生物活性，而某些蛋白质在磷酸化后具有生物活性；二是通过蛋白质的逐级磷酸化作用，将细胞信号逐级放大，最终产生细胞反应。

1. 胞内受体介导的信号转导——NO-cGMP 信号转导途径

胞内受体实质上是一类由激素激活的基因调控性蛋白，一般情况下该类受体与细胞内的抑制性蛋白相结合而形成非活化状态的复合物。当受体与配体结合后，复合物上的抑制性蛋白被解离下来，而受体上的 DNA 结合位点被暴露并被激活。这类受体通常都有三个结构域：位于中部具有锌指结构的 Hsp90 或 DNA 结合位点、位于 N 端的转录激活结构域和位于 C 端的激素结合位点。

（1）NO 基本特性与生理功能。

NO 是一种已被证实的气体信号分子，它能迅速穿过细胞膜并作用于相邻细胞（Janero，2000）。1998 年诺贝尔医学与生理学奖获得者 Furchgott 等三名美国科学家就是由于发现 NO 可以作为气体信号分子而获奖。神经细胞和血管内皮细胞都能产生 NO，NO 的产生是以还原型辅酶 II（NADPH）作为电子供体，以 L-精氨酸为底物，由一氧化氮合酶（NOS）催化，生成 L-瓜氨酸与 NO。由于细胞内没有专门储存和释放 NO 的调节机制，因此靶细胞上 NO 的浓度直接与 NO 的合成情况有关。

NO 的化学性质很活泼，在机体内存在时间很短，它的半衰期只有 $5\sim10\,s$。NO 的对磷脂亲和力很强，非常容易穿过各类生物膜，与某些特定蛋白以及催化生成 cGMP 的催化酶上的 Fe^{3+} 有着很高的结合能力。在人体细胞内，NO 具有激活某些酶的活性、调节细胞内某些特定的化学反应等一系列重要的生理作用（Bundy et al.，1999）。

NO 在生物体内产生生理作用的重要途径是依靠 NO/cGMP 信号通路途径。NO 按照需求合成之后，会进入附近细胞的胞液中，细胞内可溶性鸟苷酸环化酶（sCG）上的 Fe^{3+} 是它的特异性受体（郑惠珍等，1998）。NO 与 Fe^{3+} 相互结合后，会活化 sCG，活化之后的 sCG 促使三磷酸鸟苷酸变成为 cGMP。cGMP 的胞内浓度升高后，会直接激活某些蛋白激酶，如 cAMP 依赖的蛋白激酶和 cGMP 调节的磷酸二酯酶，其中最重要的生理效应是激活 cGMP 依赖的蛋白激酶（PKG）（O'Garra，1998）。PKG 在细胞内通过活化细胞膜上的钙依赖的钾离子通道、磷酸化肌质网上的受磷蛋白（PLB）和三磷酸肌醇受体相关联的 PKG 底物，最终使得细胞内 Ca^{2+} 浓度减小。另外，PKG 也能够减弱肌球蛋白对于 Ca^{2+} 含量变化时的反应。通过以上两种方式使得产生舒张血管的效果。另外，PKG 活化之后还可以使血小板聚集受到抑制，也会抑制心肌细胞的肥大等（Feil et al.，2003）。

（2）NO 的合成过程与调控机制。

在生物细胞内，NO 合成酶会将 L-Arg 与 O_2 作为原料，获取来自于辅助因子 NADPH 辅酶所提供的电子，通过氧化反应生成 NO，同时伴随着 L-瓜氨酸的生成（Ferro et al.，1999）。

催化产生 NO 有三种具有相同功效的酶：第一种是神经型一氧化氮合酶（nNOS），基本在神经系统细胞中表达，并且是被人类发现的第一种，也可以称作 NOS-I。第二种是主要存在于巨噬细胞、肝细胞、神经胶质细胞中的同工酶，被称作诱导型一氧化氮合酶（iNOS）。第三种同工酶主要由血管内皮细胞所产生，所以称作内皮型一氧化氮合酶（eNOS），后两种同工酶也可以称作 NOS-II 和 NOS-III。nNOS 与 eNOS 表现出 Ca^{2+} 依赖性。通常当 Ca^{2+} 含量增加时活性会增加，从而催化生成一定量的 NO 介导后续生理反应（李妍妍，2002）。iNOS 催化生成 NO 的整个过程几乎不受钙的影响，它的活性大小也与钙含量变化无关（Panda et al.，2002）。在外来抗原或细胞内因子等的刺激作用下，生物体内免疫细胞和肝脏细胞、肌细胞及内皮细胞的 iNOS 基因会大量表达，合成大量的 iNOS 蛋白，并且 iNOS 的催化活性及活性持续时间均远超过另两种 NOS 同工酶（Bredt，1999）。体内一旦出现高出正常生理浓度范围的 NO，则很有可能是 iNOS 大量表达所造成的（Nathan and Xie，1994；刘建国等，2000）。

三种 NOS 同工酶发挥催化作用的主体结构基本相同：催化还原反应的部位为羧基端，这一部位可以同 NADPH、FAD、FMN 相结合；催化氧化反应的部位为氨基端，底物 L-Arg 可以同这一部位相结合，这块结构区域还可以与四氢生物蝶呤相结合。来自于 NADPH 的电子经过 FAD 和 FMN 传递，从羧基端向氨基端转移（Zhou and Zhu，2009）。

为了维持生命体正常稳态，体内的 NO 合成、转移、反应与失活等一系列生理过程都需要精准的调控，而调控通过精准控制 NOS 的活性来完成。而 NOS 的酶活性主要通过钙调蛋白（CaM）调节与磷酸化调节两种主要方式进行调控。

钙调蛋白调控途径：NOS 的羧基端和氨基端与 CaM 结合在一起，只有三者结合在一起时，NOS 才能有催化作用。因此，CaM 可以看作是 NOS 催化性能的激活钥匙，它会提升整个电子转运过程的速率。如果缺乏 Ca^{2+} 和 CaM，电子的转运效率就会变得很低。iNOS 酶活性的调节因素主要是胞内 NOS mRNA 的含量大小和翻译水平，即使 Ca^{2+} 含量很低的条件下，CaM 和 iNOS 也可以很容易地结合，并且不易分开，所以 iNOS 酶活性的变化受 Ca^{2+} 含量的影响很小。结构型一氧化氮合酶（cNOS）的酶活性调节情况完全不同，在普通生理状态时，cNOS 的活性很低，如果细胞胞内 Ca^{2+} 含量增大，CaM 能够完成和 cNOS 相互结合，酶的活性随之提升。一旦细胞里 Ca^{2+} 含量出现减少时，CaM 会与 cNOS 脱离，酶活性也因此变低。所以说 cNOS 的酶活性大小受 Ca^{2+} 含量高低的影响显著（Bredt and Snyder，1990；Craig et al.，2002）。

磷酸化调控途径：NOS 酶活性也能够通过各种激酶和磷脂酶进行磷酸化调节。细胞内的 PKC 会使 NOS 分子结构的特定位点发生磷酸化，导致酶活性的大小发生变化，其他的一些如 CaMk I、CaMk II 和 PKA 等，都是通过磷酸化反应使得 nNOS 酶活性改变。在 NOS 的结构中有许多部位能够发生磷酸化反应，这些部位进行的磷酸化或者去磷酸化反应，会使 NOS 的酶活性发生升高或降低的不同变化。例如，nNOS 结构里的 Ser741 残基，被 CaMk I 磷酸化后，这种结构上的改变导致 NOS 同 Ca^{2+} 或 CaM 结合能力下降，NOS 的酶活性也因此降低（Komeima et al.，2000；Song et al.，2004）。而 Ser1412 残基部位在磷酸化之后会致使酶的活性升高，这个区域结构的去磷酸化反应使 NOS 的酶活性减小。

（3）NO 与各种心血管疾病的关联。

① NO 与动脉粥样硬化的关联。

研究表明，如果机体存在高血脂症或高胆固醇病症情况，内皮细胞中 L-精氨酸与 NOS 结合力会变差。此外，内皮细胞合成并且释放的 NO_2^- 总量变大，使得 NO 很快被灭活，尤其是氧化脂质蛋白使得 NO 更加容易被灭活（王晓华等，2005）。NO 受体信号转导途径也会受到严重抑制，致使 NO 的各种生理功能难以得到发挥。最终不仅导致血管收缩，还会促使平滑肌增生和巨噬细胞与内皮细胞发生黏附，泡沫细胞生成增多，促进血小板黏附与聚集，导致发生心血管粥样硬化病症（刘皋林，2005；Dienstag et al.，1995）。

② NO 与高血压的关联。

高血压通常是各类心血管疾病的初始型病症，血管重建以及血管的结构性改变通常可以作为特征性的血管病变来表征高血压病症。在对人血管细胞的培养实验中发现，cGMP 依赖的蛋白激酶能有效地抑制血管重建以及血管结构性改变（Feil et al.，2005）。另外，研究发现原发性高血压大鼠心肌细胞中 PKG 基因的表达减弱，导致 NO/cGMP 信号降低细胞内钙离子浓度的作用减弱，使得在高血压基础上心肌肥大的产生和发展进一步加快（Jameson et al.，1998）。在小鼠基因敲除模型中，发现如果小鼠的 eNOS 基因被敲除之后，小鼠全身发生血管内皮功能障碍，血管舒张能力明显变差，表现出严重的高血压病状（武煜和顾振纶，2004）。这些研究结果都表明了机体体内 NO 的产生可能是生物体自身对抗高血压发生和发展的一种自我保护调节机制（Huang，2009）。

③ NO 抑制血栓形成的作用。

具有正常生理特性的血管内皮对于抑制血栓的形成会起到关键作用（Solzbach et al.，1997）。在血栓逐渐形成的过程中，凝血酶的含量会逐渐增加，当血小板发生聚集现象时，腺苷二磷酸的释放量也会逐渐增加。凝血酶和腺苷二磷酸均会导致 Ca^{2+} 浓度上升，因而诱导 NO 生成。NO 扩散到血小板内部后，sCG 会被激活，导致 cGMP 含量提高，最后使聚集的血小板分离；在另一种途径中，主要利用血小板自身的 NOS 表达，催化形成 NO 来阻止血小板之间的黏附与聚集。正常机体一旦有血栓出现时，血管内皮会发挥其生理功能，通过血小板聚集时产生的物质催化合成 NO，从而促使血管开放；一旦血管内皮严重损伤，NO 产生量会明显不足，血小板聚集现象增多并伴随释放促使血管收缩物质，导致血栓的出现。

④ NO 与心脏疾病的关系。

通过在体或者离体心脏实验发现，心肌收缩力会在低剂量 NO 刺激下出现增加，心肌收缩会被高剂量 NO 所抑制（Vicaut，1999）。正常哺乳动物的内皮细胞中都会含有 eNOS 和 iNOS，普通生理状态下会维持释放少量 NO，心肌产生炎症或者受到某些毒素作用时，eNOS 和 iNOS 的合成量大幅度增加，NO 随之显著增多（Dienstag et al.，1999）。对心力衰竭患者进行研究发现，其血管内皮细胞 NOS 活性会提高，同时 NO 代谢产物总量增加，血管舒张效应反而降低，其可能是 NOS 释放耗竭导致，在研究中同时注意到心力衰竭患者的血浆中左旋硝基精氨酸（L-Arg）含量减少，说明 L-Arg 消耗量增大，这主要可能是心力衰竭患者的血管阻力升高导致的。心力衰竭患者通过口服 L-Arg 后，运动耐力得到明显改善，血管内部阻力减小，血管舒张能力有明显恢复，进一步验证了心力衰竭患者体内 L-Arg/NO 通路出现异常。心肌 L-Arg/NO 通路的异常会促使心肌收缩能力降低。在扩张型心肌病病例中，心肌中的 iNOS 含量过度增加，大量的 NO 被催化生成，心肌正常收缩、细胞正常增殖都会被过量的 NO 所抑制或者破坏，这一系列效应会导致扩张型心肌病病症的发生。而在血液中 NO 代谢产物含量变化的实验也表明扩张型心肌病患者的产物量明显增加（Leung，2000）。

2. 膜表面受体介导信号转导——cAMP-PKA 信号转导途径

蛋白激素、神经递质、生长因子等亲水性化学信号分子不能透过细胞膜，因此其不能直接进入细胞内，要使靶细胞产生生物效应只能通过细胞膜表面上的特异受体传递信号。

ATP 在腺苷酸环化酶（AC）的催化下脱去一个焦磷酸而形成了胞内信使 cAMP。细胞内 cAMP 的含量很低，但其能在短时间内快速增大数倍甚至数十倍，从而形成细胞内信号。cAMP 信号可在 cAMP 特异性的环核苷酸磷酸二酯酶（PDE）催化下水解，产生 5′-AMP，使信号灭活。在 cAMP 信号转导通路中，细胞外信号分子与细胞膜上相应的受体结合，调节 AC 的活性，最终通过 cAMP 浓度的变化，将细胞外信号分子转化成细胞内信号。

cAMP 作为体内最普遍的一种第二信使，其信息主要由依赖于 cAMP 的 PKA 传递（Skalhegg and Tasken，2000）。cAMP-PKA 通路是细胞内非常重要的一种跨膜信号转导通路。生长因子、儿茶酚胺类激素以及胺类等物质不能通过细胞膜，因此它们所携带的信息只有被细胞膜表面受体接受后才可转导至细胞内，该过程称为跨膜信号转导。细胞能够通过 AC 和 PDE 精细地调节 cAMP 的降解和生成。某些激素和受体结合后，可以通过 G 蛋白激活 AC，进而生成大量 cAMP，后者又可激活 PKA。PKA 广泛地分布在体内，能够催化细胞内绝大多数调节蛋白和功能蛋白的共价磷酸化，进而调节细胞的代谢，例如，PKA 能够使微管蛋白磷酸化而改变其构象，激发细胞的分泌功能（Montminy，1997）；使钙离子通道磷酸化而引起钙离子内流（Zanssi et al.，2001）。PKA 作用的蛋白底物一般都含有共同的序列："赖-精-X-X-丝"或"精-精-X-丝"（Mcknight，1991）。

3. 细胞信号转导的多样性和网络性

不同的细胞信号分子中都有某些具有很高同源性的结构域，它们一般由 50～100 个氨基酸构成。它们的主要作用是在细胞内介导信号分子之间的识别与连接，从而形成不同的信号转导通路，就像电脑的接口一样把不同的设备连接起来，最终形成信号转导网络。与细胞信号分子识别相关的结构域主要有 3 种：①PH（Pleckstrin Homology）结构域：该结构域由 100～120 个氨基酸组成，能够与细胞膜上的 IP_3、PIP_2、PIP_3 等磷脂类分子结合，从而将含有 PH 结构域的蛋白从细胞质内转移到细胞膜上；②SH2（Src Homology 2）结构域：约由 100 个氨基酸组成，介导细胞信号分子与含有磷酸酪氨酸的蛋白分子相结合；③SH3（Src Homology 3）结构域：由 50～100 个氨基酸组成，介导细胞信号分子与富含脯氨酸的蛋白分子相结合。

在细胞和生物活体内，不同的信号系统之间存在着复杂的相互作用。一方面，某种细胞外刺激引起的主要信号传导途径，通常会同时影响到其他信号转导途径（抑制或激活），从而产生多种生物效应；另一方面，某种细胞外刺激同时导致两种或两种以上信号转导通路的抑制或活化，而只产生一种生物效应。细胞内存在着多种信号系统相互作用的信号网络，细胞外刺激通过这种信号网络的整合作用来调节基因表达并产生相应的生物效应。只有多样的细胞信号系统传递信息才可能适应细胞外刺激的复杂性和多样性，以及产生生物效应及细胞基因活化的复杂性和多样性。

信号转导具有高度的非线性，是一个网络系统，这是它最重要的特征之一。一种信号在细胞内的传递实际上是在细胞内由各种信号途径组成的"网络"中传递，它们之间的相互关系是相当复杂的（孙大业等，2003）。

第二章
二氧化硫对血管张力的影响及其作用机制研究

在全世界范围内，心血管疾病已成为全球卫生保健和卫生资源的沉重负担，逐渐成为威胁人类健康的"第一杀手"。目前，其在全球以及我国的发病率都呈上升趋势。统计资料显示，2000 年全世界有 1 700 万人死于心血管疾病，约占全球各种原因总死亡人数的 30%，预计到 2020 年这个数字将增至 2 500 万，而其中 80% 都在发展中国家。我国现在每年新增心肌梗死病人约 50 万人，心血管疾病每年的治疗费用近 3 000 亿元人民币。此外，据世界卫生组织统计，到 2020 年，我国每年因心血管疾病死亡的人数有可能达到 400 万。

SO_2 作为常见的大气污染物之一，对人体健康的危害很大。传统观点认为，SO_2 对呼吸道有刺激作用，能引起各种呼吸系统疾病。近年来，本实验室对 SO_2 及其衍生物的动物毒性作用及其机理进行了大量研究，发现 SO_2 不仅可以使大鼠的呼吸系统受到损伤，而且对大鼠的其他器官均有一定的毒性作用，是一种全身性毒物（孟紫强，2003；Meng et al.，2004）。长期接触 SO_2 可增加心血管疾病（如缺血性心脏病、肺心病、心律失常等）的风险和死亡率（Routledge et al.，2006），因此 SO_2 对心血管系统的损害作用日益引起广大学者的关注。国内外大量流行病学研究显示 SO_2 与心血管系统疾病有关（Berger et al.，2006；Larrieu et al.，2007；Liao et al.，2004；Migliaretti et al.，2007；Wellenius et al.，2007）。

与 SO_2 诱发心血管系统疾病的流行病学研究相比，其作用机制的研究很少，远不能满足 SO_2 所致心血管疾病的预防和治疗的需要。Baskurt（1988）的研究表明 SO_2 可以使豚鼠和大鼠血红细胞的脂质过氧化水平和变形指数增加，使含硫血红蛋白及高铁血红蛋白的比例增大，并可改变抗氧化酶的活性。Gumuslu 等（2000）的研究表明 SO_2 使大鼠红细胞的 CAT 活性和 MDA 含量明显增大，而使 SOD 活性显著降低。文献调研表明，SO_2 与心血管系统疾病相关性的研究主要集中在流行病学方面，而对 SO_2 引发的心血管疾病的作用机制研究很少，目前几乎是空白。由于 SO_2 是一种全球性大气主要污染物，暴露人群广泛，故研究和明确 SO_2 引发心血管疾病的作用机制，针对其作用机制采取相应的干预将是心血管疾病防治的一个重要方向。

此外，20 世纪 80 年代以来，NO 和 CO 就被证明是具有多种生理作用的气体信号分子。最近一些研究表明，H_2S 可能是又一种气体信号分子（Wang，2002；2003；Zhao and Wang，2002；Zhao et al.，2001），而这 3 种气体如同 SO_2 一样都是污染大气环境的有毒气体。近年来，本研究室一系列研究工作证明内源性 SO_2 可作为生物活性分子参与机体多种功能的调节，可能是继 NO、CO、H_2S 之后又一具有重要生理学意义的气体信号分子。

一、SO_2 对血管张力的调节及信号分子作用

（一）SO_2 生理作用的研究模式

与 NO 微溶于水的性质不同，SO_2 非常易溶于水，其溶解度约达 8.5%，具有酸的性质，习惯上被假定为亚硫酸或磺酸（H_2SO_3）。但是，化学家们在以前（Falk and Giguere，1958）和本研究室在对 SO_2 在水溶液化学形态的研究（孟紫强和郭掌珍，2009）表明，虽然 SO_2 易溶于水，但并不形成亚硫酸，实际上这种溶解是物理性溶解，仍然以 SO_2 或 $SO_2 \cdot nH_2O$ 的状态存在（其存在的比率与溶液的酸度有关），从未发现存在 SO_3^{2-} 离子，只有极少量的 HSO_3^- 离子存在，这不仅颠覆了"SO_2 易与水生成亚硫酸"的观点，而且也成为我们使用 SO_2 生理盐水溶液作为 SO_2 供体的理论依据。同时，我们的研究也发现，虽然把一定浓度的 SO_2 气体加入组织孵育液如 Krebs 液可使 pH 轻微下降，但由于孵育液有较强的缓冲作用，这种 pH 下降既微弱又短暂，不足以引起血管张力的改变（Li and Meng，2009）。在这种情况下，为了进行 SO_2 生理作用的研究，我们于 2007 年建立了气态 SO_2 生理作用的研究模式，即利用高纯度 SO_2 气体或其酸性生理盐水溶液作为 SO_2 供体，使 SO_2 直接作用于生物组织，以研究内源性气态 SO_2 的生理作用和信号分子作用。应用这一模式我们研究了 SO_2 舒张血管的特征及其机制，并与其衍生物亚硫酸盐和亚硫酸氢盐的作用进行了对比，还研究了 SO_2 舒张血管的信号转导途径及与 NO 的联合作用等问题，首次发现生理浓度的 SO_2 就可以引起血管环舒张，从而证明了内源性 SO_2 是一种新型气体分子，并研究了其信号转导作用的失活途径。

（二）SO_2 对大鼠血压的影响

1. 气态 SO_2 吸入对动物血压的影响

孟紫强等首次采用气体动态吸入技术研究了 SO_2 气体对动物血压的影响。让雄性 Wstar 大鼠每天吸入一定浓度（0 mg/m³、28.6 mg/m³、57.3 mg/m³、114.4 mg/m³）的 SO_2

气体 6 h，连续 7 d，结果发现，SO_2 气体能够剂量依赖性地降低大鼠血压（孟紫强等，2003；Meng et al.，2003）。

2. 静脉注射 SO_2 对大鼠血压的影响

李君灵等对麻醉的正常大鼠静脉注射 SO_2 生理盐水溶液使其剂量达到 20 μmol/kg 或 60 μmol/kg（体重）后，大鼠平均动脉压（MBP）立即下降，在 30 s 内降至最低，即分别从（15.3±0.8）kPa 降至（14.0±0.5）kPa 和从（14.5±0.9）kPa 降至（11.0±0.7）kPa，给药后 5～10 min 血压恢复正常。在此期间心率（HR）改变无统计学意义。而静脉注射同样浓度的亚硫酸钠和亚硫酸氢钠混合液（摩尔比为 3：1）未引起血压和心率改变，静脉注射同样体积的生理盐水也未引起血压和心率改变。这些研究表明，生理浓度或低浓度气态 SO_2 便可以引起大鼠动脉血压降低，从整体动物实验证明了 SO_2 对心血管功能具有生理调节作用，而其衍生物亚硫酸钠和亚硫酸氢钠中性混合液在生理浓度或低浓度下则对心血管功能缺乏调节作用（李君灵和孟紫强，2011）。

（三）SO_2 诱发血管舒张的机制及其信号通路

1. SO_2 对血管的舒张作用

采离体血管环灌流技术将内皮完整或去内皮血管环平衡后，把不同浓度（0～2 000 μmol/L）的 SO_2 溶液分别以累加方式加入浴槽，得到正常状态下的量效曲线。我们的研究发现，SO_2 对血管的舒张作用有以下特征（张全喜和孟紫强，2008；李君灵和孟紫强，2009；孟紫强等，2009）：

（1）SO_2 在很低浓度（1 μmol/L）下就可以引起血管舒张反应，当去除 SO_2 以后，引起的舒张反应消失，血管张力恢复到原水平。SO_2 在 1～2 000 μmol/L 浓度范围内对去甲肾上腺素（NE）（1 μmol/L）预收缩的大鼠胸主动脉血管环的舒张效应呈剂量依赖关系，表明内源性气态 SO_2 具有较强的血管舒张作用（图 2-1）。相反，SO_2 衍生物亚硫酸钠和亚硫酸氢钠混合液（摩尔比为 3：1）只有在很高浓度（＞1.5 mmol/L）下才能引起显著的血管舒张效应，且其效应远小于气态 SO_2。当该混合液浓度＜1.5 mmol/L 时在碱性较大条件下或在一定生理条件下则可引起血管轻度收缩效应，只有在很高浓度（2～4 mmol/L）下才能引起浓度依赖性血管舒张效应。然而，1.5 mmol/L SO_2 可引起血管舒张率达 75%左右。2.0 mmol/L 的 SO_2 衍生物引起的血管舒张率仅为 15%～26%，而 2.0 mmol/L SO_2 引起的舒张率达 97%～100%，后者是前者的 4～6 倍（张全喜和孟紫强，2008；李君灵和孟紫强，2009）。因此，亚硫酸盐和亚硫酸氢盐中性混合液对离体器官的作用并不能等同于内源性 SO_2 的作用，把该混合液的生物效应简单地推断为内源性 SO_2

的作用显然是错误的。

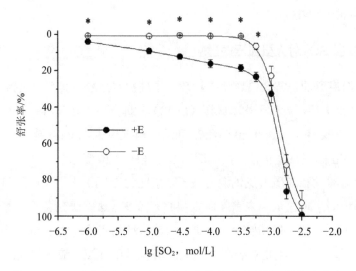

图 2-1　SO_2 对内皮完整及去内皮大鼠胸主动脉血管环的舒张效应

Fig. 2-1　Vasorelaxant effects of SO_2 on the endothelium-denuded or endothelium-intact rat aortic rings

注：• 内皮完整；。去内皮；E 内皮。

　　与 SO_2 对内皮完整血管环组相比，$*P < 0.05$。

引自：Zhang and Meng，2009。

（2）SO_2 在生理浓度和低浓度（<450 μmol/L）下诱发的血管舒张作用是内皮依赖性的，而 SO_2 较高浓度（>500 μmol/L）下引起的血管舒张作用与内皮关系甚微，即较高浓度 SO_2 对内皮完整血管环的舒张作用比去内皮血管环的舒张作用稍大些。

（3）SO_2 气体比 SO_2 酸性生理盐水溶液引起的血管舒张强度稍大些，例如，SO_2 气体的血管舒张效应的半数效应浓度（EC_{50}）为（1 180±110）μmol/L，而 SO_2 生理盐水溶液的 EC_{50} 为（1 247.38±98.32）μmol/L。又如，SO_2 气体引起血管环舒张的最低浓度或阈浓度为 0.3 μmol/L，而 SO_2 生理盐水溶液浓度为 0.75 μmol/L。这可能是因为在溶液中有少部分 SO_2 转化为亚硫酸氢根离子（HSO_3^-）从而降低了 SO_2 的效应所致。但是，由于二者的差异不大，故可以采用 SO_2 酸性生理盐水溶液作为 SO_2 供体来处理血管组织。

2. SO_2 对血管舒张作用的离子通道机制

胞内钙离子浓度的变化在血管平滑肌张力的调节中起重要的生理作用。在肌纤维膜去极化过程中，L 型钙离子通道的打开使细胞外液钙离子内流，继之引起细胞内钙激活的钙离子释放，引起血管平滑肌细胞质内钙离子浓度增高，最终导致血管收缩；反之，血管平滑肌胞质内钙离子浓度降低则引起舒张。我们研究了气态 SO_2 的血管舒张作用与细胞膜上不同离子通道之间的关系，发现了 SO_2 舒血管作用的离子通道机制（Zhang and

Meng，2009；张全喜和孟紫强，2008；Zhang et al.，2014；2015c；2016）。

（1）L-型钙离子通道在 SO_2 舒血管效应中的作用。

L-型钙离子通道阻断剂硝苯地平预孵育内皮完整或去内皮血管环 10 min 后，分别观察 30 μmol/L、300 μmol/L 和 1 500 μmol/L SO_2 对 NE 预收缩血管环的舒张效应时发现，硝苯地平能够部分地抑制 1 500 μmol/L SO_2 对内皮完整及去内皮血管环的舒张效应，而对 30 μmol/L 和 300 μmol/L SO_2 引起的舒张效应无显著影响（图 2-2）。结果表明，在高浓度下 SO_2 对血管的舒张作用部分地与 L-型钙离子通道有关。

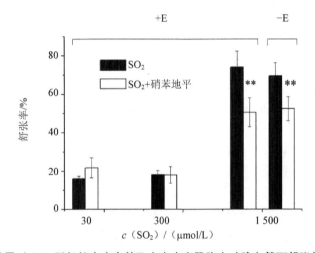

图 2-2 硝苯地平对 SO_2 引起的内皮完整及去内皮大鼠胸主动脉血管环舒张效应的抑制作用

Fig.2-2 Inhibitory effect of nifedipine on the SO_2-induced relaxation on the endothelium-denuded or endothelium-intact rat aortic rings

注：与相应的对照组相比，**$P < 0.01$。

引自：Zhang and Meng，2009。

（2）钾离子通道在 SO_2 舒血管效应中的作用。

① 钾离子通道电导对 SO_2 舒血管作用的影响。

20 mmol/L 和 100 mmol/L KCl 引起大鼠胸主动脉血管环的收缩力分别为（0.56±0.06）g 和（1.94±0.08）g。从图 2-3 可以看出，SO_2 对 20 mmol/L KCl 预收缩的血管环的舒张效应要大于 100 mmol/L KCl 预收缩的血管环。例如，1 000 μmol/L SO_2 使 20 mmol/L 和 100 mmol/L KCl 预收缩血管环的舒张百分率分别为（52.65±4.77）%和（13.85±1.87）%。

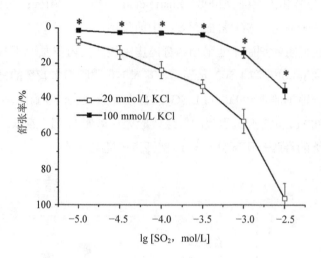

图 2-3 SO₂ 对 20 mmol/L 或 100 mmol/L KCl 预收缩的大鼠胸主动脉血管环的舒张效应

Fig. 2-3 The relaxant effect of SO_2 on the rat aortic rings contracted with

20 mmol/L or 100 mmol/L KCl

注：与 20 mmol/L KCl 组相比，*$P < 0.05$。

引自：Zhang and Meng，2009。

② 钾离子通道阻断剂对 SO₂ 舒血管作用的影响。

血管平滑肌细胞上由于钾离子通道的开放而引起的膜电位去极化是血管舒张的重要机制之一（Nelson and Quayle，1995；Farouque et al.，2004），本研究分别观察了不同钾离子通道阻断剂预孵育血管环后，对 SO₂ 舒张血管作用的影响。

由图 2-4 可知，非特异性钾离子通道阻断剂 TEA 可部分地抑制不同浓度 SO₂ 对内皮完整及去内皮血管环的舒张效应；BK$_{Ca}$ 通道阻断剂 IbTx 可部分地抑制 30 μmol/L 和 300 μmol/L SO₂ 对内皮完整血管环的舒张效应，而对 1 500 μmol/L SO₂ 引起的舒张效应无影响；K$_{ATP}$ 通道阻断剂格列本脲可部分地抑制 1 500 μmol/L SO₂ 对内皮完整及去内皮血管环的舒张效应，而对 30 μmol/L 和 300 μmol/L SO₂ 引起的舒张效应无影响。小电导钙激活钾离子通道阻断剂蜂毒肽和 K$_V$ 通道阻断剂 4-AP 对不同浓度 SO₂ 的舒血管作用均没有明显的影响。这些结果说明在低浓度下，SO₂ 对血管的舒张作用可能与 BK$_{Ca}$ 通道有关，而在高浓度下，SO₂ 的舒张作用可能与 K$_{ATP}$ 通道有关。

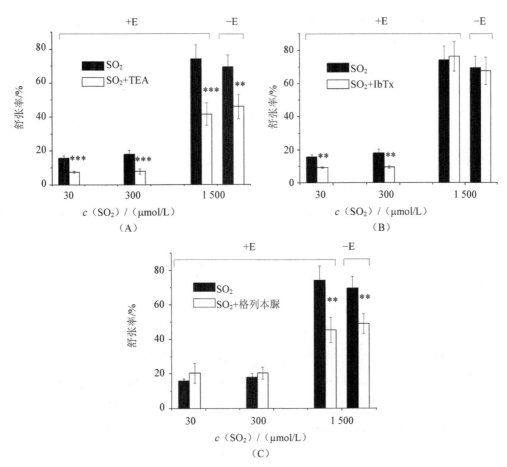

图 2-4 TEA（A）、IbTx（B）和格列本脲（C）对 SO$_2$ 引起的内皮完整及去内皮大鼠胸
主动脉血管环舒张效应的抑制作用

Fig. 2-4 Inhibitory effect of TEA（A），iberiotoxin（B）and glibenclamide（C）on the SO$_2$-
induced relaxation on the endothelium-denuded or endothelium-intact rat aortic rings

注：与相应的对照组相比，**$P<0.01$，***$P<0.001$。

引自：Zhang and Meng，2009。

3．SO$_2$ 引起血管舒张反应的信号转导途径

本实验室也对 SO$_2$ 致血管舒张作用的信号转导途径进行了研究（Li and Meng，2009；Li et al.，2010；李君灵和孟紫强，2009；2011）。这些研究发现：

（1）生理浓度和低浓度 SO$_2$（<450 μmol/L）的舒血管作用是血管内皮依赖性的，而高浓度 SO$_2$（>500 μmol/L）的舒血管作用与内皮无关或关系甚微。生理浓度和低浓度 SO$_2$ 对血管引起的舒张反应均可被一氧化氮合酶（NOS）抑制剂 L-NAME 或可溶性鸟甘酸环化酶（cGC）抑制剂 NS-2028 所抑制。然而，高浓度 SO$_2$ 诱发的舒张反应不被

L-NAME 或 NS-2028 所影响。这说明生理相关浓度或低浓度的 SO_2 是通过激活血管内皮 NOS、促进内皮合成 NO，即通过激活 NOS /cGMP 信号转导途径而引起血管舒张反应的。

（2）不同浓度的 SO_2（30 μmol/L、300 μmol/L、1 500 μmol/L）分别处理血管组织 10 min 或 2 h 均可引起血管组织和孵育液中 NO 含量显著增加；300 μmol/L SO_2 组比 1 500 μmol/L SO_2 组的增加更大。

（3）血管上皮 NOS（eNOS）是血管内皮细胞 NO 生物合成的主要限速酶。SO_2 作用 10 min，即引起血管总 NOS（tNOS）活性和 eNOS 的活性显著增高，作用 4 h 达到最大，且 300 μmol/L SO_2 对 tNOS 和 eNOS 活性的刺激效应大于 1 500 μmol/L SO_2；而 SO_2 对诱导型 NOS（iNOS）的活性无显著影响。

不同浓度的 SO_2（300 μmol/L、1 500 μmol/L）分别对血管作用 10 min，大鼠血管组织中 eNOS mRNA 表达显著升高，作用 2 h 的效应大于作用 10 min 者，且 300 μmol/L SO_2 作用 2 h 的效应大于 1 500 μmol/L SO_2 作用 2 h 者。

由此可见，SO_2 不仅可以提高 eNOS 的活性，而且可以提高 eNOS 的数量，从而为 SO_2 上调 eNOS-NO-cGMP 信号通路的生物学本质提供了直接证据。

（4）不同浓度的 SO_2（30 μmol/L、300 μmol/L、1 500 μmol/L）分别处理均可引起血管组织 cGMP 含量显著增加；300 μmol/L SO_2 组比 1 500 μmol/L SO_2 组的增加更大。然而，SO_2 未见引起血管组织 cAMP 含量增加。

（5）低浓度 SO_2 对去内皮血管未能引起舒张反应，而当同时存在 3 nmol/L 的 NO 时便可引起去内皮血管产生显著舒张反应；低浓度 SO_2 对内皮完整血管可以引起舒张反应且随 NO 浓度的增大而增加。在 3 nmol/L 或 5 nmol/L 的 NO 存在时，SO_2 舒血管的 EC_{50} 分别是 598 μmol/L 和 217 μmol/L。然而，在无 NO 存在的情况下，SO_2 对内皮完整血管和去内皮血管舒张效应的 EC_{50} 分别为（1 247.38±98.32）μmol/L 和（1 321.89±89.67）μmol/L。对上述 EC_{50} 的变化进行计算指出，低浓度 NO 对 SO_2 的舒血管作用提高了 6 倍。为了验证这一观察，检查了在低浓度 SO_2（3 μmol/L）存在下，不同浓度 NO 对血管的舒张效应，结果显示，在缺乏 SO_2 时，NO 舒张血管的 EC_{50} 为 210 nmol/L，而在 3 μmol/L SO_2 存在下，EC_{50} 为 24 nmol/L，表明低浓度 SO_2 对 NO 的舒血管效应也提高了 6 倍。

总之，这些结果表明：①低浓度 SO_2 既能迅速刺激血管 eNOS 活性和 eNOS 基因表达增高，又能迅速引起 NO 和 cGMP 含量增加，从而证明了生理相关或低浓度 SO_2（＜450 μmol/L）引起的血管舒张作用可部分地被 eNOS-NO-cGMP 信号通路所介导（Li et al.，2010）。②低浓度 SO_2 对 eNOS-NO-cGMP 信号通路的上调作用可延长达 2～6 h，表明该作用不仅是瞬时的也是延时的，证明了生理相关或低浓度 SO_2（＜450 μmol/L）对血管收缩具有负性反馈作用，从而起到减弱血管过度收缩和防止血管痉挛的生理调节作用。③较高浓度 SO_2（＞500 μmol/L）对血管舒张的急剧作用主要通过 L 型钙通道和 K_{ATP} 通道等，而与内皮的关系较小，所以又称为非内皮依赖性血管舒张作用。1 500 μmol/L SO_2 对 eNOS-NO-cGMP 信号通路的上调作用比低浓度 SO_2（300 μmol/L）小，这可能是由于 SO_2 浓度过高对血管内皮具有损伤作用，从而降低了内皮功能的缘故。④低浓度 SO_2 与 NO 均能被血管组织合成，二者对血管的舒张效应均通过 cGMP 介导，SO_2 与 NO 可以协同调节血管张力，二者可能存在某种形式的交叉对话作用。

此外，研究也发现，生理相关浓度和低浓度 SO_2 所引起的血管舒张效应与蛋白激酶 C（PKC）、前列环素（PGI_2）、β-肾上腺素受体及 cAMP 信号途径无关；与血管组织的自主神经和非肾上腺素能非胆碱能神经末梢无关；也与 SO_2 代谢产生的超氧阴离子自由基、过氧化氢等无关（Li and Meng，2009）。

4. SO_2 对血管收缩的抑制作用与钙离子通道

我们研究了 SO_2 对血管收缩的抑制作用及其机制，以进一步探讨 SO_2 对血管舒张作用的机理。研究发现，SO_2 浓度不同对细胞钙离子浓度的作用机制不同。低浓度 SO_2 对细胞内钙释放有一定抑制作用，而高浓度 SO_2 虽对细胞内钙释放有一定促进作用，但主要的作用是对血管平滑肌细胞电压依赖性钙离子通道（PDC）和受体调控性钙离子通道（ROC）有显著抑制作用，导致血管平滑肌胞质钙离子浓度减小而引起对血管收缩的抑制或引起血管舒张。

（1）SO_2 对 NE 所致血管收缩的影响。

1 500 μmol/L SO_2 对低浓度 NE（10^{-7} mol/L）所致的内皮完整及去内皮血管环的收缩效应有促进作用，而对高浓度 NE（＞10^{-5} mol/L）所致的血管收缩效应有抑制作用，使最大收缩值下调。30 μmol/L 和 300 μmol/L SO_2 对 NE 所致的血管收缩效应无影响。硝苯地平对 NE 引起的内皮完整及去内皮血管环的收缩效应产生浓度依赖性的抑制作用，使量效曲线右移，并且最大收缩值下调（图 2-5）。

（2）SO_2 对 KCl 所致血管收缩的影响。

从图 2-6 可以看出，1 500 μmol/L SO_2 对低浓度 KCl（20 mmol/L）所致的内皮完整及去内皮血管环的收缩效应有促进作用，而对高浓度 KCl（＞60 mmol/L）所致的血管收缩效应有抑制作用，使最大收缩值下调。30 μmol/L 和 300 μmol/L SO_2 对 KCl 所致的血管收缩效应无影响。硝苯地平对 KCl 引起的内皮完整及去内皮血管环的收缩效应产生完全的抑制作用，使最大收缩值显著下调。

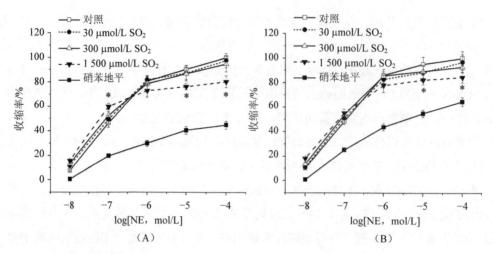

图 2-5　SO₂ 和硝苯地平对 NE 引起的内皮完整（A）及去内皮（B）血管环收缩效应的抑制作用

Fig. 2-5　Effect of SO₂ and nifedipine on vasocontraction induced by NE on the endothelium-intact （A） or endothelium-denuded （B） rat aortic rings

注：与相应的对照组相比，*$P < 0.05$。

引自：Zhang and Meng，2009。

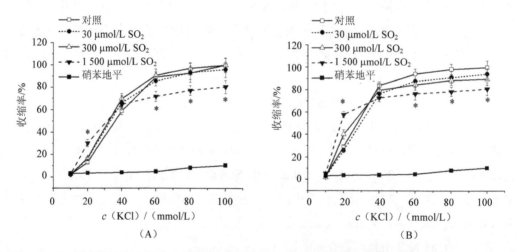

图 2-6　SO₂ 和硝苯地平对 KCl 引起的内皮完整（A）及去内皮（B）血管环收缩效应的抑制作用

Fig. 2-6　Effect of SO₂ or nifedipine on vasocontraction induced by KCl on the endothelium-intact （A） or endothelium-denuded （B） rat aortic rings

注：与相应的对照组相比，*$P < 0.05$。

引自：Zhang and Meng，2009。

（3）SO_2 对 $CaCl_2$ 所致血管收缩的影响。

膜电位和细胞内钙离子的浓度共同调节细胞内钙离子的释放以及细胞外钙离子的内流。研究某一受试物质对 $CaCl_2$ 所致血管收缩反应量效曲线的作用可以证明该物质是否具有钙离子内流阻滞作用，如果该物质使 $CaCl_2$ 的量效曲线向右移动就表明该物质能抑制 $CaCl_2$ 的收缩作用，阻滞钙离子的内流。

从图 2-7 可知，1 500 μmol/L SO_2 对 $CaCl_2$ 所致的内皮完整及去内皮血管环的收缩效应有浓度依赖性抑制作用，使量效曲线右移，最大收缩值下调。30 μmol/L 和 300 μmol/L SO_2 对 $CaCl_2$ 所致的血管收缩效应无明显影响。硝苯地平对 $CaCl_2$ 引起的内皮完整及去内皮血管环的收缩效应产生完全的抑制作用。研究表明高浓度 SO_2 能够通过某种机制阻滞钙离子内流（Zhang and Meng，2009）。

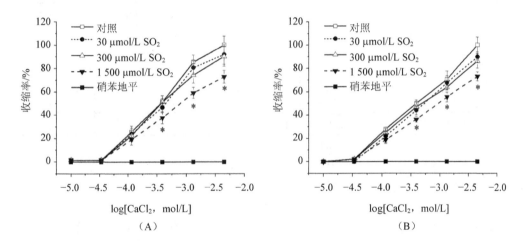

图 2-7 SO_2 和硝苯地平对 $CaCl_2$ 引起的内皮完整（A）及去内皮（B）血管环收缩效应的抑制作用
Fig. 2-7 Effect of SO_2 or nifedipine on vasocontraction induced by $CaCl_2$ on the endothelium-intact（A）or endothelium-denuded（B）rat aortic rings
注：与相应的对照组相比，$*P < 0.05$。
引自：Zhang and Meng，2009。

（4）SO_2 对 NE 引起的依赖于细胞内钙与细胞外钙收缩反应的影响。

从表 2-1 可知，在无 Ca^{2+}-Kerbs 中，1 500 μmol/L SO_2 能够显著促进 NE 所致的快速收缩（依赖细胞内钙外流）效应，而 1 μmol/L 硝苯地平显著抑制 NE 所致的快速收缩效应；后续收缩（依赖细胞外钙内流）分别被 1 500 μmol/L SO_2 和 1 μmol/L 硝苯地平显著抑制。30 μmol/L 和 300 μmol/L SO_2 对 NE 引起的依赖于细胞内钙与细胞外钙收缩反应无明显影响。

研究发现，低浓度 SO_2 对 NE 收缩血管的作用便有显著抑制作用，表明内源性 SO_2 对血管的过度收缩具有负反馈调节作用，这对血管痉挛具有预防或抑制作用（Li et al.，

2010）。而亚硫酸钠和亚硫酸氢钠中性混合液只有在高浓度下才对 NE、KCl、$CaCl_2$ 收缩血管的作用产生抑制作用。这些结果进一步证明，内源性 SO_2 是能够对心血管功能起调节作用的新型信号分子，而其衍生物亚硫酸钠只是其代谢失活产物。

表 2-1　SO_2 和硝苯地平对 NE 引起的依赖于细胞内钙与外钙收缩反应的影响

Table 2-1　Effect of SO_2 and nifedipine on the vasoconstriction of two components by NE in rat thoracic aorta rings

药物	组数	依赖内钙收缩		依赖外钙收缩	
		内皮完整	去内皮	内皮完整	去内皮
对照	8	39.30±6.56	43.16±4.77	60.70±6.56	56.84±4.77
硝苯地平	8	25.55±3.28[**]	22.14±4.21[**]	12.86±2.68[***]	16.86±3.24[***]
对照	8	34.22±7.06	41.31±3.98	64.59±7.06	58.69±3.98
10 μmol/L SO_2	8	33.16±4.28	38.29±4.28	55.16±8.56	53.37±7.35
对照	8	35.41±5.10	39.55±6.26	64.59±5.10	60.45±6.26
300 μmol/L SO_2	8	36.78±5.48	37.37± 6.38	59.87±11.35	57.96±8.37
对照	8	37.05±7.33	41.87±4.15	62.95±7.33	58.13±4.15
1 500 μmol/L SO_2	8	51.63±6.89[**, #]	48.23±4.38[**, #]	41.56±8.68[**]	42.37±7.31[**]

注：①数值为收缩百分率（%，平均数±标准差）；

②与相应的对照组相比，* $P<0.05$，** $P<0.01$，*** $P<0.001$；

③与上一级较低浓度的 SO_2 处理组相比，# $P<0.05$。

高 K^+ 和 NE 引起的血管平滑肌收缩是通过两种不同的钙离子通道实现的，高 K^+ 可激活 PDC 的开放而促使细胞外钙离子内流；NE 可激活 ROC 的开放而促使细胞外钙离子内流，并使细胞钙池贮存的钙释放。本实验室的另一研究指出，高浓度 SO_2（1 500 μmol/L）对 NE、KCl 收缩血管的作用具有显著抑制作用，表明高浓度下 SO_2 可能对 ROC 通道和 PDC 通道均有阻滞作用；然而与 Li 等（2010）不同的是，低浓度 SO_2（10 μmol/L、300 μmol/L）对 NE 收缩血管的作用未见抑制效应（Zhang and Meng，2009）。分析发现，两次试验结果不同的部分原因是由 SO_2 加入孵育液的时间不同所致。当加入 SO_2 后立即加入 NE，则 SO_2 对 NE 收缩血管的作用便产生显著抑制效应。如果加入 $SO_2$10 min 后再加入 NE，则低浓度 SO_2 在 10 min 后大部分已经逃逸或转化为其衍生物从而使 SO_2 对 NE、KCl、$CaCl_2$ 收缩血管的作用失去了抑制作用；在这种情况下如果加入的是高浓度（1 500 μmol/L）SO_2，则在 10 min 后，或有部分 SO_2 存留或有部分转化为其高浓度衍生物，它们均可对 NE、KCl、$CaCl_2$ 收缩血管的作用产生抑制作用。

本研究还发现，低浓度（10 μmol/L、300 μmol/L）SO_2 对 NE 所致的去内皮和内皮完整血管的快速收缩（即依赖细胞内钙释放的收缩）有抑制作用（虽然未达到统计学显著水平），而对后续收缩（即依赖细胞外钙内流的收缩）未见影响；而高浓度 SO_2（1 500 μmol/L）对 NE 所致的去内皮和内皮完整血管的快速收缩有促进作用，而对后续收缩有显著抑制作用，且抑制作用要明显大于促进作用，因此总的作用是使 NE 所致的血管收缩受到显著抑制。这些结果表明，低浓度 SO_2 的主要作用是抑制细胞内钙释放；而高浓度 SO_2 虽对细胞内钙释放有一定促进作用，但主要的作用是抑制细胞外钙内流（Zhang and Meng，2009）。

此外，血管平滑肌细胞的膜电位在很大程度上受膜上其他离子通道的影响。因此，膜电位和细胞内钙离子的浓度共同调节钙离子在收缩机制中的敏感性、细胞内钙离子的释放以及细胞外钙离子的内流。研究某一受试物质对 $CaCl_2$ 所致血管收缩反应量效曲线的作用可以证明该物质是否具有钙离子内流阻滞作用，如果该物质使 $CaCl_2$ 的量效曲线向右移动就表明该物质能抑制 $CaCl_2$ 的收缩作用，阻滞钙离子的内流。1 500 μmol/L SO_2 可以使 $CaCl_2$ 收缩血管的量效曲线向右移动，表明高浓度 SO_2 能够通过某一途径阻滞钙离子内流。高 K^+ 和 NE 引起的血管平滑肌收缩是通过两种不同的钙离子通道实现的，高 K^+ 是激活细胞膜上的电压依赖性钙离子通道（PDC），从而促使细胞外钙离子内流；而 NE 是通过激活细胞膜上受体调控性钙离子通道（ROC）的开放，从而促使细胞外钙离子内流，并使细胞内贮存钙离子释放（Broekaert and Godfraind，1979；Saida and Van，1983）。1 500 μmol/L SO_2 能使 KCl 收缩和 NE 收缩血管平滑肌的量效曲线分别右移，表明高浓度下 SO_2 可能对 ROC 通道和 PDC 通道均有阻滞作用。1 500 μmol/LSO_2 对 NE 所致的去内皮和内皮完整血管的快速收缩（依赖细胞内钙外流）有促进作用，而显著抑制其后续收缩（依赖细胞外钙内流），但抑制作用要明显大于促进作用，因此总的作用是使平滑肌细胞内钙离子浓度降低，具体机制还有待进一步研究。综上所述，SO_2 对血管收缩的抑制作用可能主要通过对胞内钙离子的影响所致，并且此作用通过不同钙离子通道实现。

总之，本研究应用气态 SO_2 直接作用于大鼠离体血管组织，研究结果表明：①SO_2 是一种血管活性物质，它在低浓度和较高浓度范围内都能够剂量依赖性地引起血管舒张。②气态 SO_2 对血管的舒张作用远远大于 SO_2 衍生物，SO_2 衍生物是气态 SO_2 的失活形式，设想 SO 可能比 SO_2 有更强的生物活性。③CO 和 NO 对血管的舒张作用是通过增加细胞内的 cGMP 水平和/或刺激血管平滑肌细胞上的 K_{Ca} 通道而引起的，而 H_2S 主要是通过打开血管平滑肌上的 K_{ATP} 通道和部分地通过调节血管内皮细胞上的钾离子电导而引起血管舒张的（Zhao et al.，2001）。本研究表明，SO_2 的舒血管机制不同于以上三种气体，生理浓度和低浓度 SO_2 引起的舒张作用是内皮依赖性的，其作用机制可能与 eNOS-NO-cGMP 信号通路和 BK_{Ca} 通道等有关，而高浓度 SO_2 的舒张作用与内皮无关，其作用机制可能与 L-型钙离子通道和 K_{ATP} 等有关。

（四）SO_2 诱发血管舒张的离子通道分子机制研究

离子通道在许多细胞活动中都起到关键作用，它是生物电活动的基础，在细胞内和细胞间信号传递中起着重要作用。生命的很多过程如发育、生长、分泌、兴奋、运动，甚至学习和记忆都与离子通道功能的正常发挥有直接联系。目前，离子通道的研究已成为分子生物学、分子药理学、生物物理学、神经生物学等多种学科的热点。离子通道的结构或功能异常能够引起不同的离子通道病。相当数量的离子通道病并不是新出现的疾病，而是早已出现甚至早被熟知的疾病，只是此前一直未发现其在离子通道水平存在病变，如癫痫、偏头痛等；有些离子通道病为单一离子通道结构或功能异常所至，如 1-型发作性共济失调是由于 KCNA1 基因突变引起的，该基因位于染色体 12p13 上，编码电压依赖性钾离子通道；也有些离子通道病涉及多种离子通道结构或功能异常，如癫痫与 L 型电压依赖性钙通道（α1D 亚单位基因表达减弱）、电压依赖性钾通道（KCNQ2和 KCNQ3 基因突变）、乙酰胆碱受体通道（α4 和β2 亚单位基因突变）等有关。

自 1983 年 Noma 第 1 次在心肌上发现 ATP 敏感钾电流以来，研究表明在多种组织中均可记录到此种电流。分子生物学研究揭示，K_{ATP} 是一类由 ABC（ATP – binding cassette，ABC）结合蛋白家族成员磺酰脲类受体（SUR）亚家族亚基与内向整流钾通道（Kir）亚基组成的异源性多聚体。它们按 1∶1 相连，以四聚体模式构成相对分子量约为 950 kDa 的八聚体（SUR/Kir6.X）$_4$复合物（Yokoshiki et al.，1998）。Kir6.X 家族已发现两种：Kir6.1 和 Kir6.2，SUR 也发现两种：SUR1 和 SUR2，SUR2 又有两种不同的剪接体形式即 SUR2A 和 SUR2B。K_{ATP} 在各个组织中的表达分布是不同的，大鼠主动脉平滑肌上主要有 Kir6.1、Kir6.2 和 SUR2B 的表达。此外，经过多年对心血管疾病发病机制的研究，已经证实心血管疾病与细胞膜上的 BK_{Ca} 的非正常表达和电功能紊乱之间存在着密切的联系，BK_{Ca} 功能的变化可能是心血管疾病的发病原因之一。BK_{Ca} 由发挥主要功能的α亚基和起调节作用的β亚基组成。目前α亚基仅发现了 1 种，而β亚基却克隆出 4 种亚型，其中β1 亚型主要分布于平滑肌组织（Lohn et al.，2001）。目前已知，$L\text{-}Ca^{2+}$由α1、α2、β、γ、δ 共 5 个亚单位组成，其中α1 亚单位为 $L\text{-}Ca^{2+}$的主要功能单位，它既是电压感受器，又具有离子选择性，同时也是钙拮抗剂等大多数药物的结合位点。编码 $L\text{-}Ca^{2+}$$\alpha$1 亚基的基因有 4 种，根据其来源分别称作$\alpha$1S、$\alpha$1C、$\alpha$1D 和$\alpha$1F，对应于基因名法，分别是 Cav1.1、Cav1.2、Cav1.3、Cav1.4。

SO_2 可能是通过改变 K_{ATP}、BK_{Ca}和 $L\text{-}Ca^{2+}$三种离子通道的结构或功能而引起大鼠血管环张力改变的。为此，在前期离体血管环实验的基础上，我们进一步采用荧光实时定量 RT-PCR 和 Western-Blot 技术研究 SO_2 对整体动物血管组织和离体血管组织 K_{ATP}、BK_{Ca}、$L\text{-}Ca^{2+}$三种离子通道不同亚型基因 mRNA 和蛋白表达的影响，探讨 SO_2 诱发血

管舒张的离子通道分子机制。

1. SO_2熏气对血管离子通道基因表达的影响

选用体重为 180～200 g 的雄性 Wistar 大鼠，将大鼠随机分为对照组和不同浓度的 SO_2（3.5 mg/m^3、7 mg/m^3、14 mg/m^3）吸入组，每组 8 只大鼠，SO_2 吸入组连续染毒 30 d，每天 4 h。对照组在同样条件下吸入新鲜空气。各实验组在最后一次染毒后 24 h，将大鼠处死，迅速取出胸主动脉血管，然后采用本实验室根据文献建立的荧光实时定量 RT-PCR 和 Western-Blot 技术，在 mRNA 转录和蛋白表达水平上检测 SO_2 对血管组织 K_{ATP}、BK_{Ca}、L-Ca^{2+}三种离子通道不同亚型基因的影响。荧光实时定量 RT-PCR 实验中所用引物见表 2-2，共 11 个基因：K_{ATP} 通道亚型基因：SUR2A、SUR2B、Kir6.1 和 Kir6.2；BK_{Ca}通道亚型基因：α和β1 亚基；L-Ca^{2+}通道亚型基因：Ca$_v$1.1、Ca$_v$1.2、Ca$_v$1.3、Ca$_v$1.4；以及内参基因β-actin。

表 2-2　qRT-PCR 实验中引物的基因序列

Table 2-2　Primers sequences used in qRT-PCR

基因名称	基因 bank 号	序列
β-actin	NM_031144	
	Forward primer	5'-CCT CTA TGC CAA CAC AGT GCT GTC T-3'
	Reverse primer	5'-GCT CAG GAG GAG CAA TGA TCT TGA -3'
SUR2A	D83598	
	Forward primer	5'-GGA GTG CGA TAC TGG TCC AAA CCT-3'
	Reverse primer	5'-CCC GAT GCA GAG AAC GAG ACA CT -3'
SUR2B	AF087838	
	Forward primer	5'-CAT AGC TCA TCG GGT TCA CAC CAT T-3'
	Reverse primer	5'-GCA TCG AGA CAC AGG TGC TGT TGT -3'
Kir6.1	NM_017099	
	Forward primer	5'-ACG ACG CCA GAA GGA GAG-3'
	Reverse primer	5'-GCC ACT AGG AAG ATG TTA TTG C-3'
Kir6.2	NM_031358	
	Forward primer	5'-CAA CGT CGC CCA CAA GAA CAT C -3'
	Reverse primer	5'-CCA GCT GCA CAG GAA GGA CAT G -3'
BK_{Ca} α	NM_031828	
	Forward primer	5'-TTA CAG CAC TCC GCA GAC-3'
	Reverse primer	5'-CAC CAT AAC AAC CAC CAT CC-3'
BK_{Ca} β1	NM_019273	
	Forward primer	5'-ATC CTC CTC TTC TCC TTC TTC TG-3'
	Reverse primer	5'-GCC GTT CCT GGT GAC TCC-3'

基因名称	基因 bank 号	序列
Ca$_v$1.1	NM_053873	
	Forward primer	5'-ACA TCG CCC TGC TCG TCC TCT -3'
	Reverse primer	5'-CAC TCG CTG CCG TTG ATG G-3'
Ca$_v$1.2	NM_012517	
	Forward primer	5'-CAT CAT CAT CAT TGC CTT CTT C-3'
	Reverse primer	5'-ACT GGT GCT GGT TCT TGG-3'
Ca$_v$1.3	NM_017298	
	Forward primer	5'-CTT CCT CTT CAT CAT CAT CTT C-3'
	Reverse primer	5'-TCA TAC ATC ACC GCA TTC C-3'
Ca$_v$1.4	NM_053701	
	Forward primer	5'-AAC TGG GCC TAG TGA TGA TGA TGG -3'
	Reverse primer	5'-AGG GAC TTC CTG TTC CTC ATT CTG -3'

（1）SO$_2$ 熏气对大鼠血管组织 K$_{ATP}$ 通道亚型基因 mRNA 和蛋白表达的影响。

① SO$_2$ 对大鼠血管组织 Kir6.1 基因 mRNA 和蛋白表达的影响。

由图 2-8（A）可以看出，与对照组相比，SO$_2$ 染毒组 mRNA 的表达只有在最高浓度组有极显著性差异（$P<0.001$，$n=6$），为对照组的 1.73 倍。由图 2-8（B）可知，SO$_2$ 染毒后大鼠血管组织蛋白表达同样只在最高浓度有显著的上升的趋势，是对照组的 1.56 倍（$P<0.01$，$n=6$）。

② SO$_2$ 对大鼠血管组织 Kir6.2 基因 mRNA 和蛋白表达的影响。

图 2-8（C）、图 2-8（D）为 SO$_2$ 染毒对大鼠血管组织 Kir6.2 基因 mRNA 和蛋白表达水平的影响。与对照组相比，Kir6.2 基因 mRNA 和蛋白表达水平在最高剂量组（14 mg/m^3）都具有显著性差异，其中 mRNA 表达量是对照组的 1.62 倍，蛋白表达量是对照组的 1.28 倍（$P<0.01$，$n=6$）。

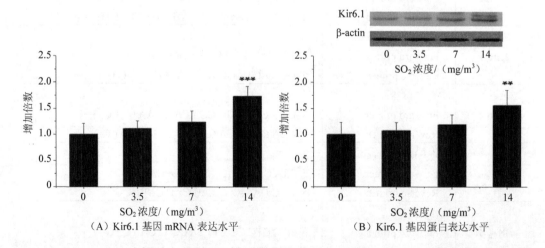

（A）Kir6.1 基因 mRNA 表达水平　　（B）Kir6.1 基因蛋白表达水平

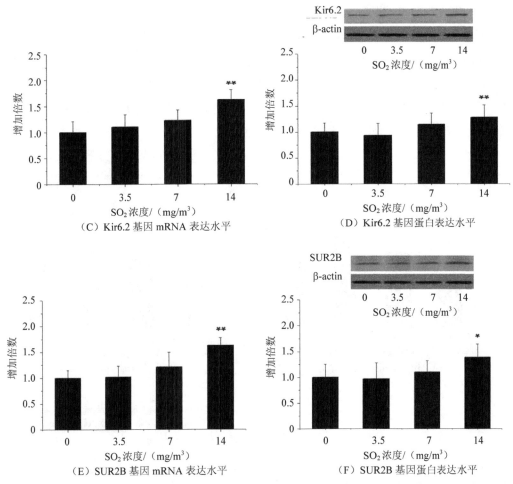

图 2-8 SO₂ 熏气对大鼠血管 Kir6.1［（A）和（B）］、Kir6.2［（C）和（D）］和 SUR2B
［（E）和（F）］基因 mRNA 和蛋白表达的影响

Fig. 2-8 Effects of SO₂ inhalation on the mRNA and protein expression of Kir6.1［（A）and（B）］,
Kir6.2［（C）and（D）］, and SUR2B［（E）and（F）］in the rat aortas

注：①将对照组标准化为 1，各组数值与对照组的比值作为相对平均表达的倍数。

②每列代表 6 个独立实验平均值±标准偏差。

③实验组与对照组相比，* $P<0.05$，** $P<0.01$，*** $P<0.001$。

引自：Zhang et al., 2016。

③ SO₂ 对大鼠血管组织 SUR2B 基因 mRNA 和蛋白表达的影响。

如图 2-8（E）和图 2-8（F）所示，与对照组相比，SUR2B 基因 mRNA 表达只有在
最高浓度 14 mg/m³ SO₂ 吸入组中有极显著的差异，为对照组的 1.63 倍（$P<0.01$，$n=6$）；
与对照组相比，SUR2B 基因蛋白表达也只在最高浓度时有显著性差异，是对照组的 1.56
倍（$P<0.05$，$n=6$）。

（2）SO₂熏气对大鼠血管组织 BK$_{Ca}$ 通道亚型基因 mRNA 和蛋白表达的影响。

① SO₂对大鼠血管组织 BK$_{Ca}$ α 基因 mRNA 和蛋白表达的影响。

如图 2-9（A）—（C）所示，与对照组相比，不同浓度 SO₂染毒组中，大鼠血管组织中 BK$_{Ca}$ α 基因 mRNA 表达都有显著或者极显著的差异，mRNA 表达量分别为对照组的 1.35 倍（$P<0.01$，$n=6$）、1.43 倍（$P<0.001$，$n=6$）、1.76 倍（$P<0.05$，$n=6$）；BK$_{Ca}$ α 基因蛋白表达变化与 mRNA 表达有相同的趋势。

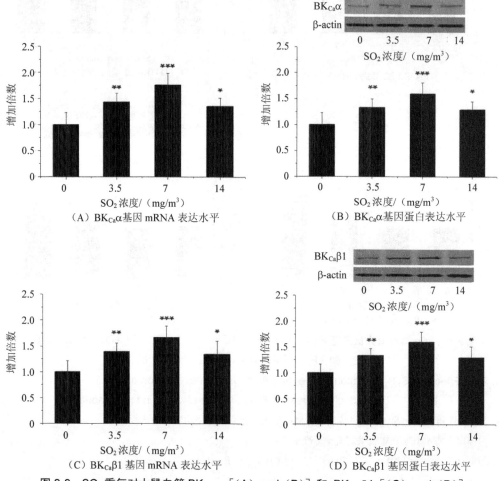

图 2-9　SO₂熏气对大鼠血管 BK$_{Ca}$ α ［（A）and（B）］和 BK$_{Ca}$ β1 ［（C）and（D）］
基因 mRNA 和蛋白表达的影响

Fig. 2-9　Effects of SO₂ inhalation on the mRNA and protein expression of BK$_{Ca}$ α
［（A）and（B）］ and BK$_{Ca}$ β1 ［（C）and（D）］ in the rat aortas

注：①将对照组标准化为 1，各组数值与对照组的比值作为相对平均表达的倍数。

②每列代表 6 个独立实验平均值±标准偏差。

③实验组与对照组相比，* $P<0.05$，** $P<0.01$，*** $P<0.001$。

引自：Zhang et al.，2016。

② SO₂ 对大鼠血管组织 $BK_{Ca}\beta 1$ 基因 mRNA 和蛋白表达的影响。

图 2-9（C）、图 2-9（D）为 SO₂ 染毒对大鼠血管 $BK_{Ca}\beta 1$ 基因 mRNA 和蛋白表达的影响。随着 SO₂ 染毒浓度的增加，每一个浓度的 mRNA 和蛋白表达都有显著或极显著的变化，mRNA 的表达量与对照组相比分别为 1.39 倍（$P<0.01$，$n=6$）、1.67 倍（$P<0.001$，$n=6$），1.34 倍（$P<0.05$，$n=6$）；蛋白表达量与对照组相比分别为 1.33 倍（$P<0.01$，$n=6$）、1.59 倍（$P<0.001$，$n=6$）、1.29 倍（$P<0.05$，$n=6$）。

（3）SO₂ 熏气对大鼠血管组织 $L-Ca^{2+}$ mRNA 和蛋白表达的影响。

① SO₂ 对大鼠血管组织 $Ca_v1.2$ 基因 mRNA 和蛋白表达的影响。

如图 2-10（A）、图 2-10（B）所示，与对照组相比，$Ca_v1.2$ 基因 mRNA 和蛋白表达在最高浓度 14 mg/m³SO₂ 染毒组中有极显著的降低，分别为对照组的 0.49 倍（$P<0.001$，$n=6$）和 0.55 倍（$P<0.001$，$n=6$），但是在较低浓度组时没有显著性变化。

② SO₂ 对大鼠血管组织 $Ca_v1.3$ 基因 mRNA 和蛋白表达的影响。

SO₂ 对大鼠血管组织染毒后，对 $Ca_v1.3$ 基因 mRNA 和蛋白表达的影响见图 2-10（C）、图 2-10（D）。在低、中浓度时，mRNA 和蛋白表达并未发生显著性变化，而在高浓度时，与对照组相比，$Ca_v1.3$ 基因 mRNA 和蛋白表达水平均显著下降，分别为对照组的 0.58 倍（$P<0.001$，$n=6$）和 0.54 倍（$P<0.001$，$n=6$）。

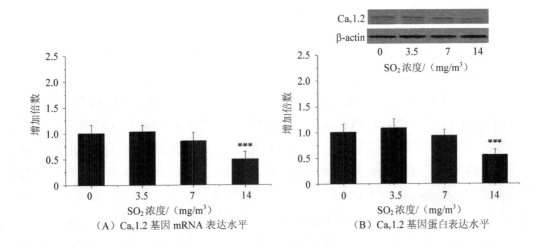

（A）$Ca_v1.2$ 基因 mRNA 表达水平　　（B）$Ca_v1.2$ 基因蛋白表达水平

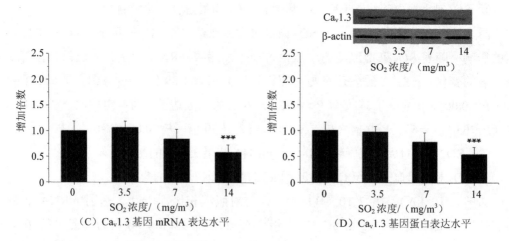

图 2-10 SO₂ 熏气对大鼠血管 Ca_v1.2［（A）和（B）］和 Ca_v1.3［（C）和（D）］
基因 mRNA 和蛋白表达的影响

Fig. 2-10 Effects of SO₂ inhalation on the mRNA and protein expression of Ca_v1.2
［（A）and（B）］and Ca_v1.3［（C）and（D）］in the rat aortas

注：①将对照组标准化为 1，各组数值与对照组的比值作为相对平均表达的倍数。

②每列代表 6 个独立实验平均值±标准偏差。

③实验组与对照组相比，*** $P<0.001$。

引自：Zhang et al.，2016。

2．SO₂ 对离体血管离子通道基因表达的影响

用戊巴比妥钠（30 mg/kg）麻醉大鼠后，开胸并迅速取出全长主动脉，长约 7.5 cm，立即放入冰浴的无菌 PBS 液中，小心去除外膜组织，避免损伤血管内皮，将主动脉纵向打开平均分成两部分，每部分再制成 2 mm 薄片，分别作为对照组和 SO₂ 孵育组，置于含 5 ml KRB（含有 0.05 mmol/L L-Arg）的六孔板中，持续 95% O₂-5% CO₂ 饱和，37℃恒温振荡孵育。对照组孵育液中加入同体积的生理盐水。数据统计学分析用成对 *t*-test 检验显著性差异。对于 SO₂ 组，孵育液中加入 SO₂ 生理盐水溶液，使终浓度分别为 30 μmol/L、300 μmol/L、1 500 μmol/L，孵育 2 h，孵育结束时，立即收集组织，置于液氮内保存。然后采用本实验室根据文献已建立的荧光实时定量 RT-PC 和 Western-Blot 技术，在 mRNA 转录和蛋白表达水平上检测 SO₂ 对血管组织 K_ATP、BK_Ca、L-Ca²⁺ 三种离子通道不同亚型基因的影响。

（1）SO₂ 对大鼠离体血管组织 K_ATP 通道亚型基因 mRNA 和蛋白表达的影响。

① SO₂ 对大鼠离体血管组织 Kir6.1 基因表达的影响。

由图 2-11（A）和图 2-11（B）可知，与对照组相比，1 500 μmol/L SO₂ 可使 Kir6.1

基因 mRNA 的表达显著升高（$P<0.001$，$n=6$），为对照组的 1.63 倍（$P<0.01$，$n=6$）。SO_2 染毒后大鼠血管组织 Kir6.1 基因蛋白表达同样只在最高浓度时显著增加，是对照组的 1.46 倍（$P<0.01$，$n=6$）。

② SO_2 对大鼠离体血管组织 Kir6.2 基因表达的影响。

如图 2-11（C）和图 2-11（D）所示，与对照组相比，Kir6.2 基因 mRNA 和蛋白表达水平在 SO_2 最高剂量组（1 500 μmol/L）显著增加，其中 mRNA 和蛋白表达量分别是对照组的 1.51 倍（$P<0.01$，$n=6$）和 1.49 倍。

③ SO_2 对大鼠离体血管组织 SUR2B 基因表达的影响。

SUR2B 基因 mRNA 表达结果显示，与对照组相比，只有在 SO_2 最高浓度 1 500 μmol/L 染毒时 mRNA 表达才有显著性差异，为对照组的 1.68 倍（$P<0.01$，$n=6$）；与对照组相比，在最高浓度时 SUR2B 基因蛋白表达是对照组的 1.56 倍（$P<0.05$，$n=6$）[图 2-11（E）和图 2-11（F）]。

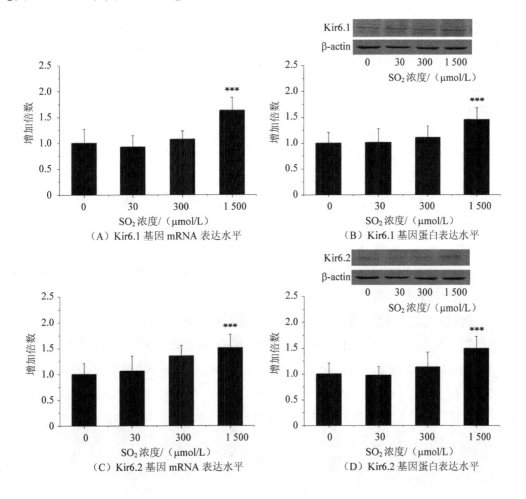

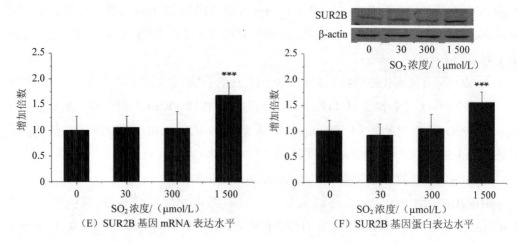

（E）SUR2B 基因 mRNA 表达水平　　　（F）SUR2B 基因蛋白表达水平

图 2-11　SO_2 对大鼠离体血管 Kir6.1〔（A）和（B）〕、Kir6.2〔（C）和（D）〕和 SUR2B
〔（E）和（F）〕基因 mRNA 和蛋白表达的影响

Fig. 2-11　Effects of SO_2 treatment on the mRNA and protein expression of Kir6.1
〔（A）and（B）〕、Kir6.2〔（C）and（D）〕, and SUR2B〔（E）and（F）〕in the isolated rat aortas

注：①将对照组标准化为 1，各组数值与对照组的比值作为相对平均表达的倍数。

②每列代表 6 个独立实验平均值±标准偏差。

③实验组与对照组相比，*** $P<0.001$。

引自：Zhang et al.，2014。

（2）SO_2 对大鼠离体血管组织 BK_{Ca} 通道亚型基因 mRNA 和蛋白表达的影响。

① SO_2 对大鼠离体血管组织 $BK_{Ca}\alpha$ 基因表达的影响。

如图 2-12（A）和图 2-12（B）所示，与对照组相比，$BK_{Ca}\alpha$ 基因 mRNA 和蛋白表达在 30 μmol/L 和 300 μmol/L SO_2 染毒组中显著增加，mRNA 表达量分别是对照组的 1.54倍（$P<0.01$，$n=6$）、1.88 倍（$P<0.001$，$n=6$）；蛋白表达量分别是对照组的 1.43 倍（$P<0.01$，$n=6$）、1.66 倍（$P<0.001$，$n=6$）。1 500 μmol/L SO_2 染毒对 $BK_{Ca}\alpha$ 基因 mRNA和蛋白表达没有显著影响。

② SO_2 对大鼠离体血管组织 $BK_{Ca}\beta1$ 基因表达的影响。

SO_2 染毒对大鼠血管 $BK_{Ca}\beta1$ 基因 mRNA 和蛋白表达的影响结果与 SO_2 染毒对 $BK_{Ca}\alpha$基因影响相似。在 30 μmol/L 和 300 μmol/L SO_2 染毒组中，mRNA 表达量分别是对照组的 1.36 倍（$P<0.01$，$n=6$）、1.59 倍（$P<0.001$，$n=6$）；蛋白表达量分别是对照组的 1.31倍（$P<0.01$，$n=6$）、1.52 倍（$P<0.001$，$n=6$）〔图 2-12（C）和图 2-12（D）〕。

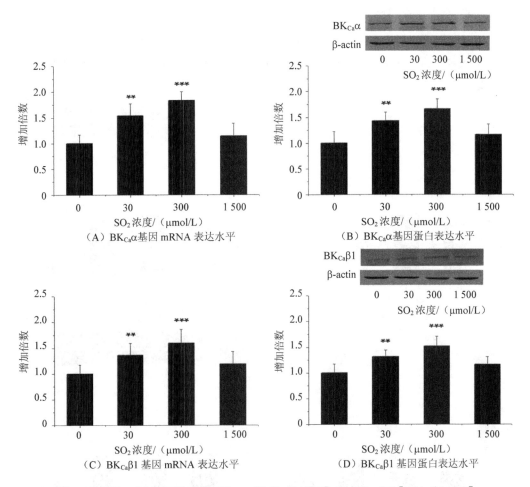

图 2-12　SO$_2$ 对大鼠离体血管 BK$_{Ca}$α ［（A）和（B）］和 BK$_{Ca}$β1 ［（C）和（D）］
基因 mRNA 和蛋白表达的影响

Fig. 2-12　Effects of SO$_2$ treatment on the mRNA and protein expression of BK$_{Ca}$α
［（A）and（B）］and BK$_{Ca}$β1 ［（C）and（D）］in the isolated rat aortas

注：①将对照组标准化为 1，各组数值与对照组的比值作为相对平均表达的倍数。

②每列代表 6 个独立实验平均值±标准偏差。

③实验组与对照组相比，** $P<0.01$，*** $P<0.001$。

引自：Zhang et al.，2014。

（3）SO$_2$ 对大鼠离体血管组织 L-Ca^{2+} 通道亚型基因表达的影响。

① SO$_2$ 对大鼠血管组织 Ca$_v$1.2 基因表达的影响。

由图 2-13（A）和图 2-13（B）可知，在 SO$_2$ 染毒最高剂量 1 500 μmol/L 时，与对照组相比，Ca$_v$1.2 基因 mRNA 和蛋白表达有极显著的降低，分别为对照组的 0.39 倍（$P<0.001$，$n=6$）和 0.45 倍（$P<0.001$，$n=6$），但是在较低剂量组时并没有显著性变化。

② SO_2 对大鼠血管组织 $Ca_v1.3$ 基因表达的影响。

SO_2 对大鼠血管组织染毒后，相似的在 1 500 μmol/L 时，$Ca_v1.3$ 基因 mRNA 和蛋白表达水平显著下降，分别为对照组的 0.43 倍（$P<0.001$，$n=6$）和 0.46 倍（$P<0.001$，$n=6$）［图 2-13（C）和图 2-13（D）］。

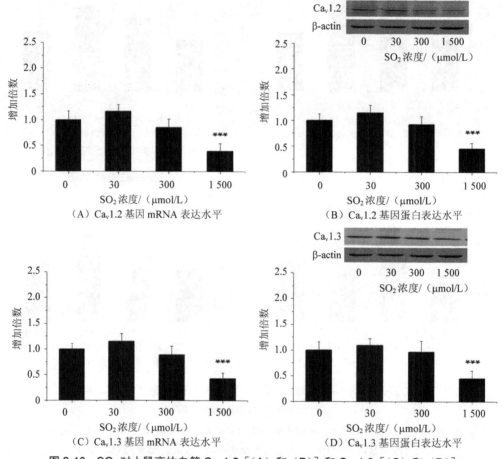

图 2-13 SO_2 对大鼠离体血管 $Ca_v1.2$［（A）和（B）］和 $Ca_v1.3$［（C）和（D）］
基因 mRNA 和蛋白表达的影响

Fig. 2-13 Effects of SO_2 treatment on the mRNA and protein expression of $Ca_v1.2$
［（A）and（B）］and $Ca_v1.3$［（C）and（D）］in the isolated rat aortas

注：①将对照组标准化为 1，各组数值与对照组的比值作为相对平均表达的倍数。

②每列代表 6 个独立实验平均值±标准偏差。

③实验组与对照组相比，*** $P<0.001$。

引自：Zhang et al., 2014。

综上所述，SO_2 熏气对大鼠血管组织离子通道基因表达的影响与 SO_2 生理盐水溶液对大鼠离体血管组织离子通道基因表达的影响结果类似。SO_2 可以通过增加大鼠血管组织中 Kir6.1、Kir6.2 和 SUR2B 的 mRNA 和蛋白表达水平进而促进 K_{ATP} 通道的表达，通过增加大鼠血管组织中 BK_{Ca} α和β1 的 mRNA 和蛋白表达水平进而促进 BK_{Ca} 通道的表达，而通过降低 $Ca_v1.2$ 和 $Ca_v1.3$ 的 mRNA 和蛋白表达水平进而抑制 $L-Ca^{2+}$ 通道的表达，最终通过上调钾离子通道并抑制钙离子通道影响大鼠血管的张力。

二、SO_2 衍生物对血管张力的影响及其机理

心血管系统对内、外环境变化所具备的高度适应力是通过神经与体液调节来实现的。一般而言，神经调节反应快而短，体液调节反应慢而长。神经因素（如交感神经、迷走神经、肽能神经元等）与体液因素（如肾素 B 血管紧张素、肾上腺素和去甲肾上腺素、激肽释放酶 B 激肽系统素、心钠素、前列腺素等）相互配合，失去任何一方面的调节都会影响正常心血管功能。血压（尤其是动脉压）的变化反映了这两种调节机制对心血管系统的综合作用，任何影响神经因素和体液因素的化合物，如作用于心血管受体、心血管信号转导系统、离子转运体系等方面的物质都可改变血压状况。

由于 SO_2 衍生物亚硫酸氢钠和亚硫酸钠在碱性条件下不可能产生 SO_2，所以不能把 SO_2 衍生物在碱性条件下的生物学作用等同于 SO_2 的作用。但是，由于直接应用 SO_2 作用于生物组织或器官的研究模式直到 2007 年 6 月才由本实验室研究建立，所以在此之前我们对 SO_2 衍生物的生物学作用进行了大量研究，企图以此推测 SO_2 的生物学作用。然而，SO_2 衍生物的生物学作用并不能等同于内源性 SO_2 的生物学作用。所以，本章把 SO_2 衍生物和 SO_2 对心血管系统的作用分别进行论述。

（一）SO_2 衍生物对大鼠血压的影响

为了探讨 SO_2 衍生物对血压的作用，本实验室首次研究了 SO_2 衍生物亚硫酸钠和亚硫酸氢钠中性混合液（摩尔比为 3∶1）对大鼠血压的影响，发现 SO_2 衍生物可引起大鼠血压剂量依赖性降低（孟紫强等，2003；Meng et al.，2003）。给雄性 Wistar 大鼠腹腔注射 SO_2 衍生物后，低剂量的 SO_2 衍生物（60.25 mg/kg 体重）对大鼠血压影响不显著，中剂量的 SO_2 衍生物（90.38 mg/kg 体重）可引起大鼠血压降低，高剂量（120.50 mg/kg 体重、241.00 mg/kg 体重）可引起极显著降低；SO_2 衍生物对血压的降低作用有时间关系，注射后大鼠血压立即下降到最低，随之迅速恢复，而硫酸钠对大鼠的血压没有影响。同时也发现，连续 3 d 注射 SO_2 衍生物未显示累积效应。SO_2 衍生物降压作用的迅速消除和没有累积效应的机制，可能是由于血管组织存在有亚硫酸氧化酶，该酶可迅速将 SO_2 衍生物氧化为硫酸盐而使之失去降压作用。这表明在心血管系统存在着 SO_2 及其衍生物的自稳定系统，使体内的这些化学物不会过量积累而中毒。

在国外早有报道，植物含硫化合物大蒜素能引起大鼠肺动脉血管环舒张且与 NO、K_{ATP}、环氧化酶等无关（Kaye et al.，2000）。然而，必须指出的是，大蒜素是植物合成的天然有机化学物，它们既不是无机化合物 SO_2，也不是 SO_2 的无机衍生物如亚硫酸盐和亚硫酸氢盐。因此，SO_2 及其衍生物对血压的降低作用和对血管的舒张作用的研究，最早仅见于本实验室的报道（孟紫强等，2003；Meng et al.，2003）。

不论内源性 SO_2 还是外源性吸入的 SO_2 均可以在体内代谢转化为其衍生物亚硫酸盐和亚硫酸氢盐，对全身各系统发挥生理学、病理生理学及毒理学作用，包括对心血管系统功能的影响。但是，由于这些衍生物是 SO_2 的代谢产物，所以其作用大小和性质与前体物 SO_2 有很大不同。

（二）SO_2 衍生物对血管张力的影响及其机理

1. SO_2 衍生物对血管的舒张作用

内源产生的 SO_2 与吸入体内的外源 SO_2 均可在血液和其他碱性体液中转化成为其代谢衍生物——亚硫酸盐和亚硫酸氢盐。为了探讨其降压机理，孟紫强等首次应用离体血管环灌流实验直接对大鼠离体主动脉血管环给药，研究亚硫酸钠和亚硫酸氢钠中性混合液（摩尔比为 3∶1）对该血管环张力的影响（孟紫强和张海飞，2005a；2005b）。结果发现：①亚硫酸钠和亚硫酸氢钠中性混合液（2～8 mmol/L）对 NE 预收缩和 KCl 预收缩的血管环均产生明显的舒张作用，但对 NE 预收缩组的舒张效应显著大于对 KCl 预收缩组；②对血管环的舒张作用与血管内皮无关；③硫酸钠和高浓度氯化钠均不能引起血管环舒张，甚至对血管环有一定的收缩作用。

SO_2 衍生物亚硫酸钠和亚硫酸氢钠中性混合液引起血管舒张的另一特征是该化合物在 1.5 mmol/L 浓度以下时对血管张力的效应很小且不稳定，不同的实验室往往得出不同的试验结果，即使在我们同一实验室也有的试验引起收缩而有的试验引起舒张，试验结果相互矛盾。例如，我们曾发现 1 mmol/L 亚硫酸钠和亚硫酸氢钠中性混合液对 NE 所引起的大鼠胸主动脉血管环收缩作用（依赖细胞内钙释放而收缩）有显著抑制效应（孟紫强和张海飞，2005b；Meng and Zhang，2007），但是也发现浓度小于 1.5 mmol/L 时对血管环引起收缩效应而不是舒张效应（孟紫强和王少东，2007）。为了探讨导致这些试验结果发生矛盾的原因，我们做了进一步研究，结果发现单一亚硫酸钠作用在 0.1～0.2 mmol/L 浓度下未能引起显著的大鼠血管环张力变化，0.5～1 mmol/L 浓度下只能引起血管环收缩，只有在更高浓度下才能引起血管环舒张；而单一亚硫酸氢钠从 0.1～1 mmol/L 或更高浓度均可引起血管环舒张。所以，亚硫酸钠和亚硫酸氢钠混合液对血管张力的效应实际上是这两种化合物对血管联合作用的结果。当亚硫酸钠和亚硫酸氢钠中性混合液浓度较低（<1.5 mmol/L）且血管环孵育液碱性较高（pH>8.5）时，亚硫酸氢钠至少有一部分可转化为亚硫酸钠，使亚硫酸氢钠的实际浓度降低而亚硫酸钠的实际浓度增高，导致对血管环张力的作用显示为收缩效应；相反，当血管环孵育液向中性偏移时，亚硫酸氢钠转化为亚硫酸钠的速度和比例较低，亚硫酸氢钠舒张血管的作用大于亚硫酸钠的收缩作用，导致血管环舒张。因此，在试验过程中，由于人为的或客观的不同因素造成血管环孵育液（如 Krebs' buffer）pH 过高，则可以导致低浓度亚硫酸钠和亚硫酸氢钠中性混合液对大鼠血管环起收缩反应；最近我们的研究也发现，亚硫酸钠和亚硫酸氢钠中性混合液浓度较低（<1.5 mmol/L）时所引起的血管环是收缩或是舒张还与实验动物的生理状态或血管环的活力有关，对有的批次的实验动物离体血管环引起收缩反应，而对有的批次实验动物离体血管环却引起舒张反应，推测可能与实验大鼠的饲养条件、适应状态等有关。

在一些试验中还发现，亚硫酸钠和亚硫酸氢钠中性混合液引起血管环张力改变曲线的另一特征是先引起收缩、后引起舒张，即其对血管环张力作用的双向性和双相性现象（孟紫强和张海飞，2005a；孟紫强和王少东，2007）。我们推测，其内在原因可能是由于亚硫酸根离子（SO_3^{2-}）比亚硫酸氢根离子（HSO_3^-）更容易进入血管组织细胞，使两种离子进入血管组织细胞不平衡所致。当把该混合液加入血管环孵育液后，开始时 SO_3^{2-} 进入血管组织较多，从而引起血管环收缩；随后，HSO_3^- 进入血管组织逐渐增加，对 SO_3^{2-} 产生拮抗作用而引起血管环舒张，对此尚待进一步研究。

2. SO₂ 衍生物诱发血管舒张的机制及信号途径

为了探讨 SO_2 衍生物对血管舒张作用的机制，使用一些信号转导途径的抑制剂作用于血管环（表 2-3）并进行相关生化分析，观察该血管环舒张与信号转导途径的关系（孟紫强和张海飞，2005a；2005b；孟紫强等，2006；2008；Meng et al.，2007a；Meng and Zhang，2007）。

一般认为，血管内皮细胞在调节血管平滑肌张力方面起着重要作用。内皮一氧化氮合酶（eNOS）可催化 L-精氨酸转变为 NO，通过弥散或载体转运至血管平滑肌，激活胞内鸟苷酸环化酶使 cGMP 升高而扩张血管。分别用左旋硝基精氨酸（L-NNA）抑制 NOS，用亚甲蓝（MB）抑制鸟苷酸环化酶，以在不同环节阻断内皮对 NO 的合成作用。结果表明，L-NNA 和 MB 对 SO_2 衍生物引起的血管环舒张作用未见影响，说明亚硫酸钠和亚硫酸氢钠中性混合液在所试浓度下对血管的舒张作用不经 NO/cGMP 信号途径所介导（表 2-3）。

表 2-3　SO$_2$ 衍生物对大鼠血管环的舒张作用及其机制

Table 2-3　The vasodilatory effects and its mechanisms of SO$_2$ derivatives on rat aortic rings
precontracted with NE

组别	样本数	舒张比（$\bar{x}\pm s$）/%
生理盐水对照组	10	$0.015\pm0.013\ 7$
乙酰胆碱（10^{-6} mol/L）	10	$0.321\ 8\pm0.088\ 2$
2 mmol/L Na$_2$SO$_3$/NaHSO$_3$	10	$0.369\ 4\pm0.055\ 8^{***}$
4 mmol/L Na$_2$SO$_3$/NaHSO$_3$	10	$0.543\ 8\pm0.077\ 3^{***}$
8 mmol/L Na$_2$SO$_3$/NaHSO$_3$	10	$0.655\ 0\pm0.087\ 8^{***}$
MB（10^{-5} mol/L）+2 mmol/LNa$_2$SO$_3$/NaHSO$_3$	10	$0.349\ 0\pm0.053\ 6$
L-NNA（10^{-4} mol/L）+2 mmol/L Na$_2$SO$_3$/NaHSO$_3$	10	$0.384\ 9\pm0.083\ 8$
普萘洛尔（10^{-5} mol/L）+2 mmol/L Na$_2$SO$_3$/NaHSO$_3$	10	$0.410\ 6\pm0.081\ 9$
吲哚美辛（10^{-5} mol/L）+2 mmol/L Na$_2$SO$_3$/NaHSO$_3$	10	$0.280\ 8\pm0.067\ 2^{a}$
维生素 C（2 mmol/L）+2 mmol/L Na$_2$SO$_3$/NaHSO$_3$	10	$0.350\ 9\pm0.172\ 38$
Na$_2$SO$_4$（2 mmol/L）	10	$-0.058\ 4\pm0.052\ 04$
NaCl（8 mmol/L）	10	$-0.026\ 3\pm0.020\ 7$

注：①经 one way ANOVA 检验，与盐水组对照比，$***P<0.001$。
②与 2 mmol/L Na$_2$SO$_3$/NaHSO$_3$ 组比，$^{a}P<0.05$。
③负值表示血管收缩（样本数为血管环数）。
引自：孟紫强和张海飞，2005 a；Meng et al.，2007a。

　　几乎所有的血管平滑肌都具有β肾上腺素受体，其激动时可通过 Gs 蛋白使腺苷酸环化酶激活，环腺苷酸（cAMP）生成增多，继而引起平滑肌舒张。给予β受体阻断剂普萘洛尔时，对 Na$_2$SO$_3$/NaHSO$_3$ 中性混合液的扩血管作用无明显影响，说明该舒张作用与β受体无关。

　　亚硫酸钠和亚硫酸氢钠在体内发生氧化反应过程中可产生大量 ROS 进而对组织细胞发生氧化损伤作用。维生素 C 是一种 ROS 清除剂。研究发现，维生素 C 对 Na$_2$SO$_3$/NaHSO$_3$ 中性混合液的扩血管作用无明显影响，说明该舒张作用与 ROS 无关。

　　血管平滑肌细胞及内皮细胞中的花生四烯酸，在环氧化酶作用下生成前列腺素 H$_2$（PGH$_2$），再经前列环素合酶的作用生成前列环素（PGI$_2$），环氧化酶和前列环素合酶是生成 PGI$_2$ 的关键酶，故环氧化酶抑制剂吲哚美辛可抑制 PGI$_2$ 的生成。PGI$_2$ 通过激活腺苷酸环化酶使胞内 cAMP 含量升高而舒张血管。本研究发现，吲哚美辛对 Na$_2$SO$_3$/NaHSO$_3$ 中性混合液的舒张效应有部分抑制作用。这说明在 Na$_2$SO$_3$/NaHSO$_3$ 中性混合液的致舒张作用与 PGI$_2$ 有关，其可通过促进前列环素的释放而产生扩张血管作用。由于吲哚美辛对该血管环舒张作用的抑制作用只是部分性的，所以 Na$_2$SO$_3$/NaHSO$_3$ 的血管舒张作用尚存在 PGI$_2$ 之外的其他机制。

cAMP 和 cGMP 是细胞信号转导过程中重要的第二信使，在外界因素调节细胞功能的过程中起着快速跨膜传递和放大信号的作用。cAMP 是由腺苷酸环化酶（AC）催化 ATP 生成的，可以被 cAMP 特异的磷酸二酯酶（PDE）降解。AC 是位于细胞膜胞浆面的受体效应酶。AC 活性增强，cAMP 生成就增多，AC 活性减弱，则 cAMP 生成减少。cGMP 也是细胞内重要的第二信使，NO 通过激活细胞内特异性受体可溶性鸟苷酸环化酶（GC），催化 GTP 生成细胞内信使分子 cGMP，调节血管张力，影响血管重构等多种生物学效应。

TXA$_2$ 和 PGI$_2$ 在体内代谢极快，故一般方法难以测得，而其降解产物 TXB$_2$ 和 6-Keto 比较稳定，测定 TXB$_2$ 和 6-Keto 的水平可分别反映 TXA$_2$ 和 PGI$_2$ 在体内的水平。TXA$_2$ 和 PGI$_2$ 是由花生四烯酸生成的一对调节机体生理功能的重要代谢产物，也是一对生物活性很强、作用完全相反的物质。TXA$_2$ 强烈促进血管收缩、血压升高，并降低血小板 cAMP、促使血小板聚集和血栓形成。而 PGI$_2$ 是主要在血管壁内皮细胞内合成的舒血管活性物质，它是强效的扩血管剂和血小板聚集抑制剂，PGI$_2$ 刺激 AC，使血小板中 cAMP 增加以抑制血小板聚集。生理状态下，二者处于动态平衡，共同调节血管张力和血小板功能。

为了探讨 cAMP-PKA 信号转导系统在 SO$_2$ 衍生物舒张血管中的作用，对 SO$_2$ 衍生物（2～8 mmol/L）诱发的正在舒张的血管环组织，采用放射免疫法检测其 AC 活性及 cAMP、cGMP、前列环素（PGI$_2$）和血栓素 A$_2$（TXA$_2$）的稳定代谢产物 6-酮-前列腺素 F$_{1\alpha}$（6-keto-PGF$_{1\alpha}$，简称为 6-Keto）和血栓素 B$_2$（TXB$_2$）的含量，并用 ^{32}P 掺入底物法测定蛋白激酶 A（PKA）活性。研究发现，SO$_2$ 衍生物可引起血管组织中 cAMP、6-Keto（即 PGI$_2$）含量及 AC 活性、PKA 活性增加。这表明 SO$_2$ 衍生物刺激血管产生 PGI$_2$，后者通过激活 AC 使 cAMP 合成速率增加，cAMP 又使 PKA 活性增高，导致血管舒张。首次证明了激活 PGI$_2$-AC-cAMP-PKA 信号通路可能是 SO$_2$ 导致血管舒张的机制之一；设想 SO$_2$ 衍生物的前体——SO/SO$_2$ 可能是一种新型气体信号分子。

SO$_2$ 衍生物能引起 6-Keto 含量显著升高、TXB$_2$ 含量降低，6-Keto/TXB$_2$ 比值显著升高，这表明 SO$_2$ 衍生物促进血管组织前列环素的产生并抑制血栓素 A$_2$ 的生成。设想其机制有二：一是 SO$_2$ 衍生物可能通过抑制血栓素 A$_2$ 合酶，使 PGH$_2$（TXA$_2$ 及 PGI$_2$ 合成的前体物）向生成 PGI$_2$ 的途径转化；二是 SO$_2$ 衍生物可能通过激活 PGI$_2$ 合酶的途径，促进 PGI$_2$ 的生物合成。这表明 SO$_2$ 衍生物亚硫酸钠和亚硫酸氢钠中性混合液不仅有舒张血管的效应，而且有抑制血栓形成的作用，在降低血压、预防和治疗血栓方面可能有一定价值，对此有待进一步研究。

3. SO₂衍生物对血管收缩的抑制作用与钙离子通道

由于吲哚美辛只能部分地抑制亚硫酸钠和亚硫酸氢钠中性混合液对血管环的舒张作用，所以推测 SO₂ 衍生物的血管舒张作用尚存在 PGI_2 之外的其他机制，为此我们研究了 SO₂ 衍生物对血管收缩的抑制作用及其与钙离子通道的关系，探讨该化学物对血管的舒张作用与钙离子通道的关系（孟紫强和张海飞，2005b；Meng and Zhang，2007）。

在血管平滑肌的收缩反应中钙离子起决定性作用。血管平滑肌细胞膜上存在电压依赖性钙通道（PDC）及受体操纵性钙通道（ROC）。孟紫强等首先研究亚硫酸钠和亚硫酸氢钠中性混合液对血管平滑肌细胞 PDC 和 ROC 钙离子通道及对细胞钙池内钙释放的作用，发现 SO₂ 衍生物对这两种钙离子通道及内钙释放均有抑制作用，从而使血管平滑肌胞质钙离子浓度减小而引起血管舒张。

该研究比较了 $Na_2SO_3/NaHSO_3$ 混合液和维拉帕米（Ver）对 NE、KCl 和 Ca^{2+} 引起血管收缩的拮抗作用，并比较二者对 NE 引起的依赖内钙和依赖外钙收缩的抑制作用。NE 和 KCl 引起的血管平滑肌收缩是通过两种不同的钙通道实现的，NE 是通过激活细胞膜上的 ROC 钙通道开放，从而促使外液钙内流，并使细胞内贮存的 Ca^{2+} 释放；而高 K^+ 激活细胞膜上的 PDC 钙通道，促使细胞外液钙内流。$Na_2SO_3/NaHSO_3$ 混合液能使 KCl 收缩和 NE 收缩血管平滑肌的量效曲线右移，并且使它们的最大收缩值下调，对 NE、KCl 和 $CaCl_2$ 所致血管收缩的 pD'_2 值分别为 0.43、2.03 和 2.49；而维拉帕米的 pD'_2 值分别为 6.32、6.66 和 6.72。结果证明，该混合液对 ROC 通道和 PDC 通道均有阻滞作用，而 pD'_2 值的比较说明 $Na_2SO_3/NaHSO_3$ 混合液对 PDC 的抑制作用更大。SO₂ 衍生物对 KCl 和 NE 收缩血管的抑制现象，表明 SO₂ 衍生物对血管的舒张作用可能是通过抑制血管平滑肌细胞膜上的钙通道 PDC 和 ROC 使胞内钙浓度降低而导致的。一般认为，内钙释放有两种途径：钙离子诱导的内钙释放和 IP_3 诱导的内钙释放。NE 刺激三磷酸肌醇（IP_3）和二酰甘油（DG）的产生而发挥作用，IP_3 可引起钙池的内钙释放，DG 可激活蛋白激酶 C（PKC）而增加收缩成分对钙离子的敏感性。因此，SO₂ 衍生物对血管的舒张作用也可能是通过抑制 IP_3 和 DG 的作用而导致的。

该研究也发现，SO₂ 衍生物的浓度不同对血管的作用机制也不同。低浓度（1 mmol/L）的 $Na_2SO_3/NaHSO_3$ 混合液（摩尔比为 3:1）抑制细胞内钙释放而不能抑制外钙内流，而高浓度（2~4 mmol/L）的 $Na_2SO_3/NaHSO_3$ 混合液既能抑制内钙释放，又能抑制细胞外钙内流。结果显示，1 mmol/L 的 $Na_2SO_3/NaHSO_3$ 混合液对 NE 所致的血管快速收缩（依赖细胞内钙释放）便能产生显著抑制效应，而 $Na_2SO_3/NaHSO_3$ 混合液浓度增加，此效应并不相应增强；相反，血管的后续收缩（依赖细胞外钙内流）不被 1 mmol/L 的 $Na_2SO_3/NaHSO_3$ 混合液抑制，而分别被 2 mmol/L、4 mmol/L 的 $Na_2SO_3/NaHSO_3$ 混合液显著抑制，呈量效关系。这说明低浓度 $Na_2SO_3/NaHSO_3$ 混合液是通过抑制细胞内钙释放而致血管舒张的，而较高浓度的 $Na_2SO_3/NaHSO_3$ 混合液是通过对细胞外钙内流和内钙释放共同抑制而致血管舒张的（表 2-4）。

表 2-4　$Na_2SO_3/NaHSO_3$ 或 Ver 对 NE 引起的依赖内钙和依赖外钙血管收缩的影响

Table 2-4　Effects of $Na_2SO_3/NaHSO_3$ or Ver on inner or outer calcium-dependent vasoconstriction caused by NE

药物	收缩比/%	
	依赖内钙释放而收缩（$\bar{x} \pm s$）	依赖外钙内流而收缩（$\bar{x} \pm s$）
对照	26.85 ± 5.15	73.15 ± 11.0
Ver（25 μmol/L）	$13.55 \pm 4.15^{***}$	$26.16 \pm 7.78^{**}$
对照	27.31 ± 4.93	72.69 ± 4.93
$Na_2SO_3/NaHSO_3$（1 mmol/L）	$21.28 \pm 6.57^{**}$	72.29 ± 5.04
对照	30.08 ± 6.30	69.92 ± 6.30
$Na_2SO_3/NaHSO_3$（2 mmol/L）	$24.61 \pm 4.35^{**}$	$61.65 \pm 9.42^{*,\#}$
对照	27.83 ± 4.45	72.17 ± 4.45
$Na_2SO_3/NaHSO_3$（4 mmol/L）	$20.21 \pm 3.27^{**}$	$56.06 \pm 10.78^{**,\#}$

注：① $\bar{x} \pm s$，$n=6$；

②与相应对照组比较，$*P<0.05$，$**P<0.01$，$***P<0.001$；

③与上一较低剂量组比较，$^{\#}P<0.05$。

引自：孟紫强和张海飞，2005 b；Meng and Zhang，2007。

这些研究第一次证明，SO_2 衍生物 $Na_2SO_3/NaHSO_3$ 混合液（摩尔比为 3∶1）对血管平滑肌细胞膜 PDC 及 ROC 这两种钙离子通道及内钙释放均有抑制作用，从而使血管平滑肌胞质钙离子浓度减小而引起血管舒张或抑制血管收缩（孟紫强和张海飞，2005b）。之后，金红芳等（2007）报道 $Na_2SO_3/NaHSO_3$ 混合液（摩尔比为 3∶1）对血管的舒张作用与血管内皮无关，也与 K_{ATP} 离子通道无关，而部分地与 L-型钙离子通道有关。但是，由于 L 型钙通道只是 PDC 的一种，所以 SO_2 衍生物舒血管作用与内钙释放、ROC 及其他 PDC 种类的关系还有待进一步研究。我们的最新研究发现，低浓度亚硫酸氢钠、焦亚硫酸钠对大鼠胸主动脉血管环的舒张作用，与血管内皮有关，也与 NO/cGMP 信号途径有关，而其高浓度下引起的血管环舒张不但与 L-型钙离子通道有关，也与总钾离子通道、K_{ATP} 离子通道等有关。

（三）SO_2 衍生物对血管离子通道基因表达的影响

用戊巴比妥钠（30 mg/kg）麻醉大鼠后，开胸并迅速取出全长主动脉，长约 7.5 cm，立即放入冰浴的无菌 PBS 液中，小心去除外膜组织，避免损伤血管内皮，将主动脉纵向打开平均分成两部分，每部分再制成 2 mm 薄片，分别作为对照组和 SO_2 孵育组，置于含 5 ml KRB（含有 0.05 mmol/L L-Arg）的六孔板中，持续 95% O_2-5% CO_2 饱和，37℃恒温振荡孵育。对照组孵育液中加入同体积的生理盐水。数据统计学分析用成对 *t*-test 检验显著性差异。对于 SO_2 衍生物组，孵育液中加入 SO_2 衍生物生理盐水溶液，使终浓度分别为 30 μmol/L、300 μmol/L、1 500 μmol/L，孵育 2 h，孵育结束时，立即收集组织，置于液氮内保存。然后采用本实验室根据文献建立的荧光实时定量 RT-PCR 和 Western-Blot 技术，在 mRNA 转录和蛋白表达水平上检测 SO_2 衍生物对血管组织 K_{ATP}、BK_{Ca}、L-Ca^{2+}三种离子通道不同亚型基因的影响。

1. SO_2 衍生物对大鼠血管组织 K_{ATP} 通道亚型基因 mRNA 和蛋白表达的影响

（1）SO_2 衍生物对大鼠离体血管组织 Kir6.1 通道亚型基因表达的影响。

如图 2-14（A）和图 2-14（B）所示，与对照组相比，30 μmol/L 和 300 μmol/L SO_2 衍生物对 Kir6.1 基因 mRNA 和蛋白表达水平没有明显影响。而 1 500 μmol/L SO_2 衍生物可使 Kir6.1 基因 mRNA 和蛋白表达显著升高，分别为对照组的 1.48 倍（$P < 0.01$，$n=6$）和 1.38 倍（$P < 0.05$，$n=6$）。

（2）SO_2 衍生物对大鼠离体血管组织 Kir6.2 通道亚型基因表达的影响。

从图 2-14（C）和图 2-14（D）可知，与对照组相比，Kir6.2 基因 mRNA 和蛋白表达水平在 SO_2 衍生物最高剂量组（1 500 μmol/L）中显著增加，其中 mRNA 表达量为对照组的 1.45 倍（$P < 0.01$，$n=6$），蛋白表达量为对照组的 1.32 倍（$P < 0.05$，$n=6$）。

（3）SO_2 衍生物对大鼠离体血管组织 SUR2B 通道亚型基因表达的影响。

在 SO_2 衍生物最高剂量组（1 500 μmol/L）中，SUR2B 基因 mRNA 和蛋白表达分别为对照组的 1.42 倍（$P < 0.05$，$n=6$）和 1.29 倍（$P < 0.05$，$n=6$）〔图 2-14（E）和图 2-14（F）〕。

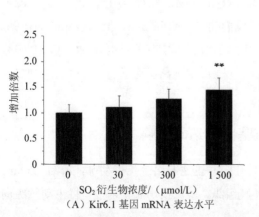

（A）Kir6.1 基因 mRNA 表达水平

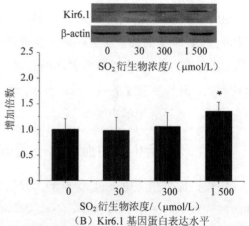

（B）Kir6.1 基因蛋白表达水平

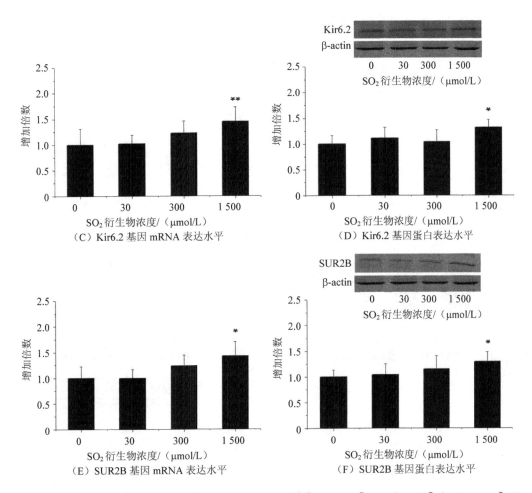

图 2-14　SO₂ 衍生物对大鼠离体血管 Kir6.1 ［（A）和（B）］、Kir6.2 ［（C）和（D）］和 SUR2B ［（E）和（F）］基因 mRNA 和蛋白表达的影响

Fig. 2-14　Effects of SO₂ derivatives on the mRNA and protein expression of Kir6.1 ［（A）and（B）］、Kir6.2 ［（C）and（D）］, and SUR2B ［（E）and（F）］in the isolated rat aortas

注：①将对照组标准化为 1，各组数值与对照组的比值作为相对平均表达的倍数。

②每列代表 6 个独立实验平均值±标准偏差。

③实验组与对照组相比，* $P<0.05$，** $P<0.01$。

引自：Zhang et al., 2014。

2. SO₂ 衍生物对大鼠血管组织 BK_Ca 通道亚型基因 mRNA 和蛋白表达的影响

（1）SO₂ 衍生物对大鼠离体血管组织 BK_Caα 基因表达的影响。

由图 2-15（A）和图 2-15（B）可知，30 μmol/L 和 300 μmol/L SO₂ 衍生物染毒对 BK_Caα 基因 mRNA 和蛋白表达没有显著影响。但是在 1 500 μmol/L SO₂ 衍生物染毒组中，

与对照组相比，$BK_{Ca}\alpha$ 基因 mRNA 和蛋白表达显著增加，mRNA 和蛋白表达量分别是对照组的 1.34 倍（$P<0.05$，$n=6$）和 1.31 倍（$P<0.05$，$n=6$）。

（2）SO_2 衍生物对大鼠离体血管组织 $BK_{Ca}\beta1$ 基因表达的影响。

相似的，在 1 500 μmol/L SO_2 衍生物染毒组中，$BK_{Ca}\beta1$ 基因 mRNA 和蛋白表达量分别是对照组的 1.32 倍（$P<0.05$，$n=6$）和 1.29 倍（$P<0.05$，$n=6$）。

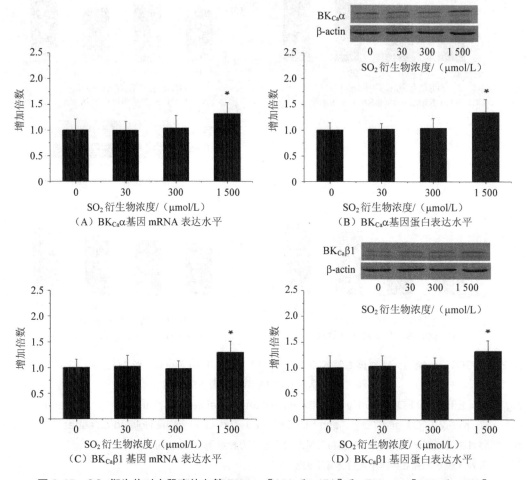

图 2-15　SO_2 衍生物对大鼠离体血管 $BK_{Ca}\alpha$［（A）和（B）］和 $BK_{Ca}\beta1$［（C）和（D）］基因 mRNA 和蛋白表达的影响

Fig. 2-15　Effects of SO_2 derivatives on the mRNA and protein expression of $BK_{Ca}\alpha$ ［(A) and (B)］ and $BK_{Ca}\beta1$ ［(C) and (D)］ in the isolated rat aortas

注：①将对照组标准化为 1，各组数值与对照组的比值作为相对平均表达的倍数。

②每列代表 6 个独立实验平均值±标准偏差。

③实验组与对照组相比，* $P<0.05$。

引自：Zhang et al., 2014。

3. SO₂ 衍生物对大鼠血管组织 L-型钙离子通道亚型基因 mRNA 和蛋白表达的影响

（1）SO₂ 衍生物对大鼠血管组织 $Ca_v1.2$ 基因表达的影响。

如图 2-16（A）和图 2-16（B）所示，1 500 μmol/L SO₂ 衍生物可使 $Ca_v1.2$ 基因 mRNA 和蛋白表达有显著的降低，但是在较低剂量组时并没有显著性变化。

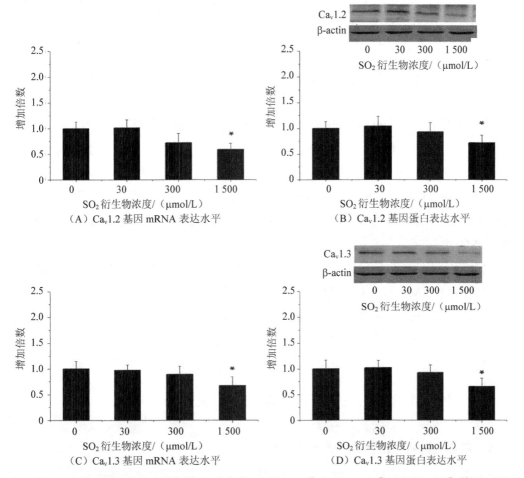

图 2-16　SO₂ 衍生物对大鼠离体血管 $Ca_v1.2$［（A）和（B）］和 $Ca_v1.3$［（C）和（D）］基因 mRNA 和蛋白表达的影响

Fig. 2-16　Effects of SO₂ derivatives on the mRNA and protein expression of $Ca_v1.2$［（A）and（B）］and $Ca_v1.3$［（C）and（D）］in the isolated rat aortas

注：①将对照组标准化为 1，各组数值与对照组的比值作为相对平均表达的倍数。

②每列代表 6 个独立实验平均值±标准偏差。

③实验组与对照组相比，$*P < 0.05$。

引自：Zhang et al.，2014。

（2）SO_2 衍生物对大鼠血管组织 $Ca_v1.3$ 基因表达的影响。

SO_2 衍生物对大鼠血管组织染毒后，相似的在 1 500 μmol/L 时，$Ca_v1.3$ 基因 mRNA 和蛋白表达水平显著下降，分别为对照组的 0.43 倍（$P<0.001$，$n=6$）和 0.46 倍（$P<0.001$，$n=6$）。

以上结果表明，SO_2 衍生物也可以通过调节血管组织 K_{ATP} 通道、BK_{Ca} 通道和 L-Ca^{2+} 通道亚型基因表达而影响血管张力。但是与 SO_2 相比，SO_2 衍生物对离子通道基因表达的影响较小。

三、焦亚硫酸钠对血管张力的影响及其机理

焦亚硫酸钠（sodium metabisulfite，SMB）又称偏重亚硫酸钠、重硫氧等，分子式为 $Na_2S_2O_5$，分子量为 190.10。SMB 为白色或黄色结晶粉末或小结晶，带有强烈的 SO_2 气味，易溶于水（20℃时为 54 g/100 ml 水，100℃时为 81.7 g/100 ml 水），水溶液呈酸性。溶于甘油，微溶于乙醇。与强酸接触则放出 SO_2 而生成相应的盐类。受潮易分解，露置空气中，则易氧化成 $Na_2S_2O_6$ 和硫酸钠，故该产品存放条件严格。加热到 150℃即分解出 SO_2。

SMB 可以作为"SO_2 供体"以处理生物组织，进行内源性 SO_2 生理学、病理生理学和毒理学研究；SMB 溶液对大鼠血管环的舒张作用也大约相当于等浓度（以 S 计）SO_2 生理盐水溶液的 50%；SMB 溶液加入少量盐酸后产生 SO_2 而使其舒张血管环的作用显著增强；SMB 对大鼠血管环的舒张作用强度，相当于等浓度（以 S 计）的亚硫酸氢钠的作用强度。

（一）焦亚硫酸钠对血管张力影响的作用机制研究

1. 焦亚硫酸钠对血管的舒张作用

Yang 等（2012）研究了 SMB 对离体大鼠血管环的效应，结果发现 SMB 可以浓度依赖性地引起血管环的舒张。去除内皮后发现，SMB 在低浓度下（<400 μmol/L）不能引起血管环的舒张，而在高浓度下（>500 μmol/L）可以导致血管环的舒张。这说明 SMB 的舒张效应在低浓度下是内皮依赖性的或是内皮起主要作用，而在高浓度下 SMB 的舒张效应与内皮无关或内皮不起主要作用。在低浓度下内皮依赖性的舒张最大约为 20%，而在高浓度下非内皮依赖性的舒张则可达到 90% 以上。

2. 焦亚硫酸钠引起血管舒张的信号转导途径

cGMP 是细胞信号转导途径中的第二信使，它可以调节平滑肌舒张，抑制血小板凝集，在许多生理功能方面发挥重要作用，NO 激活可溶性鸟苷酸环化酶来合成 cGMP。Li 和 Meng（2009）发现 SO_2 诱导的血管舒张效应与 cGMP 途径有关。为了研究 SMB 诱导的舒张效应是否与 cGMP 途径有关，分别用 sGC 抑制剂 NS-2028 和 NOS 抑制剂 L-NNA 预先温育血管环。结果发现，NS-2028 或 L-NNA 对 1 000 μmol/L SMB 对内皮完整及去内皮血管环的舒张反应没有影响。而可以部分地抑制 50 μmol/L、200 μmol/L SMB 引起的舒张反应。这表明低浓度的 SMB 舒张效应与 cGMP 途径有关，而高浓度的 SMB 舒张效应与 cGMP 途径无关。

3. 焦亚硫酸钠引起血管舒张的离子通道机制

（1）$L\text{-}Ca^{2+}$ 通道对焦亚硫酸钠诱导的舒张效应的影响。

用 $L\text{-}Ca^{2+}$ 通道阻断剂硝苯地平孵育血管环 10 min 后，分别观察 50 μmol/L、200 μmol/L 和 1 000 μmol/L SMB 对 NE 预收缩血管环的舒张反应时发现，硝苯地平能够部分地抑制 1 000 μmol/L SMB 对内皮完整及去内皮血管环的舒张反应，而对 50 μmol/L、200 μmol/L SMB 引起的舒张反应无显著影响。表明 $L\text{-}Ca^{2+}$ 通道在 SMB 诱导的大鼠离体血管环舒张效应中，对于高浓度的 SMB 起作用，而对低浓度的 SMB 作用不大。

（2）钙离子激活的钾通道对焦亚硫酸钠诱导的舒张效应的作用。

非特异性钾通道阻断剂 TEA 可部分地抑制 50 μmol/L、200 μmol/L 及 1 000 μmol/L SMB 对内皮完整及去内皮血管环的舒张反应；BK_{Ca} 通道阻断剂 IbTx 可部分地抑制 50 μmol/L、200 μmol/L SMB 对内皮完整血管环的舒张反应，而对 1 000 μmol/L SMB 引起的舒张反应无显著影响；小电导钙离子激活的钾通道抑制剂蜂毒明肽对 SMB 的舒张效应没有影响。表明在 SMB 导致的离体大鼠血管环舒张效应中，高浓度的 SMB 与 BK_{Ca} 通道有关。

（3）ATP 敏感的钾通道对焦亚硫酸钠诱导的舒张效应的影响。

K_{ATP} 通道阻断剂格列本脲可部分地抑制 1 000 μmol/L SMB 对内皮完整及去内皮血管环的舒张反应，而对 50 μmol/L、200 μmol/L SMB 引起的舒张反应无显著影响，表明高浓度 SMB 诱导的离体大鼠血管环舒张效应与 K_{ATP} 通道有关。

以上结果表明钾离子通道（BK_{Ca} 和 K_{ATP}）的开放可能对 SMB 诱导的舒张效应有一定的作用，即在低浓度下 BK_{Ca} 通道起主要作用，在高浓度下 K_{ATP} 通道起主要作用。这与 Balazy 的研究是一致的，他们发现 SO_2 可能是一种内皮衍生因子，可以通过开放 K_{ATP} 通道而舒张血管（Balazy et al.，2003）。这也与我们对 SO_2 的研究相一致，SO_2 导致的血

管舒张效应与 BK_{Ca} 和 K_{ATP} 通道相关（Zhang and Meng，2009）。总之，SMB 在低浓度下的舒张效应是内皮依赖性的，其舒张途径部分地与 cGMP 途径和 BK_{Ca} 通道有关，且最大舒张为 20%；而 SMB 在高浓度下的舒张效应与内皮无关，可能与 K_{ATP} 和 $L-Ca^{2+}$ 通道有关，且其舒张率可达 90% 以上。SMB 的舒张效应与 PGI_2、PKC、β受体途径无关（Yang et al.，2012）。

（二）焦亚硫酸钠诱发血管舒张的离子通道分子机制

1. 焦亚硫酸钠灌胃对大鼠血管离子通道的基因表达影响

分别使用剂量为 130 mg/kg、260 mg/kg 和 520 mg/kg 的 SMB 给大鼠连续灌胃一周，然后观察 SMB 对大鼠血管组织不同离子通道亚型基因 mRNA 和蛋白表达的影响（Zhang et al.，2015a）。

（1）SMB 灌胃对大鼠血管组织 K_{ATP} 通道亚型基因 mRNA 和蛋白表达的影响。

① SMB 灌胃对大鼠血管组织 Kir6.1 通道亚型基因表达的影响。

从图 2-17（A）和图 2-17（B）可知，与对照组相比，520 mg/kg 的 SMB 可使 Kir6.1 基因 mRNA 和蛋白的表达显著升高，分别为对照组的 1.62 倍（$P<0.001$，$n=6$）和 1.49 倍（$P<0.01$，$n=6$）。

② SMB 灌胃对大鼠血管组织 Kir6.2 通道亚型基因表达的影响。

如图 2-17（C）和图 2-17（D）所示，Kir6.2 基因 mRNA 和蛋白表达水平也在 SMB 最高剂量组（520 mg/kg）显著性增加，mRNA 和蛋白表达量分别为对照组的 1.58 倍（$P<0.001$，$n=6$）和 1.56 倍（$P<0.01$，$n=6$）。

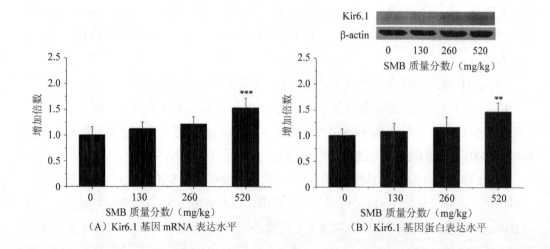

（A）Kir6.1 基因 mRNA 表达水平　　　　（B）Kir6.1 基因蛋白表达水平

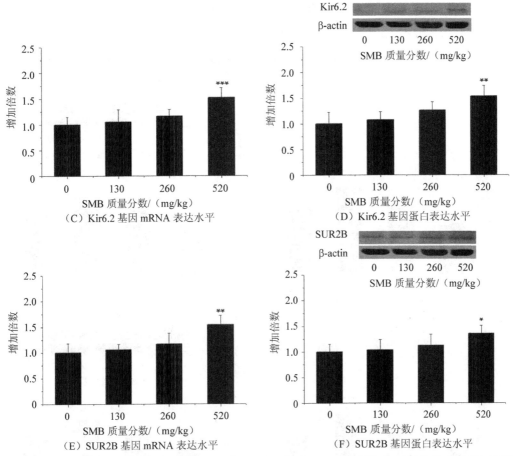

图 2-17 焦亚硫酸钠灌胃对大鼠血管 Kir6.1 ［（A）和（B）］、Kir6.2 ［（C）和（D）］和 SUR2B ［（E）和（F）］基因 mRNA 和蛋白表达的影响

Fig. 2-17 Effects of SMB exposure on the mRNA and protein expression of Kir6.1 ［（A）and（B）］、Kir6.2 ［（C）and（D）］, and SUR2B ［（E）and（F）］in the rat aortas

注：①将对照组标准化为 1，各组数值与对照组的比值作为相对平均表达的倍数。

②每列代表 6 个独立实验平均值±标准偏差。

③实验组与对照组相比，* $P<0.05$，** $P<0.01$，*** $P<0.001$。

引自：Zhang et al.，2015a。

③ SMB 灌胃对大鼠血管组织 SUR2B 通道亚型基因表达的影响。

相似的，从图 2-17（E）和图 2-17（F）可以看出，SUR2B 基因 mRNA 和蛋白表达水平也在 520 mg/kg SMB 染毒组中显著性增加，mRNA 和蛋白表达量分别为对照组的 1.51 倍（$P<0.01$，$n=6$）和 1.43 倍（$P<0.05$，$n=6$）。

（2）SMB 灌胃对大鼠血管组织 BK_{Ca} 通道亚型基因 mRNA 和蛋白表达的影响。

① SMB 灌胃对大鼠血管组织 BK_{Ca} α基因表达的影响。

如图 2-18（A）和图 2-18（B）所示，与对照组相比，不同剂量 SMB 染毒组中，大

鼠血管组织中 $BK_{Ca}\alpha$ 基因 mRNA 和蛋白表达都显著增加，mRNA 表达量分别为对照组的 1.36 倍（$P<0.01$，$n=6$）、1.71 倍（$P<0.001$，$n=6$）、1.28 倍（$P<0.05$，$n=6$）；蛋白表达量分别为对照组的 1.33 倍（$P<0.01$，$n=6$）、1.64 倍（$P<0.001$，$n=6$）、1.26 倍（$P<0.05$，$n=6$）。

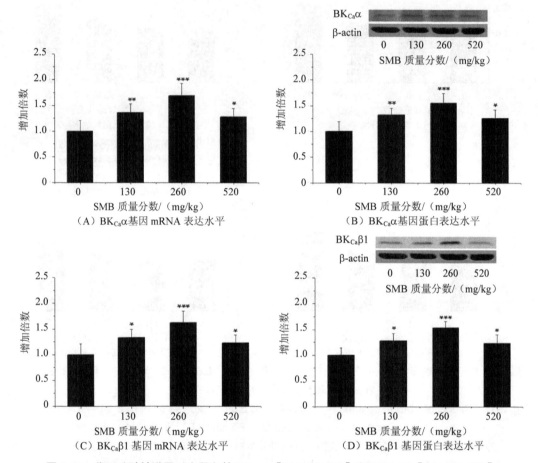

图 2-18　焦亚硫酸钠灌胃对大鼠血管 $BK_{Ca}\alpha$［（A）和（B）］和 $BK_{Ca}\beta1$［（C）和（D）］

基因 mRNA 和蛋白表达的影响

Fig. 2-18　Effects of SMB exposure on the mRNA and protein expression of $BK_{Ca}\alpha$

［（A）and（B）］ and $BK_{Ca}\beta1$［（C）and（D）］ in the rat aortas

注：①将对照组标准化为 1，各组数值与对照组的比值作为相对平均表达的倍数。

②每列代表 6 个独立实验平均值±标准偏差。

③实验组与对照组相比，* $P<0.05$；** $P<0.01$；*** $P<0.001$。

引自：Zhang et al., 2015a。

② SMB 灌胃对大鼠血管组织 $BK_{Ca}\beta1$ 基因表达的影响。

不同剂量的 SMB 均可使 $BK_{Ca}\beta1$ 基因 mRNA 和蛋白表达显著变化，mRNA 表达量分别为对照组的 1.31 倍（$P<0.05$，$n=6$）、1.68 倍（$P<0.001$，$n=6$）、1.26 倍（$P<0.05$，

n=6）；蛋白表达量分别为对照组的 1.35 倍（$P<0.05$，n=6）、1.52 倍（$P<0.001$，n=6）、1.24 倍（$P<0.05$，n=6）［图 2-18（C）和图 2-18（D）］。

（3）SMB 灌胃对大鼠血管组织 L-Ca^{2+}通道亚型基因 mRNA 和蛋白表达的影响。

① SMB 灌胃对大鼠血管组织 Ca_v1.2 基因表达的影响。

由图 2-19（A）和图 2-19（B）可知，Ca_v1.2 基因 mRNA 和蛋白表达在 520 mg/kg SMB 染毒组中显著降低，与对照组相比，分别为对照组的 0.52 倍（$P<0.001$，n=6）和 0.57 倍（$P<0.01$，n=6），但是在较低浓度组时并没有显著性的变化。

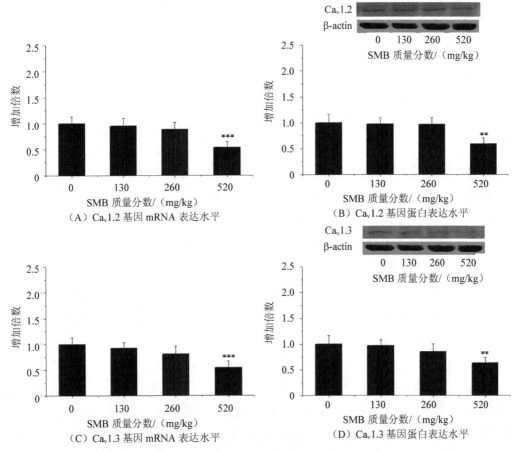

图 2-19　焦亚硫酸钠灌胃对大鼠血管 Ca_v1.2［（A）和（B）］和 Ca_v1.3［（C）和（D）］基因 mRNA 和蛋白表达的影响

Fig. 2-19　Effects of SMB exposure on the mRNA and protein expression of Ca_v1.2 ［（A）and（B）］ and Ca_v1.3［（C）and（D）］ in the rat aortas

注：①将对照组标准化为 1，各组数值与对照组的比值作为相对平均表达的倍数。

②每列代表 6 个独立实验平均值±标准偏差。

③实验组与对照组相比，** $P<0.01$，*** $P<0.001$。

引自：Zhang et al., 2015a。

② SMB 灌胃对大鼠血管组织 $Ca_v1.3$ 基因表达的影响。

如图 2-19（C）和图 2-19（D）所示，SMB 在 130 mg/kg 和 260 mg/kg 剂量时，$Ca_v1.3$ 基因 mRNA 和蛋白表达并未发生显著性变化，而在 520 mg/kg 时，与对照组相比，$Ca_v1.3$ 基因 mRNA 和蛋白表达水平显著下降，分别为对照组的 0.49 倍（$P<0.001$，$n=6$）和 0.55 倍（$P<0.01$，$n=6$）。

2. 焦亚硫酸钠对大鼠离体血管离子通道基因表达的影响

用戊巴比妥钠（30 mg/kg）麻醉大鼠后，开胸并迅速取出全长主动脉，长约 7.5 cm，立即放入冰浴的无菌 PBS 液中，小心去除外膜组织，避免损伤血管内皮，将主动脉纵向打开平均分成两部分，每部分再制成 2 mm 薄片，分别作为对照组和 SMB 孵育组，置于含 5 ml KRB（含有 0.05 mmol/L L-Arg）的六孔板中，持续 95% O_2-5% CO_2 饱和，37℃恒温振荡孵育。对照组孵育液中加入同体积的生理盐水。数据统计学分析用成对 t-test 检验显著性差异。对于 SMB 组，孵育液中加入 SMB 生理盐水溶液，使终浓度分别为 50 μmol/L、200 μmol/L、1 000 μmol/L，孵育 2 h，孵育结束时，立即收集组织，置于液氮内保存。然后采用本实验室根据文献建立的荧光实时定量 RT-PCR 和 Western-Blot 技术，在 mRNA 转录和蛋白表达水平上检测 SMB 对血管组织 K_{ATP}、BK_{Ca}、L-Ca^{2+} 三种离子通道不同亚型基因的影响（Zhang et al.，2015a）。

（1）SMB 对大鼠离体血管组织 K_{ATP} 通道亚型基因 mRNA 和蛋白表达的影响。

① SMB 对大鼠离体血管组织 Kir6.1 通道亚型基因表达的影响。

如图 2-20（A）和图 2-20（B）所示，与对照组相比，1 000 μmol/L 的 SMB 可使 Kir6.1 基因 mRNA 和蛋白的表达显著升高，分别为对照组的 1.66 倍（$P<0.001$，$n=6$）和 1.56 倍（$P<0.01$，$n=6$）。

② SMB 对大鼠离体血管组织 Kir6.2 通道亚型基因表达的影响。

从图 2-20（C）和图 2-20（D）可以看出，Kir6.2 基因 mRNA 和蛋白表达水平也在 SMB 最高剂量组（1 000 μmol/L）显著性增加，mRNA 和蛋白表达量分别为对照组的 1.53 倍（$P<0.001$，$n=6$）和 1.52 倍（$P<0.01$，$n=6$）。

③ SMB 对大鼠离体血管组织 SUR2B 通道亚型基因表达的影响。

从图 2-20（E）和图 2-20（F）可知，SUR2B 基因 mRNA 和蛋白表达水平也在 1 000 μmol/L SMB 染毒组中显著性增加，mRNA 和蛋白表达量分别为对照组的 1.53 倍（$P<0.01$，$n=6$）和 1.37 倍（$P<0.05$，$n=6$）。

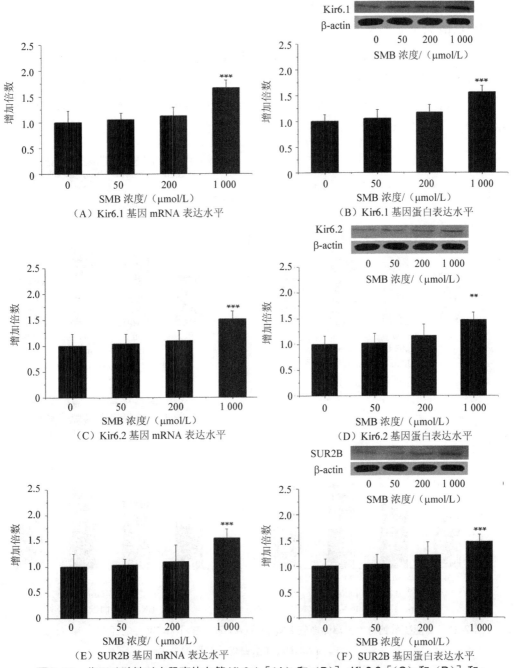

图 2-20　焦亚硫酸钠对大鼠离体血管 Kir6.1［（A）和（B）］、Kir6.2［（C）和（D）］和
SUR2B［（E）和（F）］基因 mRNA 和蛋白表达的影响
Fig. 2-20　Effects of SMB on the mRNA and protein expression of Kir6.1［（A）and（B）］、
Kir6.2［（C）and（D）］, and SUR2B［（E）and（F）］in the isolated rat aortas

注：①将对照组标准化为 1，各组数值与对照组的比值作为相对平均表达的倍数。
②每列代表 6 个独立实验平均值±标准偏差。
③实验组与对照组相比，**$P < 0.01$，*** $P < 0.001$。

引自：Zhang et al.，2015a。

（2）SMB 对大鼠离体血管组织 BK_{Ca} 通道亚型基因 mRNA 和蛋白表达的影响。

① SMB 对大鼠离体血管组织 $BK_{Ca}\alpha$ 基因表达的影响。

如图 2-21（A）和图 2-21（B）所示，SMB 在 50 μmol/和 200 μmol/L 浓度时，与对照组相比，大鼠血管组织中 $BK_{Ca}\alpha$ 基因 mRNA 和蛋白表达都显著增加，mRNA 表达量分别为对照组的 1.43 倍（$P<0.01$，$n=6$）、1.76 倍（$P<0.001$，$n=6$）；蛋白表达量分别为对照组的 1.38 倍（$P<0.01$，$n=6$）、1.59 倍（$P<0.001$，$n=6$）。

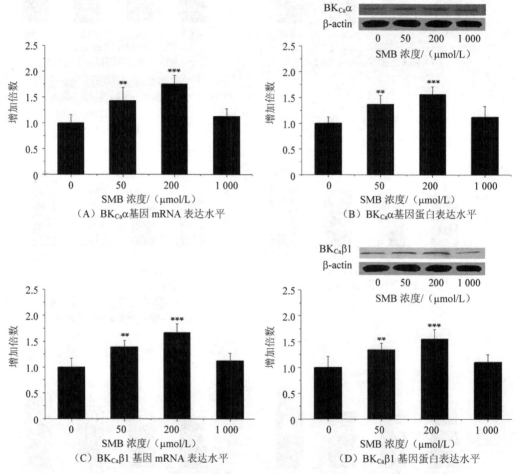

图 2-21　焦亚硫酸钠对大鼠离体血管 $BK_{Ca}\alpha$［（A）和（B）］和 $BK_{Ca}\beta1$［（C）和（D）］

基因 mRNA 和蛋白表达的影响

Fig. 2-21　Effects of SMB on the mRNA and protein expression of $BK_{Ca}\alpha$［（A）and（B）］

and $BK_{Ca}\beta1$［（C）and（D）］in the isolated rat aortas

注：①将对照组标准化为 1，各组数值与对照组的比值作为相对平均表达的倍数。

②每列代表 6 个独立实验平均值±标准偏差。

③实验组与对照组相比，** $P<0.01$，*** $P<0.001$。

引自：Zhang et al.，2015a。

② SMB 对大鼠离体血管组织 $BK_{Ca}β1$ 基因表达的影响。

相似的，50 μmol/L 和 200 μmol/L SMB 均可使 $BK_{Ca}β1$ 基因 mRNA 和蛋白表达显著变化，mRNA 表达量分别为对照组的 1.40 倍（$P<0.05$，$n=6$）、1.67 倍（$P<0.001$，$n=6$）；蛋白表达量分别为对照组的 1.38 倍（$P<0.01$，$n=6$）、1.59 倍（$P<0.001$，$n=6$）[图 2-21（C）和图 2-21（D）]。

（3）SMB 对大鼠血管组织 $L-Ca^{2+}$ 通道亚型基因 mRNA 和蛋白表达的影响。

① SMB 对大鼠离体血管组织 $Ca_v1.2$ 基因表达的影响。

由图 2-22（A）和图 2-22（B）可知，在 1 000 μmol/L SMB 处理组中，$Ca_v1.2$ 基因 mRNA 和蛋白表达显著降低，与对照组相比，分别为对照组的 0.39 倍（$P<0.001$，$n=6$）和 0.43 倍（$P<0.01$，$n=6$），但是在较低浓度组时并没有显著性的变化。

② SMB 对大鼠离体血管组织 $Ca_v1.3$ 基因表达的影响。

在 50 μmol/L 和 200 μmol/L SMB 处理组，$Ca_v1.3$ 基因 mRNA 和蛋白表达并未发生显著性变化，而在 1 000 μmol/L，与对照组相比，$Ca_v1.3$ 基因 mRNA 和蛋白表达水平显著下降，分别为对照组的 0.46 倍（$P<0.001$，$n=6$）和 0.53 倍（$P<0.01$，$n=6$）。

以上结果表明，SMB 的体外和体内实验结果相似。SMB 可以通过增加大鼠血管组织中 Kir6.1、Kir6.2 和 SUR2B 的 mRNA 和蛋白表达水平促进 K_{ATP} 通道的表达，通过增加大鼠血管组织中 $BK_{Ca}α$ 和 β1 的 mRNA 和蛋白表达水平促进 BK_{Ca} 通道的表达，而通过降低 $Ca_v1.2$ 和 $Ca_v1.3$ 的 mRNA 和蛋白表达水平抑制 $L-Ca^{2+}$ 通道的表达，最终通过上调钾离子通道并抑制钙离子通道影响大鼠血管的张力。

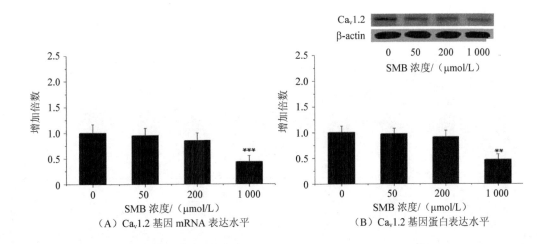

（A）$Ca_v1.2$ 基因 mRNA 表达水平　　（B）$Ca_v1.2$ 基因蛋白表达水平

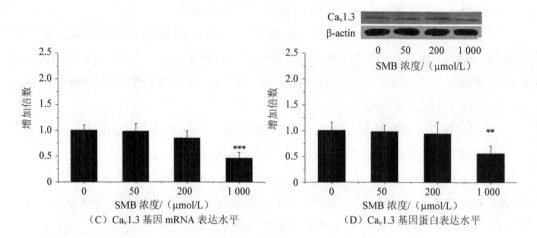

（C）Ca$_v$1.3 基因 mRNA 表达水平　　　　　（D）Ca$_v$1.3 基因蛋白表达水平

图 2-22　焦亚硫酸钠对大鼠离体血管 Ca$_v$1.2 ［（A）和（B）］ 和 Ca$_v$1.3 ［（C）和（D）］
基因 mRNA 和蛋白表达的影响

Fig. 2-22　Effects of SMB on the mRNA and protein expression of Ca$_v$1.2 ［（A）and（B）］
and Ca$_v$1.3 ［（C）and（D）］ in the isolated rat aortas

注：①将对照组标准化为 1，各组数值与对照组的比值作为相对平均表达的倍数。

　　②每列代表 6 个独立实验平均值±标准偏差。

　　③实验组与对照组相比，** $P<0.01$，*** $P<0.001$。

引自：Zhang et al.，2015a。

第三章
二氧化硫对心脏功能的影响及其机制研究

近年来，本实验室研究发现 SO_2 及其衍生物可降低大鼠血压（Meng et al.，2003；孟紫强等，2003），而且对大鼠胸主动脉血管均有明显的舒张作用（Meng and Zhang，2007；孟紫强和张海飞，2005a；2005b）。但是，SO_2 气体对血管的舒张作用要大于 SO_2 衍生物对血管的舒张作用，例如 SO_2 气体和 SO_2 衍生物对血管的舒张作用的半数有效浓度（EC_{50}）分别为（1.25 ± 0.10）mmol/L 和（7.28 ± 0.12）mmol/L。此外，本实验室采用全细胞膜片钳技术，研究了 SO_2 衍生物对大鼠离体心肌细胞的电压依赖性钙离子通道和钾离子通道的影响。结果表明，SO_2 衍生物能够通过电压依赖性钙离子通道增加细胞内钙离子浓度和通过电压依赖性钾离子通道增加细胞外的钾离子浓度，进而导致心肌细胞损伤（Nie and Meng，2005a；2006）。本研究使用 SO_2 及其衍生物作用于大鼠离体心脏，观察 SO_2 及其衍生物对离体心脏功能的作用及其机制，从而探讨 SO_2 及其衍生物引起心血管疾病的机制。

一、SO_2 对心脏功能的生理调节作用及其机理

（一）SO_2 对心脏的负性肌力作用

本研究采用离体心脏 Langendorff 灌流模型（Suzuki et al.，2000）进行实验，观察心脏功能的变化（Zhang and Meng，2011；2012）。大鼠麻醉后，开胸迅速取出心脏，置于 4℃ 改良的 Krebs-Henseleit（K-H）液中，然后迅速转移，固定于 Langendorff 灌流装置，以 K-H 液进行常规恒压（10 kPa）、恒温（37℃）灌流。K-H 液成分（mmol/L）为：NaCl 118、CaCl$_2$ 1.25、KH$_2$PO$_4$ 1.2、KCl 4.7、Mg Cl$_2$ 1.2、NaHCO$_3$ 25、glucose 11，pH 7.3～7.4，同时通入 95%O$_2$-5%CO$_2$ 混合气。切开左心耳，将一个乳胶囊从左心房插入左心室，乳胶囊与压力传感器相连。将水注入乳胶囊使左心室舒张末压维持在 10 mmHg，通过 MedLab 生物信号采集处理系统记录左心室收缩曲线，并计算左心室发展压（LVDP=左心室收缩压-左心室舒张压）、左心室内压最大上升和下降速率（$\pm$LVdP/dt_{max}）、心率

和冠脉流量。各组心脏均稳定 25 min 后，进行实验处理。

　　为了研究 SO_2 对大鼠离体心脏功能的影响，分别用不同浓度的 SO_2（0～2 000 μmol/L）作用于离体心脏，然后记录心脏功能各指标的变化。SO_2 生理盐水溶液的制备：每次实验前将纯度为 99.99% 的 SO_2 气体通入生理盐水中制成浓度较大的 SO_2 母液，再根据实验需要稀释成不同的终浓度。Langendorff 灌流装置中 K-H 液里 SO_2 的浓度用盐酸副玫瑰法测定（Goyal，2001），灌流液中 SO_2 的浓度比较稳定。此外，由于 K-H 液有较强的缓冲能力，灌流液中 SO_2 的浓度小于 1.5 mmol/L 时，对灌流液的 pH 影响很小，不会由于灌流液酸碱度的变化而使心脏功能的各指标数值发生变化（Zhang et al.，2012）。

　　SO_2 对大鼠离体心脏功能指标 $\pm LVdP/dt_{max}$、LVDP、心率和冠脉流量的影响见图 3-1 和表 3-1。SO_2 对离体心脏有负性肌力作用，并呈明显的剂量-效应关系。

表 3-1　不同浓度 SO_2 灌注大鼠心脏后心脏功能指标数值的变化

Table 3-1　Alterations of functional parameters before and after different concentrations SO_2 perfusion in rat hearts

	对照组	1 μmol/L	10 μmol/L	100 μmol/L	300 μmol/L	1 000 μmol/L	2 000 μmol/L
HR	248.38± 12.36	241.3± 15.69	244.29± 14.29	243.02± 16.89	237.15± 10.28	226.82± 19.25[*]	208.51± 15.24[**]
CF	12.28± 0.79	12.26± 1.12	12.14±1.52	12.11±1.09	12.89±0.82[*]	14.77±1.18[*]	15.84±1.03[**]
LVDP	98.89± 5.23	93.44± 3.25[*]	90.78± 3.21[**]	87.09± 4.01[**]	79.63± 2.34[***]	49.07±4.29[***]	28.97±3.1[***]

注：①数值为平均数±标准差（n=6）；
　　②与对照组相比，*P<0.05，**P<0.01，***P<0.001；
　　③HR：心率；CF：冠脉流量；LVDP：左心室发展压。
引自：Zhang et al.，2012。

　　由表 3-1 可知，1 μmol/L SO_2 灌流心脏 10 min 就能引起 LVDP 的明显降低，在最高浓度 2 000 μmol/L 下，SO_2 能使 LVDP 降低约 70%。高浓度（1 000 μmol/L 和 2 000 μmol/L）的 SO_2 能使大鼠心率明显降低。在较低浓度下（<100 μmol/L），SO_2 不能引起冠脉流量的改变，但在较高浓度下（>300 μmol/L），SO_2 使冠脉流量明显增加。此外，SO_2 可使心脏的 $\pm LVdP/dt_{max}$ 明显下降，并呈明显的剂量-效应关系，$+LVdP/dt_{max}$ 和 $-LVdP/dt_{max}$ 的数值分别下降了 6.29%～72.35% 和 7.24%～68.26%（图 3-1）。

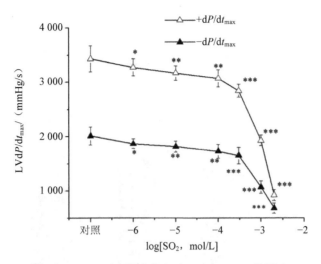

图 3-1　SO₂ 对大鼠离体心脏±LVdP/dt_max 的影响

Fig. 3-1　Effects of SO₂ on ±LVdP/dt_max in the isolated perfused rat hearts

注：①1 mmHg=133.322 4 Pa。（下同）

②与相应的对照组相比，*P＜0.05，**P＜0.01，***P＜0.001。

引自：Zhang et al.，2012。

（二）SO₂ 对心脏功能的作用及其机理

为了研究钙离子通道、钾离子通道以及多种信号通路在 SO₂ 对大鼠离体心脏功能影响中的作用，分别用不同种类阻断剂[小电导钙激活钾离子通道阻断剂蜂毒肽（50 nmol/L）、K_{ATP} 通道阻断剂格列本脲（10 μmol/L）、K_V 通道阻断剂 4-AP（2.5 mmol/L）、BK_{Ca} 通道阻断剂 IbTx（100 nmol/L）、L-型钙离子通道阻断剂硝苯地平（100 nmol/L）、NOS 抑制剂 L-NAME（100 μmol/L）、鸟苷酸环化酶抑制剂 NS-2028（10 μmol/L）、环氧化酶抑制剂吲哚美辛（10 μmol/L）、β-受体抑制剂普萘洛尔（10 μmol/L）、PKC 抑制剂十字孢碱（30 nmol/L）]作用于离体心脏后，分别用 10 μmol/L、300 μmol/L、1 000 μmol/L SO₂ 处理心脏，观察心脏功能的变化。

1. L-型钙离子通道在 SO₂ 对心脏功能影响中的作用

为了探讨 L-型钙离子通道在 SO₂ 对心脏功能影响中的作用，在用 SO₂ 灌流心脏前 10 min 以及 SO₂ 灌流心脏过程中，同时用 L-型钙离子通道阻断剂硝苯地平灌流心脏。

硝苯地平单独作用于心脏时，与对照组相比，能使 LVDP 下降约 30%，使冠脉流量明显上升约 60%，而对心率没有影响。由图 3-2 可知，1 000 μmol/L SO₂ 对心脏的负性肌力作用可被硝苯地平部分地抑制，而硝苯地平对 10 μmol/L、300 μmol/L SO₂ 对心脏的负性肌力作用无显著影响。

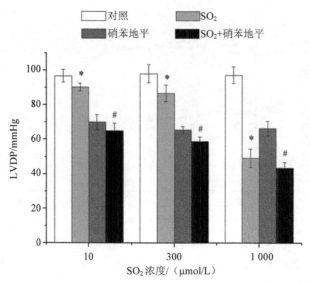

图 3-2   硝苯地平对 SO₂ 引起大鼠心脏的 LVDP 下降的抑制作用

Fig. 3-2   Inhibitory effect of nifedipine on the drop of LVDP mediated by SO₂ on perfused rat hearts

注：①与对照组相比，*$P<0.05$；

②与单独的硝苯地平组相比，[#]$P<0.05$。

引自：Zhang et al.，2012。

2. K_{ATP} 通道在 SO₂ 对心脏功能影响中的作用

在 SO₂ 灌流心脏前 10 min 以及 SO₂ 灌流心脏过程中，使用 K_{ATP} 通道阻断剂格列本脲来研究 K_{ATP} 通道在 SO₂ 对心脏功能影响中的作用。格列本脲单独作用于心脏时，与对照组相比，能使冠脉流量明显下降约 15%，而对心率和 LVDP 没有显著影响。300 μmol/L、1 000 μmol/L SO₂ 对心脏的负性肌力作用可被格列本脲部分地抑制，而格列本脲对 10 μmol/L SO₂ 对心脏的负性肌力作用无显著影响（图 3-3）。

3. NO 在 SO₂ 对心脏功能影响中的作用

在 SO₂ 灌流心脏前 10 min 以及 SO₂ 灌流心脏过程中，用 NOS 抑制剂 L-NAME 灌流心脏，来研究 NO 在 SO₂ 对心脏功能影响中的作用。L-NAME 单独作用于心脏时，与对照组相比，可使 LVDP 和冠脉流量明显下降约 15%，但对心率无显著影响。L-NAME 可部分地抑制 10 μmol/L SO₂ 对心脏的负性肌力作用，而 L-NAME 对 300 μmol/L、1 000 μmol/L SO₂ 对心脏的负性肌力作用无显著影响（图 3-4）。

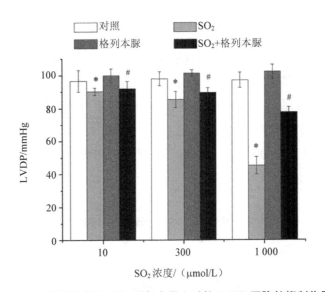

图 3-3 格列本脲对 SO₂ 引起大鼠心脏的 LVDP 下降的抑制作用

Fig. 3-3 Inhibitory effect of glibenclamide on the drop of LVDP mediated by SO₂ on perfused rat hearts

注：①与对照组相比，*$P<0.05$。

②与单独的格列本脲组相比，# $P<0.05$。

引自：Zhang et al.，2012。

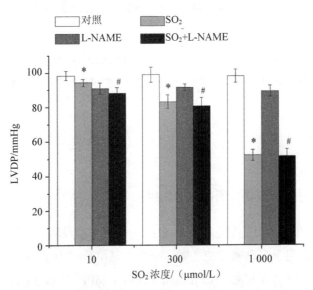

图 3-4 L-NAME 对 SO₂ 引起大鼠心脏的 LVDP 下降的抑制作用

Fig. 3-4 Inhibitory effect of L-NAME on the drop of LVDP mediated by SO₂ on perfused rat hearts

注：①与对照组相比，*$P<0.05$。

②与单独的 L-NAME 组相比，# $P<0.05$。

引自：Zhang et al.，2012。

4．cGMP 在 SO₂ 对心脏功能影响中的作用

NS-2028 能够专一地抑制可溶性鸟苷酸环化酶的活性，使 cGMP 的生成量明显减少（Olesen et al.，1998）。在 SO₂ 灌流心脏前 10 min 以及 SO₂ 灌流心脏过程中，用 NS-2028 灌流心脏来研究 cGMP 在 SO₂ 对心脏功能影响中的作用。NS-2028 单独作用于心脏时，与对照组相比，可使 LVDP 和冠脉流量明显下降约 18%，但对心率无显著影响。10 μmol/L、300 μmol/L、1 000 μmol/L SO₂ 对心脏的负性肌力作用可被 NS-2028 部分地抑制（图 3-5）。

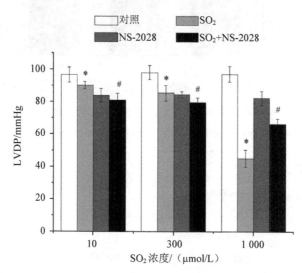

图 3-5　NS-2028 对 SO₂ 引起大鼠心脏的 LVDP 下降的抑制作用

Fig. 3-5　Inhibitory effect of NS-2028 on the drop of LVDP mediated by SO₂ on perfused rat hearts

注：①与对照组相比，*$P<0.05$。

②与单独的 NS-2028 组相比，$^{\#}P<0.05$。

引自：Zhang et al.，2012。

5．PKC 在 SO₂ 对心脏功能影响中的作用

为了研究 PKC 在 SO₂ 对心脏功能影响中的作用，在 SO₂ 灌流心脏前 10 min 以及 SO₂ 灌流心脏过程中，使用十字孢碱灌流心脏。十字孢碱单独作用于心脏时，对心脏功能各指标无显著影响。由图 3-6 可知，10 μmol/L、300 μmol/L、1 000 μmol/L SO₂ 对心脏的负性肌力作用可被十字孢碱部分地抑制。

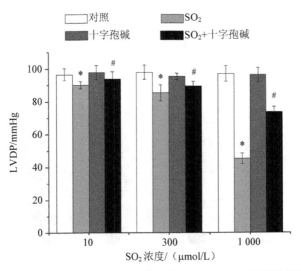

图 3-6　十字孢碱对 SO_2 引起大鼠心脏的 LVDP 下降的抑制作用

Fig. 3-6　Inhibitory effect of staurosporine on the drop of LVDP mediated by SO_2 on perfused rat hearts

注：①与对照组相比，$*P<0.05$。

②与单独的十字孢碱组相比，$^\#P<0.05$。

引自：Zhang et al.，2012。

6．环氧化酶在 SO 对心脏功能影响中的作用

在 SO_2 灌流心脏前 10 min 以及 SO_2 灌流心脏过程中，用环氧化酶阻断剂吲哚美辛灌流心脏来研究环氧化酶在 SO_2 对心脏功能影响中的作用。

吲哚美辛单独作用于心脏时，与对照组相比，可使 LVDP 明显下降约 15%，但对心率和冠脉流量无显著影响。10 μmol/L、300 μmol/L、1 000 μmol/L SO_2 对心脏的负性肌力作用可被吲哚美辛部分地抑制（图 3-7）。

7．BK_{Ca}、K_V、β-受体在 SO_2 对心脏功能影响中的作用

为了研究 BK_{Ca}、K_V 和 β-受体在 SO_2 对心脏功能影响中的作用，在 SO_2 灌流心脏前 10 min 以及 SO_2 灌流心脏过程中，分别使用 BK_{Ca}、K_V 和 β-受体的阻断剂 IbTx、4-AP 和普萘洛尔灌流心脏。结果表明，这三种阻断剂对不同浓度的 SO_2 对心脏的负性肌力作用均无显著影响。

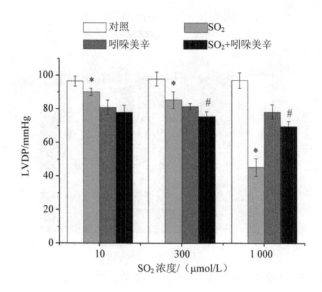

图 3-7　吲哚美辛对 SO_2 引起大鼠心脏的 LVDP 下降的抑制作用

Fig. 3-7　Inhibitory effect of indomethacin on the drop of LVDP mediated by SO_2 on perfused rat hearts

注：①与对照组相比，*$P<0.05$。

②与单独的吲哚美辛组相比，# $P<0.05$。

引自：Zhang et al.，2012。

（三） SO_2 熏气对大鼠心脏离子通道影响的分子机制研究

选用体重为 180～200 g 的雄性 Wistar 大鼠，将大鼠随机分为对照组和不同浓度的 SO_2（3.5 mg/m³、7 mg/m³、14 mg/m³）吸入组，每组 8 只大鼠，SO_2 吸入组连续染毒 30 d，每天 4 h。对照组在同样条件下吸入新鲜空气。各实验组在最后一次染毒后 24 h 将大鼠处死，迅速取出心脏，然后采用本实验室根据文献建立的荧光实时定量 RT-PCR 和 Western-Blot 技术，在 mRNA 转录和蛋白表达水平上检测 SO_2 对心脏组织 K_{ATP} 和 L-Ca^{2+} 两种离子通道不同亚型基因的影响（Zhang et al.，2015c）。

1. SO_2 对 L-型钙离子通道亚型基因表达的影响

（1） SO_2 对大鼠心脏组织 $Ca_v1.2$ 基因 mRNA 和蛋白表达的影响。

如图 3-8（A）、图 3-8（B）所示，与对照组相比，$Ca_v1.2$ 基因 mRNA 和蛋白表达在最高浓度 14 mg/m³SO_2 染毒组中有极显著的降低，分别为对照组的 0.47 倍（$P<0.001$，$n=6$）和 0.52 倍（$P<0.01$，$n=6$），但是在较低浓度组时没有显著性变化。

（2）SO₂对大鼠心脏组织 Ca$_v$1.3 基因 mRNA 和蛋白表达的影响。

SO₂对大鼠心脏组织染毒后，对 Ca$_v$1.3 基因 mRNA 和蛋白表达的影响见图 3-8（C）、图 3-8（D）。在低、中浓度时，mRNA 和蛋白表达并未发生显著性变化，而在高浓度时，与对照组相比，Ca$_v$1.3 基因 mRNA 和蛋白表达水平均显著地下降，分别为对照组的 0.49 倍（$P < 0.001$，$n=6$）和 0.57 倍（$P < 0.001$，$n=6$）。

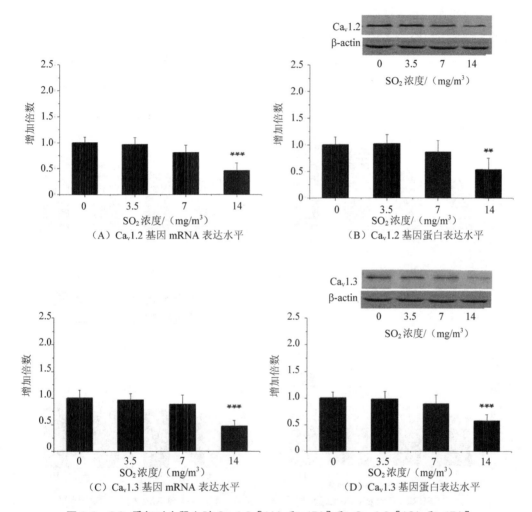

图 3-8　SO₂ 熏气对大鼠心脏 Ca$_v$1.2［（A）和（B）］和 Ca$_v$1.3［（C）和（D）］
基因 mRNA 和蛋白表达的影响

Fig.3-8　Effects of SO₂ inhalation on the mRNA and protein expression of Ca$_v$1.2
［（A）and（B）］and Ca$_v$1.3［（C）and（D）］in the rat hearts

注：①将对照组标准化为 1，各组数值与对照组的比值作为相对平均表达的倍数。

②每列代表 6 个独立实验平均值±标准偏差。

③实验组与对照组相比，** $P < 0.01$，*** $P < 0.001$。

引自：Zhang et al.，2015c。

2．SO₂对K_{ATP}通道亚型基因表达的影响

（1）SO₂对大鼠心脏组织Kir6.2基因mRNA和蛋白表达的影响。

图3-9（A）、图3-9（B）为SO₂染毒对大鼠心脏组织Kir6.2基因mRNA和蛋白水平表达的影响。与对照组相比，Kir6.2基因mRNA和蛋白表达水平在最高剂量组（14 mg/m³）都具有显著性差异，其中mRNA表达量是对照组的1.79倍（$P<0.001$，$n=6$），蛋白表达量是对照组的1.52倍（$P<0.01$，$n=6$）。

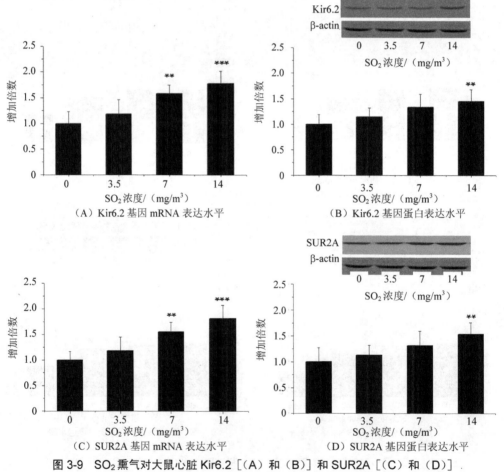

图3-9　SO₂熏气对大鼠心脏Kir6.2〔（A）和（B）〕和SUR2A〔（C）和（D）〕
基因mRNA和蛋白表达的影响

Fig. 3-9　Effects of SO₂ inhalation on the mRNA and protein expression of Kir6.2
〔（A）and（B）〕and SUR2A〔（C）and（D）〕in the rat hearts

注：①将对照组标准化为1，各组数值与对照组的比值作为相对平均表达的倍数。
②每列代表6个独立实验平均值±标准偏差。
③实验组与对照组相比，** $P<0.01$，*** $P<0.001$。
引自：Zhang et al.，2015c。

（2）SO_2 对大鼠心脏组织 SUR2A 基因 mRNA 和蛋白表达的影响。

如图 3-9（C）和图 3-9（D）所示，与对照组相比，SUR2A 基因 mRNA 表达在中浓度和高浓度 SO_2 吸入组中有显著的差异，分别为对照组的 1.62 倍（$P<0.01$，$n=6$）和 1.78 倍（$P<0.001$，$n=6$）；与对照组相比，SUR2A 基因蛋白表达只在最高浓度时有显著性差异，是对照组的 1.46 倍（$P<0.01$，$n=6$）。

二、SO_2 衍生物对心脏功能的生理调节作用及其机理

（一）SO_2 衍生物对心脏的负性肌力作用

为了研究 SO_2 衍生物对大鼠离体心脏功能的影响，分别用不同浓度的 SO_2 衍生物（0～2 000 µmol/L）作用于离体心脏，然后记录心脏功能各指标的变化。SO_2 衍生物溶液制备：配制 2 mmol/L 的混合液（亚硫酸钠和亚硫酸氢钠，二者摩尔比为 3∶1）（Shapiro，1977），实验前稀释到所需浓度。

SO_2 衍生物对大鼠离体心脏功能指标 $\pm LVdP/dt_{max}$、LVDP、心率和冠脉流量的影响见图 3-8 和表 3-2。SO_2 衍生物对离体心脏有负性肌力作用，并呈明显的剂量-效应关系。

表 3-2 不同浓度 SO_2 衍生物灌注大鼠心脏后心脏功能指标数值的变化

Table 3-2 Alterations of functional parameters before and after different concentrations SO_2 derivatives perfusion in rat hearts

	对照组	1 µmol/L	10 µmol/L	100 µmol/L	300 µmol/L	1 000 µmol/L	2 000 µmol/L
HR	246.73± 16.73	242.62± 17.21	249.35± 15.27	254.86± 19.21	239.89± 11.87	243.72± 13.88	245.27± 19.34
CF	11.97± 1.43	12.42± 1.07	12.21±1.37	11.86±1.42	12.21±0.97	13.57± 1.57*	14.17± 1.29*
LVDP	101.03± 4.97	99.23± 4.19	95.39± 2.97*	92.56±3.69*	89.21± 2.99**	83.24± 3.77**	72.75± 3.59***

注：①数值为平均数±标准差（$n=6$）。

②与对照组相比，*$P<0.05$，**$P<0.01$，***$P<0.001$。

③HR：心率；CF：冠脉流量；LVDP：左心室发展压。

引自：Zhang et al.，2012。

由表 3-2 可知，SO_2 衍生物没有引起大鼠心率的改变。在最高浓度 2 000 µmol/L 下，SO_2 衍生物能使 LVDP 降低约 25%。SO_2 衍生物在较高浓度下（>1 000 µmol/L），也可使冠脉流量明显增加。SO_2 衍生物可使心脏的 $\pm LVdP/dt_{max}$ 明显下降，并呈明显的剂量-效应关系（图 3-10）。

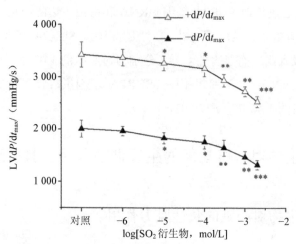

图 3-10　SO₂衍生物对大鼠离体心脏±LVdP/dt_{max} 的影响

Fig. 3-10　Effects of SO₂ derivatives on ±LVdP/dt_{max} in the isolated perfused rat hearts

注：与相应的对照组相比，*$P<0.05$，**$P<0.01$，***$P<0.001$。

引自：Zhang et al.，2012。

（二）SO₂衍生物对心脏功能的作用及其机理

为了研究钙离子通道、钾离子通道以及多种信号通路在 SO₂衍生物对大鼠离体心脏功能影响中的作用，分别用各种阻断剂作用于离体心脏，之后分别用 10 μmol/L、300 μmol/L、1 000 μmol/L SO₂衍生物处理心脏，观察心脏功能的变化。

1. L-型钙离子通道在 SO₂衍生物对心脏功能影响中的作用

为了探讨 L-型钙离子通道在 SO₂衍生物对心脏功能影响中的作用，在用 SO₂衍生物灌流心脏前 10 min 以及 SO₂衍生物灌流心脏过程中，同时用 L-型钙离子通道阻断剂硝苯地平灌流心脏。

硝苯地平单独作用于心脏时，与对照组相比，能使 LVDP 下降约 30%，使冠脉流量明显上升约 60%，而对心率没有影响。由图 3-11 可知，300 μmol/L、1 000 μmol/L SO₂衍生物对心脏的负性肌力作用可被硝苯地平部分地抑制，而硝苯地平对 10 μmol/L SO₂衍生物对心脏的负性肌力作用无显著影响。

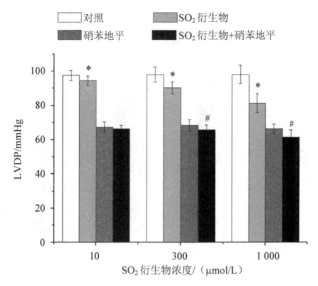

图 3-11 硝苯地平对 SO_2 衍生物引起大鼠心脏的 LVDP 下降的抑制作用

Fig. 3-11 Inhibitory effect of nifedipine on the drop of LVDP mediated by SO_2 on perfused rat hearts

注：①与对照组相比，$*P<0.05$。

②与单独的硝苯地平组相比，$^{\#}P<0.05$。

引自：Zhang et al.，2012。

2. K_{ATP} 通道在 SO_2 衍生物对心脏功能影响中的作用

在 SO_2 衍生物灌流心脏前 10 min 以及 SO_2 衍生物灌流心脏过程中，使用 K_{ATP} 通道阻断剂格列本脲来研究 K_{ATP} 通道在 SO_2 衍生物对心脏功能影响中的作用。格列本脲单独作用于心脏时，与对照组相比，能使冠脉流量明显下降约 15%，而对心率和 LVDP 没有显著影响。300 μmol/L、1 000 μmol/L SO_2 衍生物对心脏的负性肌力作用可被格列本脲部分地抑制，而格列本脲对 10 μmol/L SO_2 衍生物对心脏的负性肌力作用无显著影响（图3-12）。

3. NO 在 SO_2 衍生物对心脏功能影响中的作用

在 SO_2 衍生物灌流心脏前 10 min 以及 SO_2 衍生物灌流心脏过程中，用 NOS 抑制剂 L-NAME 灌流心脏，来研究 NO 在 SO_2 衍生物对心脏功能影响中的作用。L-NAME 单独作用于心脏时，与对照组相比，可使 LVDP 和冠脉流量明显下降约 15%，但对心率无显著影响。L-NAME 对 10 μmol/L、300 μmol/L、1 000 μmol/L SO_2 衍生物对心脏的负性肌力作用无显著影响（图 3-13）。

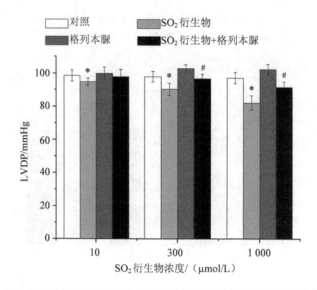

图 3-12   格列本脲对 SO₂ 衍生物引起大鼠心脏的 LVDP 下降的抑制作用

Fig. 3-12   Inhibitory effect of glibenclamide on the drop of LVDP mediated by SO₂ derivatives on perfused rat hearts

注：①与对照组相比，*$P<0.05$。

②与单独的格列本脲组相比，# $P<0.05$。

引自：Zhang et al.，2012。

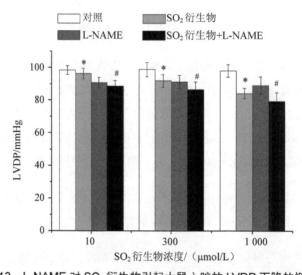

图 3-13   L-NAME 对 SO₂ 衍生物引起大鼠心脏的 LVDP 下降的抑制作用

Fig. 3-13   Inhibitory effect of L-NAME on the drop of LVDP mediated by SO₂ derivatives on perfused rat hearts

注：①与对照组相比，*$P<0.05$。

②与单独的 L-NAME 组相比，# $P<0.05$。

引自：Zhang et al.，2012。

4．cGMP 在 SO₂ 衍生物对心脏功能影响中的作用

在 SO₂ 衍生物灌流心脏前 10 min 以及 SO₂ 衍生物灌流心脏过程中，用 NS-2028 灌流心脏来研究 cGMP 在 SO₂ 衍生物对心脏功能影响中的作用。NS-2028 单独作用于心脏时，与对照组相比，可使 LVDP 和冠脉流量明显下降约 18%，但对心率无显著影响。1 000 μmol/L SO₂ 衍生物对心脏的负性肌力作用可被 NS-2028 部分地抑制，而 NS-2028 对 10 μmol/L、300 μmol/L SO₂ 衍生物对心脏的负性肌力作用无显著影响（图 3-14）。

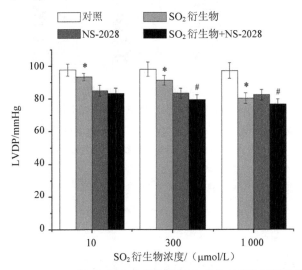

图 3-14　NS-2028 对 SO₂ 衍生物引起大鼠心脏的 LVDP 下降的抑制作用

Fig. 3-14　Inhibitory effect of NS-2028 on the drop of LVDP mediated by SO₂ derivatives on perfused rat hearts

注：①与对照组相比，*$P<0.05$。
　　②与单独的 NS-2028 组相比，$^{\#}P<0.05$。
引自：Zhang et al.，2012。

5．PKC 在 SO₂ 衍生物对心脏功能影响中的作用

为了研究 PKC 在 SO₂ 衍生物对心脏功能影响中的作用，在 SO₂ 衍生物灌流心脏前 10 min 以及 SO₂ 衍生物灌流心脏过程中，使用十字孢碱灌流心脏。十字孢碱单独作用于心脏时，对心脏功能各指标无显著影响。由图 3-15 可知，1 000 μmol/L SO₂ 衍生物对心脏的负性肌力作用可被十字孢碱部分地抑制，而十字孢碱对 10 μmol/L、300 μmol/L SO₂ 衍生物对心脏的负性肌力作用无显著影响。

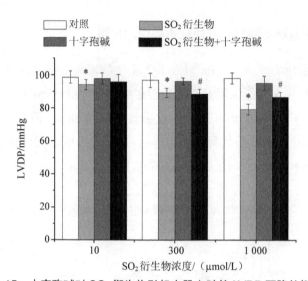

图 3-15　十字孢碱对 SO₂ 衍生物引起大鼠心脏的 LVDP 下降的抑制作用

Fig. 3-15　Inhibitory effect of staurosporine on the drop of LVDP mediated by SO₂ derivatives on perfused rat hearts

注：①与对照组相比，*$P < 0.05$。

　　②与单独的十字孢碱组相比，$^\#P < 0.05$。

引自：Zhang et al., 2012。

6. 环氧化酶在 SO₂ 衍生物对心脏功能影响中的作用

在 SO₂ 衍生物灌流心脏前 10 min 以及 SO₂ 衍生物灌流心脏过程中，用环氧化酶阻断剂吲哚美辛灌流心脏，来研究环氧化酶在 SO₂ 衍生物对心脏功能影响中的作用。

吲哚美辛单独作用于心脏时，与对照组相比，可使 LVDP 明显下降约 15%，但对心率和冠脉流量无显著影响。1 000 μmol/L SO₂ 衍生物对心脏的负性肌力作用可被吲哚美辛部分地抑制，而吲哚美辛对 10 μmol/L、300 μmol/L SO₂ 衍生物对心脏的负性肌力作用无显著影响（图 3-16）。

7. BK_Ca、K_V、β-受体在 SO₂ 衍生物对心脏功能影响中的作用

为了研究 BK_Ca、K_V 和 β-受体在 SO₂ 衍生物对心脏功能影响中的作用，在 SO₂ 衍生物灌流心脏前 10 min 以及 SO₂ 衍生物灌流心脏过程中，分别使用 BK_Ca、K_V 和 β-受体的阻断剂 IbTx、4-AP 和普萘洛尔灌流心脏。结果表明，这三种阻断剂对不同浓度的 SO₂ 衍生物对心脏的负性肌力作用均无显著影响。

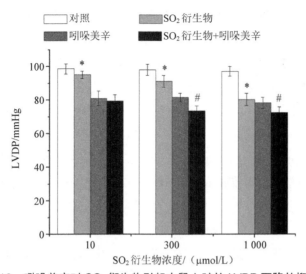

图 3-16　吲哚美辛对 SO$_2$ 衍生物引起大鼠心脏的 LVDP 下降的抑制作用

Fig. 3-16　Inhibitory effect of indomethacin on the drop of LVDP mediated by SO$_2$

derivatives on perfused rat hearts

注：①与对照组相比，*P<0.05。

　　②与单独的吲哚美辛组相比，# P<0.05。

引自：Zhang et al.，2012。

　　本研究中我们运用 Langendorff 离体心脏灌流模型来探讨 SO$_2$ 及其衍生物对心脏功能的影响及其作用机制。结果表明，SO$_2$ 及其衍生物对心脏有明显的负性肌力作用，并呈一定的剂量-效应关系。其中，SO$_2$ 引起的负性肌力作用比 SO$_2$ 衍生物的作用大。在最高染毒浓度 2 000 μmol/L 时，SO$_2$ 使大鼠离体心脏的 LVDP 下降约 70%，而 SO$_2$ 衍生物仅使心脏的 LVDP 下降约 25%。SO$_2$ 和 SO$_2$ 衍生物对心脏的负性肌力作用大小不同的原因可能是它们是不同的化学物质，对心脏的生物学作用不同。SO$_2$ 在水中的溶解是一种物理性溶解，它主要以 SO$_2$·nH$_2$O 或 SO$_2$ 的形态存在，在 SO$_2$ 溶液中只发现少量的亚硫酸根离子（SO$_3^{2-}$）和亚硫酸氢根离子（HSO$_3^-$）。因此，SO$_2$ 溶液对心脏功能的影响，实际上是 SO$_2$ 分子对离体心脏的作用。SO$_2$ 衍生物是亚硫酸盐和亚硫酸氢盐的混合物，是 SO$_2$ 在体内的代谢产物。冠脉流量的调节，是一个复杂的、有多因素参与的过程。在离体灌流心脏中，冠脉流量主要由心肌释放的内源性物质和一些代谢产物调节。在本实验中我们观察到 SO$_2$ 和 SO$_2$ 衍生物在较高浓度下能够明显增加心脏的冠脉流量，我们推测，SO$_2$ 和 SO$_2$ 衍生物有可能一方面对冠状动脉有舒张作用（孟紫强，2008；Zhang and Meng，2009）；另一方面，SO$_2$ 和 SO$_2$ 衍生物可能刺激了心肌细胞和冠脉内皮细胞 NO 的产生，这两者的综合作用使冠脉流量增加。

　　钙离子的内流在调节心肌细胞的收缩过程中有重要的生理作用，在肌纤维膜去极化过程中，L-型钙离子通道的打开使钙离子内流并引起细胞内钙激活的钙离子释放，最终导致细胞收缩（Kruse et al.，1994）。因此，我们观察 L-型钙离子通道在 SO_2 及其衍生物对心脏功能影响中的作用。结果表明，1 000 μmol/L SO_2 和 300 μmol/L、1 000 μmol/L SO_2 衍生物对心脏的负性肌力作用可被 L-型钙离子通道阻断剂硝苯地平部分地抑制，说明 L-型钙离子通道在较高浓度的 SO_2 和 SO_2 衍生物对心脏功能影响中起作用。此外，使用 K_{ATP} 通道阻断剂格列本脲来研究 K_{ATP} 通道在 SO_2 及其衍生物对心脏功能影响中的作用。结果表明，300 μmol/L、1 000 μmol/L SO_2 和 SO_2 衍生物对心脏的负性肌力作用可被格列本脲部分地抑制，说明较高浓度的 SO_2 和 SO_2 衍生物对心脏功能的影响可能部分地是由于 K_{ATP} 通道的开放而引起的。K_{ATP} 通道的开放与钾离子外流、细胞膜超极化和动作电位缩短有关（Cole et al.，1991；Noma，1983）。这些作用使流入细胞内的钙离子减少，导致细胞收缩力下降，最终引起 SO_2 和 SO_2 衍生物对心脏的负性肌力作用。BK_{Ca} 和 K_V 的阻断剂 IbTx、4-AP 对 SO_2 和 SO_2 衍生物对心脏的负性肌力作用没有影响，因此 BK_{Ca} 和 K_V 与 SO_2 和 SO_2 衍生物对心脏功能的影响无关。

NOS 抑制剂和可溶性鸟苷酸环化酶抑制剂单独作用于心脏时，能使心脏的 LVDP 和冠脉流量显著降低，它们对心脏收缩功能的抑制可能是由于冠脉流量的减小引起的。Kojda 等（1997）的研究也表明 NOS 抑制剂和可溶性鸟苷酸环化酶抑制剂能降低心脏的收缩功能。他们认为由 cGMP 诱导产生的内源性 NO 对心脏有正性肌力作用，这是因为少量增加的 cGMP 通过抑制磷酸二酯酶的活性抑制了 cAMP 的合成。在对照组中，增加的 cAMP 通过激活 cAMP 依赖的蛋白激酶而增强心脏的收缩功能。我们研究发现，NOS 抑制剂 L-NAME 能够显著抑制 10 μmol/L SO_2 对心脏的负性肌力作用。而可溶性鸟苷酸环化酶抑制剂 NS-2028 能够部分地抑制不同浓度 SO_2 和 SO_2 衍生物对心脏的负性肌力作用，说明低浓度 SO_2 可能部分地通过刺激 NO 生成，再激活可溶性鸟苷酸环化酶发挥其对心脏活动的抑制效应，而不同浓度 SO_2 和 SO_2 衍生物主要通过直接激活可溶性鸟苷酸环化酶发挥其对心脏活动的抑制效应。Tatsumi 等（2004）在脂多糖对离体心脏功能影响的研究中也报道了类似的结果。心脏组织中 cGMP 含量的增高导致心脏功能紊乱的确切机制还不清楚，目前的实验数据还存在很大分歧。一些研究认为，少量增加的 cGMP 能够通过一条 cAMP 依赖的途径而引起心脏的正性肌力作用，大量增加的 cGMP 能够通过激活 cGMP 依赖的蛋白激酶而抑制心脏的收缩，引起负性肌力作用（Sumii and Sperelakis，1995；Massion et al.，2003）。

使用十字孢碱灌流心脏来研究 PKC 在 SO_2 及其衍生物对心脏功能影响中的作用，结果发现，十字孢碱可部分地抑制 10 μmol/L、300 μmol/L、1 000 μmol/L SO_2 和 1 000 μmol/L SO_2 衍生物对心脏的负性肌力作用，表明 SO_2 和 SO_2 衍生物对心脏的负性肌力作用可能部分地是由于激活 PKC 而引起的。Musameh 等研究发现抑制 PKC 能够增大由快速释放 CO 供体引起的正性肌力作用，也表明在离体心脏中激活 PKC 可以引起心脏的负性肌力作用（Musameh et al.，2006）。我们研究还表明 SO_2 和 SO_2 衍生物对心脏的负性肌力作用可能部分地是由于激活环氧化酶而引起的，因为用吲哚美辛抑制环氧化酶后，可部分地抑制 SO_2 和 SO_2 衍生物对心脏的负性肌力作用。确切的机制目前还不清楚，有待进一步研究。β-受体的阻断剂普萘洛尔对 SO_2 和 SO_2 衍生物对心脏的负性肌力作用没有影响，因此β-受体与 SO_2 和 SO_2 衍生物对心脏功能的影响无关。

总之，SO_2 及其衍生物对心脏有明显的负性肌力作用。在低浓度下，SO_2 对心脏的负性肌力作用可能是通过激活 PKC、环氧化酶以及 NO-cGMP 通路引起的，而 SO_2 衍生物对心脏的负性肌力作用可能与 L-型钙离子通道和 K_{ATP} 通道有关。在高浓度下，SO_2 和 SO_2 衍生物对心脏的负性肌力作用的机制相似，都与 L-型钙离子通道、K_{ATP} 通道、cGMP、PKC 和环氧化酶活性的改变有关。因此，本研究表明 SO_2 对心脏的负性肌力作用可能涉及多条信号途径，每条信号途径的相对贡献有待进一步深入研究。

三、SO_2 及其衍生物对大鼠离体心脏生化指标的影响

Baskurt（1988）报道 SO_2 提高了豚鼠和大鼠血红细胞的变形指数和脂质过氧化水平，提高含硫血红蛋白和高铁血红蛋白的比例，改变了抗氧化酶活性，维生素对此过程有一定的防护作用。Gumuslu 等（2000）发现 SO_2 使大鼠红细胞 CAT 活性和 MDA 含量显著增加，而使 SOD 活性明显下降。在大鼠心肌细胞上，SO_2 衍生物能够剂量依赖性地增大钠电流、L-型钙电流和钾电流，影响离子通道的失活、激活及失活恢复过程，导致离子通道关闭延迟、细胞内钠离子和钙离子超载以及细胞外钾离子浓度增大，进而可能导致与离子通道有关的心肌损伤作用（Nie and Meng，2005a；2005b；2006）。研究发现，用 SO_2 及其衍生物处理大鼠后，大鼠肺泡灌洗液中肺泡巨噬细胞、淋巴细胞和中性粒细胞的数量均增加，但肺泡巨噬细胞的比例降低。肺泡灌洗液中碱性磷酸酶、酸性磷酸酶、乳酸脱氢酶活性、蛋白质含量和脂质过氧化水平均升高，肺泡巨噬细胞培养上清液的蛋白质含量和乳酸脱氢酶活性也升高。SO_2 及其衍生物还可使大鼠肺泡巨噬细胞膜和血红细胞膜 Ca^{2+}-ATP 酶、Mg^{2+}-ATP 酶、Na^+K^+-ATP 酶、血红细胞膜结合酶和乳酸脱氢酶活性降低，使线粒体膜的 ATP 酶和 SOD 酶活性降低，血红细胞、肺泡巨噬细胞和线粒体膜表层及膜脂疏水区流动性下降，而使肺泡巨噬细胞内钙离子的浓度增大。以上实验结果表明：SO_2 能够引起肺泡灌洗液生化指标、细胞膜表面结构、溶酶体和线粒体等功能与结构的损伤，并使细胞膜和亚细胞膜通透性增大、细胞内钙离子浓度增加、膜结合酶活性和膜脂流动性下降（Simona et al.，1996；杜青平和孟紫强，2003a；2003b；2003c）。

　　然而，SO$_2$ 及其衍生物对大鼠离体心脏的氧化损伤作用、ATP 酶活性、NO 和 NOS 含量等的影响尚未见报道。为此，本研究使用 SO$_2$ 及其衍生物作用于大鼠离体心脏，观察 SO$_2$ 及其衍生物对离体心脏这些生化指标的影响，从而探讨 SO$_2$ 及其衍生物引起心血管疾病的机制。

（一）SO$_2$ 及其衍生物对心脏组织中 PKC 含量的影响

　　由图 3-17 可以看出，与对照组相比，用 10 μmol/L、300 μmol/L、1 000 μmol/L SO$_2$ 灌流心脏后，大鼠心脏组织中 PKC 的蛋白水平均显著升高，且呈一定的剂量—效应关系。PKC 蛋白表达量分别上升为对照组的 1.41 倍、2.01 倍和 2.23 倍。在 10 μmol/L、300 μmol/L SO$_2$ 衍生物处理组中，PKC 的蛋白表达量与对照组相比上升不显著；在 1 000 μmol/L SO$_2$ 衍生物处理组中，PKC 的蛋白表达量与对照组相比显著上升，蛋白表达量上升为对照组的 1.56 倍。

　　在浓度为 300 μmol/L 和 1 000 μmol/L 时，SO$_2$ 使 PKC 蛋白水平的增加量明显大于对应浓度 SO$_2$ 衍生物所导致的 PKC 蛋白水平的增加量。

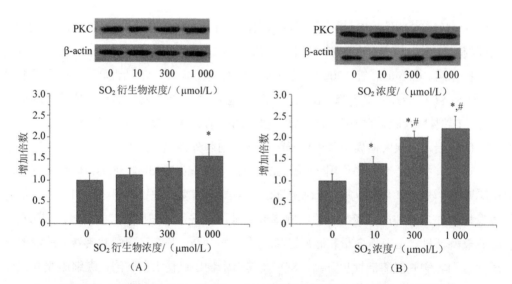

图 3-17　SO$_2$ 衍生物（A）和 SO$_2$（B）对大鼠心脏组织 PKC 蛋白表达的影响

Fig.3-17　Effects of SO$_2$ derivatives（A）and SO$_2$（B）on PKC protein levels in perfused rat hearts

注：①与对照组相比，*P<0.05。

②与相同浓度的 SO$_2$ 衍生物组相比，#P<0.05。

（二）SO₂及其衍生物对心脏组织中 cGMP 含量的影响

采用放射免疫法测定不同浓度 SO_2 及其衍生物对大鼠心脏组织中 cGMP 含量的影响，结果见图 3-18。由图 3-18 可知，与对照组相比，10 μmol/L、300 μmol/L、1 000 μmol/L SO_2 和 SO_2 衍生物均可使心脏组织中 cGMP 含量明显增加。然而，随着浓度的增加，cGMP 含量的增加幅度逐渐减小。在浓度为 10 μmol/L 时，SO_2 引起的 cGMP 含量的增加明显大于 SO_2 衍生物所引起的 cGMP 含量的增加。

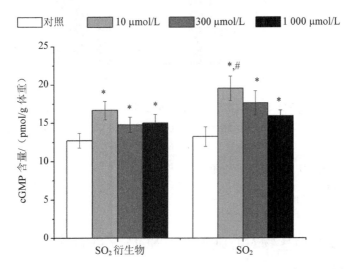

图 3-18　SO_2 和 SO_2 衍生物对大鼠心脏组织中 cGMP 含量的影响

Fig. 3-18　Effect of SO₂ and SO₂ derivatives on the levels of cGMP in perfused rat hearts

注：①与对照组相比，$*P < 0.05$。

②与相同浓度的 SO_2 衍生物组相比，$^{\#}P < 0.05$。

引自：Zhang et al., 2013。

（三）SO₂及其衍生物对心脏组织中 GSH 含量的影响

图 3-19 为不同浓度 SO_2 及其衍生物对大鼠心脏组织中 GSH 含量的影响，由图 3-19 可知，与对照组相比，10 μmol/L、300 μmol/L、1 000 μmol/L SO_2 和 SO_2 衍生物均可使心脏组织中 GSH 含量明显减少，并呈明显的剂量-效应关系。在浓度为 300 μmol/L 和 1 000 μmol/L 时，SO_2 使 GSH 含量的减少量明显大于对应浓度 SO_2 衍生物所导致的 GSH 含量的减少量。

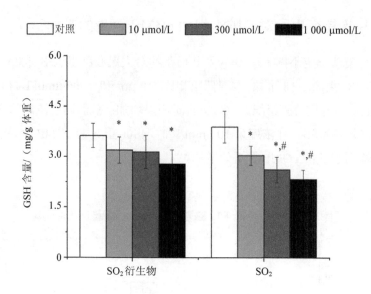

图 3-19　SO_2 和 SO_2 衍生物对大鼠心脏组织中 GSH 含量的影响

Fig. 3-19　Effect of SO_2 and SO_2 derivatives on the levels of GSH in perfused rat hearts

注：①与对照组相比，$*P<0.05$。

②与相同浓度的 SO_2 衍生物组相比，$^{\#}P<0.05$。

引自：Zhang et al.，2013。

（四）SO_2 及其衍生物对心脏组织中 SOD 含量的影响

图 3-20 为不同浓度 SO_2 及其衍生物对大鼠心脏组织中 SOD 含量的影响，由图 3-20 可知，与对照组相比，10 μmol/L、300 μmol/L、1 000 μmol/L SO_2 和 SO_2 衍生物均可使心脏组织中 SOD 含量明显减少，并呈明显的剂量-效应关系。在浓度为 1 000 μmol/L 时，SO_2 使 SOD 含量的减少量明显大于 SO_2 衍生物所导致的 SOD 含量的减少量。

（五）SO_2 及其衍生物对心脏组织中 MDA 含量的影响

用不同浓度 SO_2 及其衍生物灌流大鼠心脏后，心脏组织中 MDA 含量的变化如图 3-21 所示。与对照组相比，10 μmol/L、300 μmol/L、1 000 μmol/L SO_2 和 SO_2 衍生物均可使心脏组织中 MDA 含量明显增加，并呈明显的剂量-效应关系。在浓度为 300 μmol/L 和 1 000 μmol/L 时，SO_2 使 MDA 含量的增加量明显大于对应浓度 SO_2 衍生物所导致的 MDA 含量的增加量。

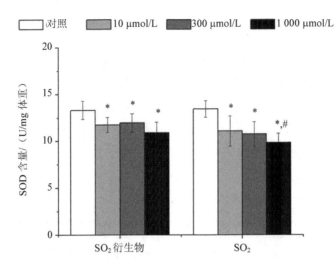

图 3-20　SO_2 和 SO_2 衍生物对大鼠心脏组织中 SOD 含量的影响

Fig. 3-20　Effect of SO_2 and SO_2 derivatives on the levels of SOD in perfused rat hearts

注：①与对照组相比，*$P < 0.05$。

②与相同浓度的 SO_2 衍生物组相比，#$P < 0.05$。

引自：Zhang et al.，2013。

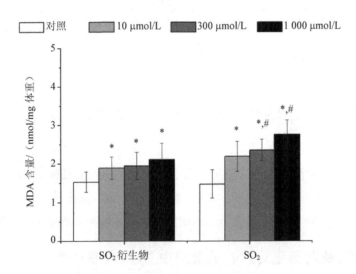

图 3-21　SO_2 和 SO_2 衍生物对大鼠心脏组织中 MDA 含量的影响

Fig. 3-21　Effect of SO_2 and SO_2 derivatives on the levels of MDA in perfused rat hearts

注：①与对照组相比，*$P < 0.05$。

②与相同浓度的 SO_2 衍生物组相比，#$P < 0.05$。

引自：Zhang et al.，2013。

（六）SO_2 及其衍生物对心脏组织中 H_2O_2、$\cdot OH$ 和 $O_2^{\cdot -}$ 含量的影响

由表 3-3 可知，在浓度为 300 μmol/L 和 1 000 μmol/L 时，SO_2 使心脏组织中 H_2O_2 和 $\cdot OH$ 的含量明显增加，而使心脏组织抗超氧阴离子自由基（$O_2^{\cdot -}$）的能力明显下降。SO_2 衍生物在浓度为 300 μmol/L 和 1 000 μmol/L 时，使心脏组织中 H_2O_2 的含量明显增加；在浓度为 1 000 μmol/L 时，使心脏组织中 $\cdot OH$ 的含量明显增加，而使心脏组织抗超氧阴离子自由基的能力明显下降。

表 3-3　大鼠离体心脏组织中 H_2O_2、$\cdot OH$ 和 $O_2^{\cdot -}$ 的含量

Table 3-3　Levels of H_2O_2, $\cdot OH$, $O_2^{\cdot -}$ in myocardium of isolated rat hearts

	对照组	10 μmol/L	300 μmol/L	1 000 μmol/L
SO_2				
H_2O_2/（mmol/g 蛋白）	5.34±0.36	5.28±0.59	5.62±0.48*	7.12±0.75*
$\cdot OH$/（U/mg 蛋白）	19.23±0.79	20.25±1.52	23.68±1.47*	27.55±1.18*
$O_2^{\cdot -}$/（U/g 蛋白）	62.06±4.38	57.89±6.02	55.39±3.68*	50.29±4.17*
SO_2 衍生物				
H_2O_2/（mmol/g 蛋白）	5.21±0.68	5.42±1.27	5.78±0.42*	6.31±0.69*
$\cdot OH$/（U/mg 蛋白）	18.57±1.43	19.06±1.37	20.67±1.97	23.18±1.57*
$O_2^{\cdot -}$/（U/g 蛋白）	60.17±5.01	58.98±4.57	56.50±4.13	52.17±2.98*

注：①数值为平均数±标准差（$n=6$）；
　　②与对照组相比，*$P<0.05$。

（七）SO_2 及其衍生物对心脏组织中 NO 含量的影响

采用硝酸还原酶法测定不同浓度 SO_2 及其衍生物对大鼠心脏组织中 NO 含量的影响，结果见图 3-22。由图 3-22 可知，与对照组相比，10 μmol/L、300 μmol/L、1 000 μmol/L SO_2 和 SO_2 衍生物均可使心脏组织中 NO 含量明显增加。在各种浓度下，SO_2 使心脏组织中 NO 含量增加的幅度要明显大于对应浓度 SO_2 衍生物所引起的 NO 含量的增加幅度。

（八）SO_2 及其衍生物对心脏组织中 NOS 含量的影响

不同浓度 SO_2 及其衍生物使大鼠心脏组织中 NOS 含量变化的趋势与 SO_2 及其衍生物使大鼠心脏组织中 NO 含量变化的趋势相似。由表 3-4 可知，与对照组相比，10 μmol/L、300 μmol/L、1 000 μmol/L SO_2 和 SO_2 衍生物均可使心脏组织中 TNOS 和 iNOS 含量明显增加。在浓度为 10 μmol/L 时，SO_2 使心脏组织中 TNOS 和 iNOS 含量增加的幅度要明显大于 SO_2 衍生物所引起的含量的增加幅度。

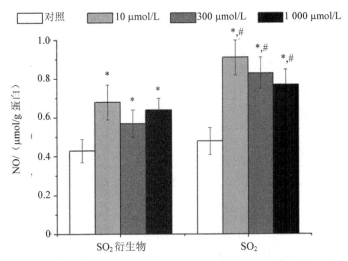

图 3-22　SO₂ 和 SO₂ 衍生物对大鼠心脏组织中 NO 含量的影响

Fig. 3-22　Effect of SO₂ and SO₂ derivatives on the levels of NO in perfused rat hearts

注：①与对照组相比，*$P<0.05$。

②与相同浓度的 SO₂ 衍生物组相比，#$P<0.05$。

引自：Zhang et al.，2013。

表 3-4　大鼠离体心脏组织中 TNOS 和 iNOS 的含量

Table 3-4　Levels of TNOS and iNOS in myocardium of isolated rat hearts

	对照组	10 μmol/L	300 μmol/L	1 000 μmol/L
SO₂				
TNOS（U/mg 蛋白）	0.64±0.09	2.57±0.15*,#	1.41±0.11*	1.36±0.09*
iNOS（U/mg 蛋白）	0.45±0.05	0.90±0.06*,#	0.68±0.08*	0.64±0.05*
SO₂ 衍生物				
TNOS（U/mg 蛋白）	0.60±0.07	1.89±0.23*	1.32±0.16*	1.43±0.12*
iNOS（U/mg 蛋白）	0.42±0.07	0.72±0.10*	0.59±0.07*	0.52±0.04*

注：①数值为平均数±标准差（$n=6$）。

②与对照组相比，*$P<0.05$。

③与相同浓度的 SO₂ 衍生物组相比，#$P<0.05$。

（九）SO₂ 及其衍生物对心脏组织中 ATP 酶含量的影响

表 3-5 为不同浓度 SO₂ 及其衍生物对大鼠心脏组织中 Na⁺K⁺-ATP 酶和 Ca²⁺Mg²⁺-ATP 酶含量的影响。在浓度为 300 μmol/L 和 1 000 μmol/L 时，SO₂ 使心脏组织中 Na⁺K⁺-ATP 酶的含量明显降低，而 SO₂ 衍生物在浓度为 1 000 μmol/L 时，才能使心脏组织中 Na⁺K⁺-ATP 酶的含量明显降低。在浓度为 1 000 μmol/L 时，SO₂ 和 SO₂ 衍生物均可使大鼠心脏组织中 Ca²⁺Mg²⁺-ATP 酶含量明显降低。

表 3-5　大鼠离体心脏组织中 Na^+K^+-ATP 酶和 $Ca^{2+}Mg^{2+}$-ATP 酶的含量
Table 3-5　Levels of Na^+K^+-ATPase and $Ca^{2+}Mg^{2+}$-ATPase
in myocardium of isolated rat hearts　　单位：μmolP/（mg 蛋白·h）

	对照组	10 μmol/L	300 μmol/L	1 000 μmol/L
SO_2				
Na^+K^+-ATPase	14.29±1.53	13.77±1.09	11.99±0.97*	9.47±1.15*
$Ca^{2+}Mg^{2+}$-ATPase	13.01±1.34	13.13±1.29	12.10±1.42	9.86±0.85*
SO_2 衍生物				
Na^+K^+-ATPase	14.14±1.62	13.74±1.18	13.67±1.85	11.54±1.33*
$Ca^{2+}Mg^{2+}$-ATPase	13.66±1.97	13.81±1.74	13.43±1.28	11.80±1.45*

注：①数值为平均数±标准差（n=6）。
②与对照组相比，*P＜0.05。

（十）SO_2 及其衍生物对心脏灌流液中 CK 含量的影响

由图 3-23 可知，与对照组相比，10 μmol/L、300 μmol/L、1 000 μmol/L SO_2 和 SO_2 衍生物均可使心脏灌流液中 CK 含量明显增加，并呈明显的剂量-效应关系。在浓度为 300 μmol/L 和 1 000 μmol/L 时，SO_2 使心脏灌流液中 CK 含量增加的量要明显大于对应浓度下 SO_2 衍生物所引起的 CK 含量增加的量。

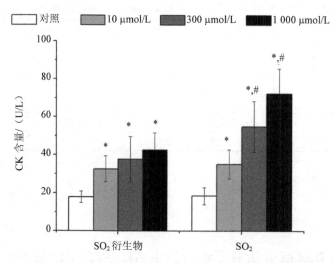

图 3-23　SO_2 和 SO_2 衍生物对大鼠离体心脏灌流液中 CK 含量的影响
Fig. 3-23　Effect of SO_2 and SO_2 derivatives on the levels of CK in coronary perfusate
注：①与对照组相比，*P＜0.05。
②与相同浓度的 SO_2 衍生物组相比，#P＜0.05。
引自：Zhang et al.，2013。

（十一）SO₂及其衍生物对心脏灌流液中 LDH 含量的影响

由图 3-24 可知，与对照组相比，10 μmol/L、300 μmol/L、1 000 μmol/L SO₂ 和 SO₂ 衍生物均可使心脏灌流液中 LDH 含量明显增加，并呈明显的剂量-效应关系。在浓度为 1 000 μmol/L 时，SO₂ 使心脏灌流液中 LDH 含量增加的量要明显大于 SO₂ 衍生物所引起的 LDH 含量增加的量。

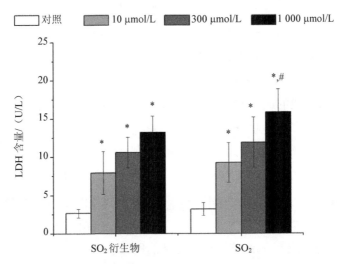

图 3-24 SO₂ 和 SO₂ 衍生物对大鼠离体心脏灌流液中 LDH 含量的影响

Fig. 3-24   Effect of SO₂ and SO₂ derivatives on the levels of LDH in rat coronary perfusate

注：①与对照组相比，*P＜0.05。

　　②与相同浓度的 SO₂ 衍生物组相比，# P＜0.05。

引自：Zhang et al., 2013。

PKC 是 1977 年首先在大鼠脑部的胞质成分中发现的一种具有磷脂和钙依赖性的丝氨酸/苏氨酸蛋白激酶，是细胞内信号转导的重要递质，至今已分离纯化出多种亚型。PKC 参与的生理过程极为广泛，既涉及许多细胞的"短期生理效应"，如细胞的分泌作用、肌肉的收缩等，也参与细胞的蛋白质合成、DNA 合成，以及细胞的生长分化等"长期的生理过程"。我们使用十字孢碱灌流心脏来研究 PKC 在 SO₂ 及其衍生物对心脏功能影响中的作用，结果发现，十字孢碱可部分地抑制 10 μmol/L、300 μmol/L、1 000 μmol/L SO₂ 和 1 000 μmol/L SO₂ 衍生物对心脏的负性肌力作用。为了进一步证明 PKC 在 SO₂ 和 SO₂ 衍生物对心脏负性肌力影响中的作用，我们又使用 Western-Blot 法测定了 SO₂ 和 SO₂ 衍生物对离体心脏中 PKC 蛋白水平的影响，结果发现 10 μmol/L、300 μmol/L、1 000 μmol/L SO₂ 和 1 000 μmol/L SO₂ 衍生物均可使心脏中 PKC 蛋白水平明显上升，表明 SO₂ 和 SO₂ 衍生物对心脏的负性肌力作用可能部分地是由于激活 PKC 而引起的。

cGMP 作为第二信使可降低心脏和分离心肌细胞的收缩力和收缩速度（Lohmann et al.，1991；Yan et al.，1998）。在心肌细胞中，这种形成 cGMP 的作用，可由于对胆碱能兴奋发生反应或由于氧化氮途径的活化所引起。NO 可通过激活可溶性鸟苷酸环化酶而增加心肌细胞的 cGMP 水平。心肌 cGMP 含量升高将激活依赖 cGMP 的分解 cAMP 的磷酸二酯酶，促进 cAMP 的水解，进一步抑制心肌钙内流（林其谁，1994），影响心肌的舒缩功能。我们采用放射免疫法测定 SO_2 及其衍生物对大鼠心脏组织中 cGMP 含量的影响，结果发现不同浓度 SO_2 和 SO_2 衍生物均可使心脏组织中 cGMP 含量明显增加，表明 cGMP 也在 SO_2 和 SO_2 衍生物对心脏功能影响中起作用。

生物体在有氧代谢过程中能够产生各种氧自由基，如 ˙OH、脂过氧自由基（LOO˙）、超氧阴离子、脂氧自由基（LO˙）、一氧化氮自由基（˙NO）等。它们的共同特点均是由氧和其他分子结合而成的或从氧演变而来的，由于含有一个或多个不配对电子，其化学反应性显著增高，并参与生物分子的氧化过程，所以又被称为活性氧自由基（ROS）。ROS 化学性质活泼，可与机体内的不饱和脂肪酸、核酸及蛋白质等生物大分子发生反应，造成生物大分子的失活和生物膜的脂质过氧化，从而导致细胞功能障碍，甚至变性坏死，引起致癌性和致突变性等严重的生物学效应（李云波和刘世杰，1990；Dreher and Junod，1996；Hartman et al.，2004）。正常情况下，生物体通过非酶类物质和抗氧化酶，如 GSH 和 SOD 等组成的抗氧化防御系统抵抗自由基的侵袭（Grover et al.，2003；Kim et al.，1997），使机体抗氧化和氧化维持动态平衡。一旦机体的这种抗氧化和氧化的平衡状态遭受破坏，就会使氧化作用大大超过抗氧化能力，导致细胞和组织发生损伤，在病理学上这种生物氧化的平衡失调被称为"氧化应激"（Hensley and Floyd，2002；Henricks and Nijkamp，2001；Wilson and Gelb，2002）。SOD 是机体防御 ROS 损伤的第一道防线，是清除自由基最重要的一类酶，尤其是对超氧阴离子自由基的清除。SOD 在机体抗氧化损伤、抗衰老和抗肿瘤过程中也发挥着重要作用（Nordberg and Elias，2001；方允中和郑荣梁，2002）。GSH 是一种广泛存在于生物体内的小分子三肽化合物，除直接和间接参与体内生物大分子合成和激素代谢等许多生理功能外，还能够与毒物分子及其代谢物发生氧化还原反应降低毒物过氧化作用或通过结合反应降低毒物毒性，使含巯基酶（如 ATP 酶）免于被氧化剂和重金属损伤，因而在调节酶活性、维持细胞内 Ca^{2+} 稳态、拮抗氧化性毒物中发挥着重要作用。MDA 是膜脂过氧化的最终分解产物，它会对细胞内蛋白质、膜系统以及核酸造成一定的伤害，细胞内 MDA 的增加表明细胞脂质过氧化程度加大。GSH、SOD 下降和 MDA 增高提示细胞的抗氧化能力降低、脂质过氧化作用增强，细胞可能受到一定程度的氧化损伤或氧化应激（Geng et al.，2005）。H_2O_2 本身并不是自由基，但由于它在生物分子的氧化和氧自由基的形成过程中起着重要的作用，故通常将其归为活性氧。适宜浓度的 H_2O_2 是维持正常血管系统功能（如介导膜受体的信号转导、血管的紧张性等）的一种重要的信息分子（Katusic et al.，1993；Tan et al.，1995；Droge，2002）；但 H_2O_2 在心脏局部的异常增多，所造成的氧化应激能够严重损伤细胞的成分，影响细胞的功能，甚至导致细胞坏死（Zweier et al.，1987a；1987b）。

我们用不同浓度 SO_2 及其衍生物灌流大鼠心脏后，分别测定心脏组织中 GSH、SOD、MDA、H_2O_2、$^{\cdot}OH$ 和 $O_2^{\cdot -}$ 含量的变化。结果表明，与对照组相比，10 μmol/L、300 μmol/L、1 000 μmol/L SO_2 和 SO_2 衍生物均可使心脏组织中 GSH 和 SOD 的含量明显下降，而使 MDA 的含量明显增加。较高浓度（300 μmol/L 和 1 000 μmol/L）的 SO_2 和 SO_2 衍生物使心脏组织中 H_2O_2 和 $^{\cdot}OH$ 的含量明显增加，而使心脏组织抗超氧阴离子自由基的能力明显下降。SOD、GSH 下降和 MDA 水平增高提示细胞抗氧化能力降低、脂质过氧化作用增强，细胞可能受到一定程度的氧化应激或氧化损伤，说明 SO_2 和 SO_2 衍生物对心脏功能的影响可能与 SO_2 和 SO_2 衍生物对心脏的氧化损伤作用有关。

NO 是由 L-精氨酸在异构酶 cNOS 和 iNOS 的催化下合成的。心肌细胞存在内源性 cNOS 和 iNOS，但通常心肌细胞在其收缩和舒张过程中并不自发释放 NO。心肌细胞在受到某些因素（如乙酰胆碱、β-肾上腺素能受体激动剂或细胞因子等）诱导时方显示其活性，并释放 NO（Kelly et al.，1996；Kanai et al.，1997）。NO 对心血管系统的作用目前仍存在争议。一方面，NO 可通过舒张血管平滑肌和心肌细胞，调节血小板黏附和聚集，保护心肌；另一方面，NO 又具有致心肌损伤作用。其机制可能为 NO 可与 O_2^- 反应形成中间产物过氧亚硝基（$ONOO^-$），研究表明 $ONOO^-$ 具有"双刃剑"作用（Ma et al.，2000）。在低浓度时，$ONOO^-$ 可能通过抑制血小板聚集以及白细胞黏附保护缺血心肌细胞的复灌期损伤。而高浓度时，$ONOO^-$ 可进一步分解生成高毒性的 $^{\cdot}OH$，增加膜的脂质过氧化和 LDH 的释放，$ONOO^-$ 还可与 CO_2 反应生成更具毒性的自由基（如 $^{\cdot}NO_2$ 和 $^{\cdot}CO_3^-$）。本研究发现，与对照组相比，不同浓度的 SO_2 和 SO_2 衍生物均可使心脏组织中 NO、TNOS 和 iNOS 含量明显增加，提示 SO_2 和 SO_2 衍生物通过影响心肌细胞 NOS 诱导 NO 生成增多从而发挥其负性肌力作用。

ATP 酶存在于组织细胞膜及细胞器膜上，是生物膜上的一种蛋白酶，它在物质运送、能量转换以及信息传递方面具有重要的作用。质膜 Na^+K^+-ATP 酶和 $Ca^{2+}Mg^{2+}$-ATP 酶活性降低，常常导致钙稳态的破坏与细胞损伤的发生（Helmreich，2003；Jurma et al.，1997）。此外，Na^+K^+-ATP 酶活性的下降，会使细胞膜两侧的离子失衡，导致心肌兴奋性增加、传导性及窦房结自律性下降等一系列电生理特性的改变（李少如，1988）。本研究表明，在浓度为 1 000 μmol/L 时，SO_2 和 SO_2 衍生物均可使大鼠心脏组织中 Na^+K^+-ATP 酶和 $Ca^{2+}Mg^{2+}$-ATP 酶含量明显降低，说明 SO_2 和 SO_2 衍生物可对心肌细胞产生损伤作用。

CK 通常存在于动物的心脏、脑以及肌肉等组织的线粒体和细胞浆中，是一个与细胞内能量运转、ATP 再生、肌肉收缩有直接关系的重要激酶，它可逆地催化 ATP 与肌酸之间的转磷酰基反应（Seraydrarian and Abbot，1976）。CK 在临床诊断中有十分重要的意义，在各种病变包括心肌梗死和肌肉萎缩发生时，人血清中 CK 的浓度迅速增加，目前认为在心肌梗死的诊断中测定 CK 的活性比做心电图更加可靠（Sobel et al.，1977）。CK 因其具有重要的生理功能和临床应用价值已引起人们广泛的重视。LDH 存在于人体各组织器官中，是机体能量代谢中的一种重要酶。LDH 质与量的改变，直接影响到机体的能量代谢，当机体各组织器官病变时，其组织器官本身的 LDH 要发生改变，并且可引起血液中 LDH 改变。本研究发现，不同浓度的 SO_2 和 SO_2 衍生物均可使心脏灌流液中 CK 和 LDH 的含量明显增加，说明 SO_2 和 SO_2 衍生物对大鼠心脏造成了损伤。

综上所述，SO_2 和 SO_2 衍生物对大鼠离体心脏组织有明显的氧化损伤作用（GSH、SOD、O_2^{-} 显著下降和 MDA、H_2O_2、$·OH$ 显著上升），在它的介导下，心肌细胞膜 Na^+K^+-ATP 酶和 $Ca^{2+}Mg^{2+}$-ATP 酶活性降低。此外，研究结果进一步表明 SO_2 和 SO_2 衍生物对心脏的负性肌力作用的确与 PKC 含量的变化以及 NO-cGMP 通路有关。

四、焦亚硫酸钠灌胃对大鼠心脏离子通道影响的分子机制研究

分别使用浓度为 130 mg/kg、260 mg/kg 和 520 mg/kg 的 SMB 给大鼠连续灌胃一周，然后观察 SMB 对大鼠心脏组织不同离子通道亚型基因 mRNA 和蛋白表达的影响（Zhang et al.，2015b）。

（一）焦亚硫酸钠对 L-型钙离子通道亚型基因表达的影响

1. 焦亚硫酸钠对大鼠心脏组织 $Ca_v1.2$ 基因 mRNA 和蛋白表达的影响

如图 3-25（A）、图 3-25（B）所示，与对照组相比，$Ca_v1.2$ 基因 mRNA 和蛋白表达在最高浓度 520 mg/kg SMB 染毒组中有极显著的降低，分别为对照组的 0.47 倍（$P<0.001$，$n=6$）和 0.52 倍（$P<0.01$，$n=6$），但是在较低浓度组时没有显著性变化。

2. 焦亚硫酸钠对大鼠心脏组织 $Ca_v1.3$ 基因 mRNA 和蛋白表达的影响

SMB 对大鼠心脏组织染毒后，对 $Ca_v1.3$ 基因 mRNA 和蛋白表达的影响见图 3-25（C）、图 3-25（D）。在低、中剂量时，mRNA 和蛋白表达并未发生显著性变化，而在高剂量时，与对照组相比，$Ca_v1.3$ 基因 mRNA 和蛋白表达水平均显著地下降，分别为对照组的 0.49 倍（$P<0.001$，$n=6$）和 0.57 倍（$P<0.001$，$n=6$）。

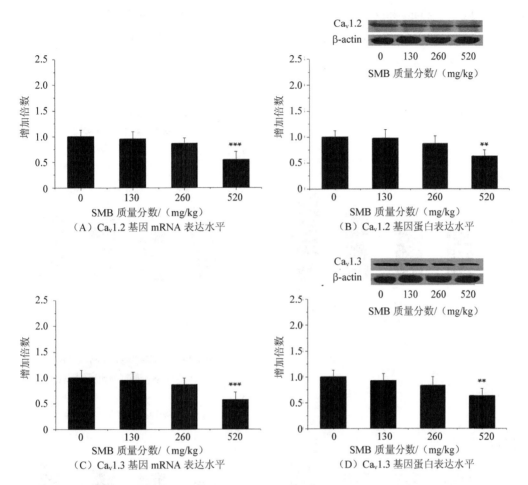

图 3-25　SMB 灌胃对大鼠心脏 Ca$_v$1.2 [（A）和（B）] 和 Ca$_v$1.3 [（C）和（D）] 基因 mRNA 和蛋白表达的影响

Fig.3-25　Effects of SMB treatment on the mRNA and protein expression of Ca$_v$1.2 [（A）and（B）] and Ca$_v$1.3 [（C）and（D）] in the rat hearts

注：①将对照组标准化为 1，各组数值与对照组的比值作为相对平均表达的倍数。

②每列代表 6 个独立实验平均值±标准偏差。

③实验组与对照组相比，** $P<0.01$，*** $P<0.001$。

引自：Zhang et al.，2015b。

（二）焦亚硫酸钠对 K$_{ATP}$ 通道亚型基因表达的影响

1. 焦亚硫酸钠对大鼠心脏组织 Kir6.2 基因 mRNA 和蛋白表达的影响

SMB 染毒对大鼠心脏组织 Kir6.2 基因 mRNA 和蛋白表达水平的影响见图 3-26（A）和图 3-26（B）。与对照组相比，Kir6.2 基因 mRNA 和蛋白表达水平在中、高剂量组

（260 mg/kg 和 520 mg/kg）都具有显著性差异，其中 mRNA 表达量分别是对照组的 1.37
倍（$P<0.01$）和 1.65 倍（$P<0.001$），蛋白表达量分别是对照组的 1.28 倍（$P<0.05$）
和 1.52 倍（$P<0.001$）。

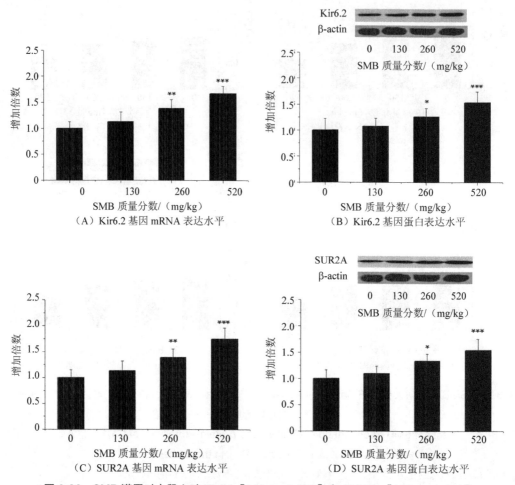

图 3-26　SMB 灌胃对大鼠心脏 Kir6.2［（A）and（B）］和 SUR2A［（C）and（D）］
基因 mRNA 和蛋白表达的影响

Fig. 3-26　Effects of SMB treatment on the mRNA and protein expression of Kir6.2［（A）and（B）］
and SUR2A［（C）and（D）］in the rat hearts

注：①将对照组标准化为 1，各组数值与对照组的比值作为相对平均表达的倍数。

②每列代表 6 个独立实验平均值±标准偏差。

③实验组与对照组相比，$*P<0.05$，$**P<0.01$，$***P<0.001$。

引自：Zhang et al.，2015b。

2. 焦亚硫酸钠对大鼠心脏组织 SUR2A 基因 mRNA 和蛋白表达的影响

由图 3-26（C）和图 3-26（D）可知，与对照组相比，SUR2A 基因 mRNA 表达在中剂量和高剂量 SMB 灌胃组中有显著的差异，分别为对照组的 1.42 倍（$P<0.01$）和 1.67 倍（$P<0.001$）；与对照组相比，SUR2A 基因蛋白表达也只在中剂量和高剂量时有显著性差异，分别是对照组的 1.29 倍（$P<0.05$）和 1.53 倍（$P<0.001$）。

以上结果表明，SMB 可以通过增加大鼠心脏组织中 Kir6.2 和 SUR2A 的 mRNA 和蛋白表达水平促进 K_{ATP} 通道的表达，而通过降低 $Ca_v1.2$ 和 $Ca_v1.3$ 的 mRNA 和蛋白表达水平抑制 L-Ca^{2+} 通道的表达，最终通过调节这两种离子通道影响大鼠的心脏功能。

第四章

二氧化硫与氨、甲醛、乳酸和丙酮酸对心血管功能影响的联合作用

氨、甲醛、乳酸和丙酮酸都是人体内的内源性物质，在人体内有重要的生理作用，研究它们对心血管功能的影响及其与 SO_2 对心血管功能的联合作用有重要的科学意义。为此，本研究分别采用离体血管环法、Langendorff 离体心脏灌流法、Western-Blot、荧光定量 RT-PCR 等方法，研究氨、甲醛、乳酸和丙酮酸对心血管功能的影响及其与 SO_2 的联合作用，以期明确 SO_2 引发心血管疾病的作用机制，为 SO_2 诱发的心血管系统疾病提供毒理与病理学上的依据。

一、氨、甲醛、乳酸和丙酮酸毒性作用的研究进展

（一）氨毒性作用的研究进展

氨，或称氨气，分子式为 NH_3，是一种无色气体，有强烈的刺激性气味。极易溶于水，常温常压下 1 体积水可溶解 700 体积的氨。氨对地球上的生物非常重要，它是所有肥料和食物的重要成分。人体内也可以产生氨，产生途径主要有以下几条（张爱芳，2005；聂金雷，2002；Yuan and Chan，2000）：

①氨基酸脱氨基生成氨。这是组织中氨的主要来源，组织中的氨基酸经过脱氨基作用脱氨。

②嘌呤核苷酸循环过程中生成氨。ATP 分解生成 ADP，ADP 进一步分解生成 AMP，AMP 在生成 IMP（一磷酸肌苷）的过程中产生氨：$AMP+H_2O \rightarrow IMP+NH_3$，此过程主要在肌肉和脑组织中进行。

③单胺类神经递质脱氨基生成氨。谷氨酰胺从血液中进入肾脏时，可以被肾小管上皮细胞中的谷氨酰胺酶催化分解为谷氨酸和氨（谷氨酰胺+$H_2O \rightarrow$ 谷氨酸+NH_3）。该部分氨约占肾脏产氨量的 60%，其他氨基酸在肾小管上皮细胞中分解也生成氨，约占肾脏产

氨量的 40%。

在短时间高强度运动时，体内氨的生成主要来自 AMP 的分解代谢；而在长时间低强度和中等强度运动时，体内氨的生成主要来自各种氨基酸的脱氨基过程。因此，运动时体内氨生成量的主要影响因素是运动持续的时间和运动强度。正常人处于静息状态时，氨在肌肉中的含量大约是血浆的 2.5 倍，这是因为肌肉内 pH（7.0）比血浆低（7.4）。这时体液中氨的浓度很低，例如，静脉血浆中氨浓度约为 25 μmol/L，动脉血浆中氨浓度约为 80 μmol/L，脑脊液中氨的浓度约为 60 μmol/L。在运动状态下，肌肉内 pH 也比血浆低，氨也主要滞留于肌肉中。在剧烈运动时，骨骼肌细胞会产生大量的酸性代谢产物，如乳酸，使细胞内的 pH 降低（例如，骨骼肌 pH 大约为 6.6，血液 pH 大约为 7.2），此时肌细胞中生成的氨大量地转变为 NH_4^+。可见，细胞内外酸碱度是影响氨移动的重要因素。当 H^+ 浓度升高时，大量的氨转变为 NH_4^+，此过程可防止工作肌过度酸化，减少进入血液中的氨，并且防止氨通过血脑屏障对中枢神经系统产生毒害作用（张爱芳，2005）。

乳酸的累积可以导致运动性疲劳的产生，然而多年来的研究结果表明，并非单一因素的作用导致了运动性疲劳的产生，而是多种因素共同作用的结果（Mutch and Banister，1983；Banister et al.，1983）。其中，体内氨的积累就与运动性疲劳的产生密切相关（Broberg and Sahlin，1988；Banister and Csmeron，1990）。各种途径产生的氨，扩散进入体液后，各组织的 pH 决定了氨的移动方向。氨经血液运输，穿越血脑屏障后，能够干扰中枢神经各神经元细胞及大脑的能量代谢，进而影响中枢神经系统内一些神经递质的产生，如多巴胺、去甲肾上腺素等，最终导致中枢神经系统功能的紊乱，出现动作不协调、共济失调、肌肉软弱无力、木僵等表现（Davis and Bailey，1997）。因此，长时间高强度运动中，由于氨的积累导致的运动性疲劳，主要是通过干扰神经递质的产生而引起的（聂金雷，2002；田野，2003）。一些研究者认为氨是限制运动能力的因素之一，也可成为判断无氧供能失衡的标志（Urhausen and Kindermann，1992）。总之，长时间运动中，肌肉中氨的浓度大量增加，经血液循环进入其他器官，并穿越血脑屏障，导致脑内氨浓度明显升高，进而影响中枢神经系统和大脑的能量代谢，最终产生了运动性疲劳（姚泰，2005）。

虽然目前氨对人体健康的影响没有定论，但影响体内氨浓度的因素包括性别、年龄、运动方式、运动水平、肌肉中糖元含量多少、运动员的肌纤维类型、肌纤维数量等。正常情况下，人体内产生的氨，进入血液后可被肝脏摄取，在肝脏中被转化为尿素，再随尿液排出。另外，在谷氨酸脱氢酶和丙氨酸脱氢酶的作用下，氨也可分别形成谷氨酸和丙氨酸。

（二）甲醛毒性作用的研究进展

甲醛，又称蚁醛，分子式为 HCHO 或 CH_2O，无色气体，有特殊的刺激气味，对人眼、鼻等有刺激作用。易溶于水和乙醇。水溶液的浓度最高可达 55%，通常是 40%，称作甲醛水，俗称福尔马林，是有刺激气味的无色液体。

人类日常生活中所食用的食物往往含有甲醛，国外有报道提出，多种粮食类食品中的甲醛含量大约有 50%超过 1 mg/kg，至少 20%左右食品的甲醛含量超过 2 mg/kg，而某些食品的甲醛含量竟超过 20 mg/kg，例如生猪肉的甲醛含量为 20 mg/kg，马铃薯的甲醛含量是 57 mg/kg，还有一些食品加工过程中也会加入甲醛制品（韩彩轩，1999）。染料以及香烟的燃烧过程也会产生甲醛，其中，香烟燃烧过程中产生的甲醛浓度一般为 210 mg/m³，以一盒香烟计算，每天平均产生甲醛 1 mg，而室内家用燃料的燃烧所产生的甲醛含量最大为 0.41 mg/m³（刘君卓等，1993）。装饰品以及装修材料中含有甲醛，一般家庭中现在所使用的装修材料有合成纤维、胶合板、地板革、黏合剂等原料，这些原料使用过程中均能产生甲醛。尤其当前许多城市的宾馆越来越多，许多劣质装修材料的滥用，都会使室内甲醛浓度升高，家庭室内的甲醛浓度一般可达到 0.18 mg/m³，而欧洲所规定的一般非职业限定值为 0.13～0.16 mg/m³（韩良峰等，1996）。王建华等发现装修过的房子中甲醛含量比没有装修过的房子高，通过双因素方差分析，二者之间差异性显著，说明了家庭里的甲醛含量与被装修的多少有关（刘亚平等，1998）。杀虫剂、化妆品、消毒剂以及纺织品在使用过程中也可能产生甲醛，例如，医院常用作消毒剂的福尔马林就会直接污染空气，在使用甲醛作为消毒剂时发现其虽然有一定的灭菌作用，但其作用比较缓慢，挥发出的甲醛气体则会刺激皮肤以及呼吸系统。汽车尾气以及工业废气等环境污染使得降水中甲醛浓度为 0.1～0.17 mg/L，最高约 1.4 mg/L。

进入信息化时代后，人们越来越追求办公场所的舒适化，因此室内装修也更加普遍，装修过程中会使用大量的涂料、防腐剂、人造板材等化合材料，这些材料在使用过程中都伴有污染物甲醛的释放，室内若通风不良，就会使污染物累积，进而对人体健康产生潜在的严重危害。人的日常工作、生活等大部分时间都是在室内完成的，因此室内的空气质量与人类健康不可分割。在日常生活里，人类通常会忽视甲醛的存在，由于甲醛的用途很多，尤其是用作杀菌剂，所以人们在很多场所都会受到甲醛污染的危害，例如，汽车尾气以及一些生活用品中都含有甲醛。甲醛作为室内空气污染的代表性化学污染物之一，已经受到人们越来越多的重视。室外大气中的甲醛主要来源于汽车尾气、工业废气、装饰材料的释放以及废弃物燃烧产生；而建筑场所里的甲醛则主要是通过装修时使用的劣质材料、香烟以及厨房天然气等燃料的燃烧产生的。当前，限于人类各种社会活动的因素，室内甲醛含量一般高于室外，因此人们的健康时刻受到甲醛的威胁。经常处在甲醛环境中的房间，若甲醛浓度在 0.22 mg/m^3 及以下，那么对呼吸道系统可能造成一定程度的损伤；当甲醛含量超过 0.24 mg/m^3 时，则会影响儿童的正常呼吸；如果环境中甲醛含量为 6 mg/m^3，人体肺部的正常功能会受到影响。1990 年后，国际癌症中心将甲醛列为潜在致癌性的物质之一，一直到 21 世纪将甲醛确定为致癌物质（WHO，2004）。

据有关报道，美国约有 1/5 的人口受到甲醛的影响；德国将甲醛限值规定到 0.1×10^{-6} 内，但是有调查显示，德国东部地区有至少 15% 的家庭内甲醛含量超过了该规定限值。甲醛的污染与地域的关系不大，有些发展中国家的甲醛污染状况明显比发达国家高，测得一些家庭里的甲醛含量甚至比一些办公场所还高（Appelman et al.，1988）。我国环境保护部门选取几个代表性城市检测家庭中的甲醛浓度，结果显示所测得的甲醛浓度均超标严重，其中超过 80% 的甲醛最高竟然超标 90% 以上（周建平等，2005），另外还发现大多数刚装修好的房间的甲醛浓度均明显超标。在对湖南省某市刚装修的房子甲醛含量进行调查后，分析发现有 80% 装修完四五个月之内的房间甲醛含量超过限定值，几乎所有办公场所的甲醛含量都超标，而至少有一半装修完一年的房间还处在超标水平。

甲醛的毒性很强，会对人的眼睛、鼻子等器官产生刺激作用，吸入后会引起氧化应激反应导致细胞的损伤作用（段丽菊等，2006）。甲醛被列为环境污染物质，其结构简单用途广泛。人体内一些胺类物质可以在特定氧化酶催化作用下形成内源性甲醛。内源性甲醛对人体产生的毒性作用一般通过吸烟等不良习惯诱导肾上腺素、肌酸等代谢产生胺类（主要为甲胺），从而催化甲醛生成量增多。外源性的甲醛作为伤害性刺激毒物，可引起"神经—体液—免疫"等应激反应变化，比如应激相关激素（糖皮质激素、肾上腺素）、交感神经-肾上腺髓质兴奋、急性期蛋白合成量增多、释放多种细胞因子（肿瘤坏死因子等）（梁志锋等，2009）。其中甲醛诱导产生的细胞因子又介导诱导型一氧化氮和酶的产生，继续催化非生理 NO 的产生，对机体的 NO/cGMP 信号通路产生影响。

甲醛于 2004 年被世界卫生组织列为致癌物质。在甲醛环境中长期暴露，会出现失眠、恶心、咳嗽、嗓子发炎、呼吸不畅、头疼、精神抑郁不适症状（Zarasiz et al.，2005）。随着对甲醛毒性的研究，发现高浓度状态下，甲醛能使人的呼吸系统发生癌变，Thrasher 和 Kiburn（2001）研究发现甲醛能够进入胎儿组织中。目前认为呼吸系统和皮肤黏膜受到甲醛的刺激机理是通过神经末梢介导的，对神经性炎症和对中枢神经系统产生刺激，这也是目前人们对甲醛的危害作用的常见认识。当刺激作用严重时，会对肺部产生严重损伤作用。流行病学相关研究显示，长期接触甲醛的人群会出现失眠、情绪不稳、头晕等神经系统上的不适，初期的主要表现是感官的认知偏差（Tong et al.，2013）。Taranenko 和 Efimova（2007）对小鼠进行甲醛活体染毒实验，让小鼠暴露在甲醛环境下，结果显示数小时后在其大脑内可发现甲醛的碳元素标记物质。Savolainen（1981）使用甲醛对小鼠消化道进行染毒，发现甲醛可以影响小鼠大脑内一些酶的活性。综上所述，甲醛对大鼠神经毒性的作用及相关机制的研究还不是很多，有关研究推测可能是甲酸，即甲醛的代谢产物中毒引起的，甲醛对大鼠脑部的正常血液流动造成阻碍作用，并引起一系列的后续反应，最终导致神经元细胞的坏死。内源性甲醛在机体内的代谢产物甲酸，经过代谢可以产生二氧化碳和甲酸盐物质，因为甲酸盐物质可以通过尿液排出，那么，可以通过测量尿液中的甲酸盐含量，推断其与空气中甲醛含量的关系（Yu et al.，2014）。甲酸是甲醛脱氢酶作用于甲醛代谢产生的，甲醛的一些代谢产物还可以与体内蛋白质及氨基酸等发生反应，其生成物对机体内其他组织以及器官造成损害作用。一般情况下，体内的甲酸经过氧化作用产生 CO_2 和 H_2O_2，CO_2 可以由机体排出，H_2O_2 也能经过代谢过程排出体外。当空气中含有较高浓度的甲醛时，其进入体内产生的过氧化氢就会增加，过多的代谢甲酸会使 H_2O_2 产生羟基（Kovacie，2005；Kita et al.，2003），从而影响体内的 DNA、蛋白质等有机分子，诱发体内的一些组织病变。羟基含量则可以通过过氧化氢酶、过氧化物歧化酶、MDA 等指标检测。甲醛具有遗传毒性，影响严重的可能会引发流产（Oyama et al.，2002）。甲醛的致癌率与甲醛浓度不存在剂量效应关系，但是存在一个易致癌的临界值，其环境含量大于 7.1 mg/m^3 时，会更容易诱发癌变（于立群和何凤生，2004；张根明，2005）。尚没有证据证明在甲醛污染环境下工作的工人患病就一定与甲醛有关，所以有关这方面的研究还需要进一步深入，了解甲醛引发癌症的发病机理。离体实验研究中，发现甲醛通过氧化作用可以引发 DNA 突变。甲醛在体外对 DNA 所造成的氧化损伤比较小（Monticello et al.，1991）。

综上所述，甲醛在人们的日常生活中几乎无处不在，远远超出了我们对甲醛的基本认识。甲醛对人体肯定会造成一定的损害作用。近几年，关于甲醛的研究正在增多，其中关于甲醛毒性的体外实验资料比较多，但体内实验资料尚少。所以，有关甲醛的毒性作用还要深入研究，普及甲醛的危害性，并且尽量找到环保无毒的替代品替代被广泛应用到各个领域的甲醛。

（三）乳酸毒性作用的研究进展

乳酸又名 2-羟基丙酸、α-羟基丙酸或丙醇酸，分子式为 $C_3H_6O_3$，为无色液体，无气味，具有吸湿性。能与水、甘油、乙醇混溶，不溶于氯仿、二硫化碳和石油醚。它是人体代谢过程中的一种重要中间产物，与细胞内的能量代谢、脂类代谢、糖代谢以及蛋白质代谢关系密切。人体内的乳酸主要源于糖元和葡萄糖的酵解过程。糖酵解是广泛存在于细胞内的一种代谢途径，尤其是在骨骼肌细胞、骨髓细胞、血红细胞和神经细胞等耗能较多的组织细胞内非常活跃。然而，乳酸的生成量在不同细胞或不同状态下的同一细胞中有明显的差别。

正常生理状态下，细胞内糖的分解速度较慢，产生的 NADH（烟酰胺腺嘌呤二核苷酸，还原态）和丙酮酸较少。大部分 NADH 通过细胞线粒体膜上的电子穿梭系统将一对电子传递给细胞线粒体内的 NAD+（烟酰胺腺嘌呤二核苷酸，氧化态），参与丙酮酸的氧化过程，自身转变为 NAD+，而绝大多数的丙酮酸进入细胞线粒体内被彻底氧化分解。丙酮酸脱氢酶是丙酮酸进入三羧酸循环的限速酶，该酶活性的高低直接影响丙酮酸的氧化和乳酸的生成（Billat，1996）。细胞质基质中只存留少量的 NADH 和丙酮酸，在乳酸脱氢酶的作用下生成乳酸（Saltin et al.，1969；Yoshida et al.，1982）。当糖的分解速率、NADH 和丙酮酸的产生速率超过机体的处理能力时，肌糖元分解加速，丙酮酸的生成量超过了丙酮酸脱氢酶的能力范围，导致乳酸生成量增加（Snyder et al.，1994）。此外，当人剧烈运动或处于缺氧状态时，由于细胞缺氧，线粒体内 NADH 与丙酮酸的氧化分解减慢，使细胞质基质中 NADH 与丙酮酸的含量不断增大，进而使乳酸的生成量增加。然而，即使当所有的肌肉组织都在进行有氧呼吸，体内仍然会产生一些乳酸，这是大量低密度脂蛋白酶作用的结果（Denis et al.，1982）。

正常人在安静状态时血乳酸的浓度约为 1.0 mmol/L，运动员安静时血乳酸值与正常人无显著差异（Costill et al.，1971）。运动时，血乳酸浓度升高，但是运动强度不同，血乳酸浓度的变化也不同。在低、中强度运动时，肌肉并不缺氧，所有肌肉组织均进行有氧呼吸代谢，葡萄糖在细胞线粒体内被彻底氧化分解为水和二氧化碳。NADH 和丙酮酸的生成速率低，丙酮酸脱氢酶等代谢了大量底物，乳酸生成量极少（冯炜权等，1993）。而在高强度运动时，由于 ATP 分解为 Pi 和 ADP，ADP 又分解为 Pi 和 AMP，胞质内的 Pi、ADP、AMP 和肌酸的量大大增加，激活了细胞内的糖分解过程，从而产生了大量 NADH 和丙酮酸，它们的生成速率远远超过线粒体内的氧化速率，使 NADH 和丙酮酸在细胞质基质中大量积累，最终导致细胞内产生较多的乳酸（Conconi et al.，1980；Hillman，2002）。然而，在高强度运动 5~10 min 后，耗氧速率达到稳定状态，糖类供能下降，乳酸的生成速率也开始下降。所以，长时间高强度运动时，乳酸的生成主要是在运动开始时的缺氧期间以及耗氧速率稳定之前（Allen et al.，1985）。近年来，人们对肌肉收缩时乳酸生成的时间远早于达到最大摄氧量之前这一现象有了充分的了解。Foster 等（1988）的研究表明，肌肉收缩时的缺氧并不是指肌细胞中耗氧量的降低，而是氧分压的降低影响了其氧化分解速率。Swensen 等（1999）的报道也表明，刺激狗骨骼肌收缩时，在氧分压还远大于线粒体呼吸的最大摄氧量时，乳酸的生成量已经显著提高。

人体能够通过利用体内生成的乳酸而获得大量能量，这对完成各项生命活动非常重要。然而当乳酸在体内大量堆积时，会破坏人体内环境的稳态，特别是体内的酸碱平衡将被破坏，引起代谢紊乱，甚至危及生命。所以，人体内的乳酸必须被消除，体内清除乳酸的途径主要有以下几种：

①经糖异生途径产生糖元和葡萄糖。在人体运动时，体内产生大量肌乳酸，其进入血液后使血乳酸的含量很快增大，从而激活骨骼肌与肝脏细胞中的糖异生途径，使大量的乳酸转化为葡萄糖。生成的葡萄糖进入血液对运动时消耗的血糖进行补充；运动结束之后，糖异生途径还会逐渐增强，产生的葡萄糖用于恢复细胞中糖元的储备。

②直接氧化分解为水和二氧化碳。在氧气充足的情况下，心肌和骨骼肌等组织细胞可以摄取血乳酸，这些乳酸在乳酸脱氢酶的作用下被转化为丙酮酸，丙酮酸在细胞线粒体中被彻底氧化分解为水和二氧化碳。

③用于丙氨酸、脂肪酸等物质的合成。在肝脏细胞中，乳酸经由丙酮酸，通过氨基转换作用生成丙氨酸，参与蛋白质代谢，也可经由丙酮酸、乙酰辅酶 A 途径转变为胆固醇、脂肪酸、乙酸和酮体等物质。

当运动过于剧烈或持久时，体内的乳酸来不及被处理，就会造成乳酸的堆积，引起倦怠和酸痛。如果长期恶化下去，就会造成体质酸化，并可能引起严重的疾病。乳酸过多会使呈弱碱性的体液呈酸性，影响细胞吸收氧气和营养，削弱细胞的正常功能。乳酸过多还会使肌肉发生收缩，使得血流不畅，结果造成头痛、肌肉酸痛、头重感、发冷等。各种原因引起的血乳酸浓度升高而导致的酸中毒称为乳酸性酸中毒（付春梅等，2005）。乳酸性酸中毒包括组织灌注不足、代谢调节异常、碳水化合物先天的代谢异常以及由某些毒素和药物的作用等，主要分为两种类型：第一种类型是虽无氧合不足和组织灌注不足的临床证据，但有隐匿性组织灌注不足的存在（Kruse et al.，1987）。其中主要包括：①由先天代谢障碍引起的乳酸中毒，如丙酮酸脱氢酶缺乏症、1,6-2-磷酸果糖酶缺乏症、丙酮酸羧化酶缺乏症、氧化磷酸化酶缺乏症、6-磷酸酶缺乏症。②与基础疾病有关的乳酸中毒，如恶性肿瘤、糖尿病、嗜铬细胞瘤、肝病、脓毒症维生素 B_1 缺乏症。③由毒素和药物导致的乳酸中毒，如甲醇、乙醇、乙二醇、乙烯、果糖、山梨醇、麻黄碱、木糖醇、丙烯乙二醇、氰化物、异烟脂、硝普钠。第二种类型是乳酸中毒发生有氧合不足的组织低氧血症或组织灌注不足的临床证据。如局部低灌注（肢体和肠系膜缺血）、休克（脓毒性、心源性、低血容量）、CO 中毒、严重低氧血症、严重哮喘。

总之，乳酸中毒一旦发生，病死率很高，因而预防比治疗更为重要。

（四）丙酮酸毒性作用的研究进展

丙酮酸又名乙酰甲酸、2-氧代丙酸，分子式为 $C_3H_4O_3$，为无色到浅黄色液体，呈现醋酸香味，天然存在于蔗糖发酵液和薄荷中。能与水、醚、醇混溶，易吸湿，易分解、聚合，它是一种很弱的有机酸，也是一种重要的有机小分子。丙酮酸既具有酮和羧酸的性质，又具有α-酮酸的性质。丙酮酸属于羰基酸，是最简单的α-酮酸。

丙酮酸是一种广泛存在于心肌和其他组织中的天然抗氧化物质和代谢燃料，它任何时间均存在于细胞中，而且能够轻易地并自发性地进入细胞（袁卫涛和杨海军，2006）。最新的关于丙酮酸膜通透性的研究也表明，丙酮酸能够在肌细胞之间穿梭，随着血液循环到达全身各个部位，而且能够在血液中很快地增加（梁月红和吴史慧，2007）。丙酮酸在体内糖、脂肪和氨基酸三大营养物质的代谢联系中起着重要的枢纽作用，它同时联系着同化和异化作用，是代谢过程中重要的代谢支点（许豪文，2001）。丙酮酸的代谢途径主要有以下几个方面：

①丙酮酸进入线粒体后，氧化生成乙酰辅酶 A，经三羧酸循环（TAC）和呼吸链的氧化磷酸化，最终生成水和二氧化碳并且产生 ATP，1 mol 丙酮酸能够生成 15 mol ATP，从而完成葡萄糖的有氧氧化供能过程。

②肌肉中生成的丙氨酸进入血液，经血液运输到肝脏，在肝脏中经糖异生为葡萄糖再进入血液，维持"丙氨酸—葡萄糖循环"，此循环具有重要的生理意义。

③当糖酵解速度超过有氧代谢速度时，丙酮酸在细胞浆中被还原成乳酸供能。

④生成乙酰肉碱，它是体内丙酮酸的 "额外储存库"。

由于丙酮酸的用途十分广泛，它的开发应用已成为国内外的研究热点。一些发达国家以丙酮酸盐作为减肥保健药品，使其成为减肥药市场上的新宠，这主要有以下三方面的原因：第一，丙酮酸是内源性物质，低浓度的丙酮酸对人体安全有保障；第二，丙酮酸能够提高脂肪代谢率，使其达到 48%；第三，丙酮酸是人体柠檬酸循环以及合成氨基酸和糖类过程中的重要中间体。丙酮酸在农药方面可作杀虫剂和除菌剂，在化妆品方面可作增白剂和抗氧剂，能有效防止自由基的形成等（陈苏芳和张道洪，2001）。丙酮酸还具有很好的防腐保鲜功能，它能作为饲料和食品添加剂，用于饲料和果酒的保存。丙酮酸在生化研究中也扮演着重要的角色，可做检定仲醇和伯醇的试剂，并可用来测定转氨酶的活性。随着丙酮酸在运动医学、临床医学和康复医学领域的应用及相关研究的深入，丙酮酸对人体健康及运动能力的影响逐渐引起了学者们的广泛关注。研究表明，丙酮酸能够提高人体在体育运动中有氧运动的能力和耐受性，改善疲劳感觉和运动情绪，恢复运动造成的损伤（王翔和魏源，2002）。

近年来，丙酮酸的生理功能日益受到关注。丙酮酸能清除体内的过氧化氢，所以能保护由过氧化氢引起的细胞的氧化损伤。在另外两个研究中，Cicalese 等（1997；1999）也发现丙酮酸可抑制氧自由基的生成和活性，也就是说丙酮酸可以支持内源性的抗氧化系统，保护心肌免遭氧化应激和缺血再灌注损伤（de Groot et al.，1995）。此外，在超生理浓度下，丙酮酸还可表现出多种心肌保护作用，多项研究已证实其在防治心肌缺血再灌注损伤、促进心肌细胞存活方面具有重要作用（Hermann et al.，2004；Kristo et al.，2004；Crestanello et al.，1998）。

二、SO₂ 与氨、甲醛、乳酸和丙酮酸对大鼠血管张力影响的联合作用

本部分实验通过观察氨、甲醛、乳酸、丙酮酸对去甲肾上腺素（NE）预收缩的内皮完整和去内皮胸主动脉环的舒张或收缩效应，并观察不同信号转导途径及离子通道阻断剂对这几种化合物血管作用的影响，研究氨、甲醛、乳酸、丙酮酸对大鼠离体血管张力的作用及其机制。同时探讨这几种化合物与 SO₂ 之间对血管张力的联合作用。

（一）氨对大鼠血管张力的影响及其与 SO₂ 的联合作用

1. 氨对大鼠离体血管张力的影响

为了研究氨对大鼠血管内皮完整组和去内皮组血管张力的影响，待血管环预处理稳定后，分别累积加入 0.5 mmol/L、1 mmol/L、2 mmol/L、4 mmol/L、8 mmol/L、10 mmol/L 浓度的氨，以各组中 NE 引起的最大收缩坪值作为 100%，建立浓度效应曲线。以同样的实验方法研究 NaOH 对大鼠血管内皮完整组和去内皮组血管张力的影响，作为对比实验。

结果发现，各浓度组氨对大鼠胸主动脉环静息张力无明显影响，与对照组比较无统计学差异。对 NE 预收缩的内皮完整血管环，氨表现出两种截然不同的作用。在低浓度（0.5～5 mmol/L）时，氨表现出浓度依赖性收缩作用，当浓度累积到 5 mmol/L 时，氨对 NE 预收缩内皮完整血管环迅速产生显著的舒张作用；去内皮组氨的量效曲线比内皮完整组右移。

为了探讨氨对大鼠主动脉环张力的影响是否与其对孵育液的碱化有关，将其与 NaOH 的血管效应进行了对比性实验，并用 NH₄Cl 检验了 NH₄⁺的作用。实验结果表明，1～10 mmol/L NaOH 对 NE 预收缩的内皮完整血管环表现出浓度依赖性收缩作用，而对去内皮血管张力无影响；1～10 mmol/L NH₄Cl 对 NE 预收缩内皮完整血管环的张力没有影响（李君灵，2010）。

以上结果表明，氨对血管作用的特征不同于 NaOH，也不是因 NH₄⁺的作用。其原因可能是氨在 37℃恒温偏碱性的 Krebs 缓冲体系中，NH₄OH 很容易转化产生 NH₃，是 NH₃ 进入细胞内发挥作用。因此氨既不同于 NaOH 的碱性作用，也不同于 NH₄Cl 的 NH₄⁺的作用，由于 NH₄⁺是离子，脂溶性小，故不易穿透细胞膜发挥作用。因而本实验中，在小于 10 mmol/L 范围内没有发现 NH₄Cl 对血管收缩性有影响。上述结果提示氨的血管效应可能有与 pH 变化相关之外的机制，有待于进一步研究。

2. 氨对大鼠离体血管张力影响的作用机制研究

为了研究氨引起的血管张力的变化是否与 NO/cGMP 信号转导途径有关，我们分别使用一氧化氮合酶（NOS）抑制剂 L-NAME（100 μmol/L）和可溶性鸟甘酸环化酶（sGC）抑制剂 NS-2028（10 μmol/L）预孵育内皮完整的胸主动脉环 20 min，分别抑制 NO 的产生和阻断 cGMP 途径，观察氨（4 mmol/L 和 8 mmol/L）对血管环的效应。结果发现，虽然 L-NAME 对氨引起的血管环张力的变化影响不显著，但是 NS-2028 可以明显地部分抑制 4 mmol/L 氨对血管的收缩作用以及 8 mmol/L 氨对血管的舒张作用。结果表明，氨引起的血管张力的变化部分地与 NO/cGMP 有关。

3. 氨与 SO_2 对大鼠血管张力影响的联合作用

为了研究氨与 SO_2 对血管张力影响的联合作用，同时用不同浓度（0.5～4 mmol/L）的氨与生理浓度（5 μmol/L）的 SO_2 处理血管环。结果发现，同时加入 0.5～4 mmol/L 的氨水及 5 μmol/L SO_2 后血管收缩，但与单独的氨处理组相比，血管收缩比显著减小。同时加入 5～10 mmol/L 的氨及 5 μmol/L SO_2 后血管舒张，但与单独的氨处理组相比，血管舒张比没有显著变化，舒张作用不大于氨单独作用。

综上所述，氨对血管的作用比较复杂，在生理浓度（100 μmol/L）下对血管收缩性没有显著影响，在较低浓度（0.5～4 mmol/L）下能促进大鼠血管收缩，生理浓度的 SO_2 对低浓度氨的收缩效应有拮抗作用；而在高浓度（5～8 mmol/L）下能引起血管舒张，生理浓度的 SO_2 对高浓度氨的舒张效应没有影响（李君灵，2010）。

4. 氨熏气对大鼠血管影响的机制研究

为了研究氨对血管张力影响的分子作用机制，选取 72 只 200 g 左右的 Wistar 雄性大鼠，随机平均分成四组，分别在氨气浓度为 27 mg/m³、81 mg/m³、243 mg/m³ 条件下进行熏气，每组每天连续熏气 4 h，连续熏气一周，在最后一次熏气完成 24 h 后将大鼠全部处死取出胸主动脉血管。随后使用 Western-Blot 实验方法研究各组血管中 3 种 NOS（nNOS、eNOS、iNOS）和 $L\text{-}Ca^{2+}$ 通道两种亚型基因 $Ca_v1.2$ 和 $Ca_v1.3$ 的蛋白含量变化情况。使用荧光定量 RT-PCR 实验方法研究 3 种 NOS 基因和 $L\text{-}Ca^{2+}$ 通道亚型基因 $Ca_v1.2$ 和 $Ca_v1.3$ mRNA 含量变化情况。同时测定血管内 NO 含量、NOS 活性与 cGMP 含量。最后将几种实验手段的结果综合分析确定氨气对大鼠血管 NO/cGMP 信号通路以及 $L\text{-}Ca^{2+}$ 通道的具体影响。

（1）氨对大鼠血管 nNOS 基因 mRNA 和蛋白表达的影响。

如图 4-1（A）所示，与对照组相比，中浓度氨气处理组中大鼠血管 nNOS 基因 mRNA

含量升高 13%（$P<0.05$，$n=6$），而高浓度氨气处理组比对照组显著降低（$P<0.001$，$n=6$），含量减少 32%。图 4-1（B）表示氨气对大鼠血管 nNOS 蛋白表达的影响。低浓度氨气处理组中血管 nNOS 的含量为对照组的 71%（$P<0.05$，$n=6$），中浓度氨气处理组 nNOS 含量相比对照组增加 30%（$P<0.05$，$n=6$），高浓度氨气处理组相比对照组明显下降（$P<0.001$，$n=6$），为对照组含量的 57%。以上结果表明随着氨气浓度的升高，nNOS 基因的 mRNA 和蛋白含量会先增加后降低，而高浓度氨气会明显抑制 nNOS 基因的转录和翻译过程。

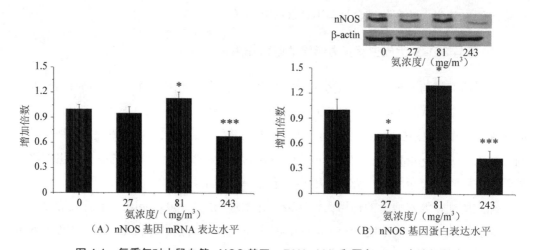

图 4-1　氨熏气对大鼠血管 nNOS 基因 mRNA（A）和蛋白（B）表达的影响

Fig. 4-1　Effect of NH₃ inhalation on the mRNA（A）and protein（B）expression of nNOS in the rat aortas

注：①将对照组标准化为 1，各组数值与对照组的比值作为相对平均表达的倍数。

②每列代表 6 个独立实验平均值±标准偏差。

③实验组与对照组相比，$*P<0.05$，$***P<0.001$。

（2）氨对大鼠血管 iNOS 基因 mRNA 和蛋白表达的影响。

与对照组相比，低、中、高浓度氨气处理组，大鼠血管 iNOS 基因 mRNA 含量都明显增加，增加量分别为对照组的 42%（$P<0.05$，$n=6$）、74%（$P<0.001$，$n=6$）、78%（$P<0.001$，$n=6$）（图 4-2（A））。由图 4-2（B）可知，氨气可明显增加大鼠血管 iNOS 蛋白的生成量，与对照组相比，低、中、高三组蛋白含量分别增加 21%（$P<0.05$，$n=6$）、86%（$P<0.001$，$n=6$）、55%（$P<0.05$，$n=6$）。结果表明氨气会明显的促进 iNOS 基因的转录和翻译过程。

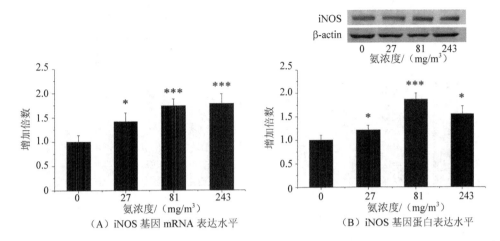

图 4-2 氨熏气对大鼠血管 iNOS 基因 mRNA（A）和蛋白（B）表达的影响

Fig. 4-2 Effect of NH₃ inhalation on the mRNA（A）and protein（B）

expression of iNOS in the rat aortas

注：①将对照组标准化为 1，各组数值与对照组的比值作为相对平均表达的倍数。

②每列代表 6 个独立实验平均值±标准偏差。

③实验组与对照组相比，* $P<0.05$，*** $P<0.001$。

（3）氨对大鼠血管 eNOS 基因 mRNA 和蛋白表达的影响。

图 4-3（A）显示氨气对大鼠血管 eNOS 基因 mRNA 含量的影响。与对照组相比，血管 eNOS 基因 mRNA 含量在低浓度氨气组无明显变化（$P>0.05$，$n=6$），中浓度氨气处理组比对照组下降 22%（$P<0.05$，$n=6$），高浓度氨气处理组比对照组下降 32%（$P<0.001$，$n=6$），表明中浓度氨气和高浓度氨气可使 eNOS 基因的 mRNA 表达受到一定的抑制。由图 4-3（B）可知，与对照组相比，血管 eNOS 蛋白产生量在低浓度氨气处理组没有明显变化，中浓度氨气处理组和高浓度氨气处理组蛋白表达量明显减少，分别为对照组的 66%（$P<0.05$，$n=6$）和 60%（$P<0.001$，$n=6$）。结果表明在氨气达到一定浓度时会对血管 eNOS 蛋白的生成产生明显的抑制作用。

（4）氨对大鼠血管中 NO 和 cGMP 含量的影响。

采用硝酸还原酶法测定不同浓度氨气对大鼠血管组织中 NO 含量的影响，结果见图 4-4（A）。由图 4-4（A）可知，与对照组相比，27 mg/m³、81 mg/m³、243 mg/m³ 氨气均可使血管组织中 NO 含量明显增加，其中在 81 mg/m³ 氨气组中增加量最大。

采用放射免疫法测定不同浓度氨气对大鼠血管组织中 cGMP 含量的影响，结果见图 4-4（B）。由图 4-4（B）可知，与对照组相比，27 mg/m³、81 mg/m³、243 mg/m³ 氨气均可使血管组织中 cGMP 含量明显增加，呈现明显的剂量-效应关系。

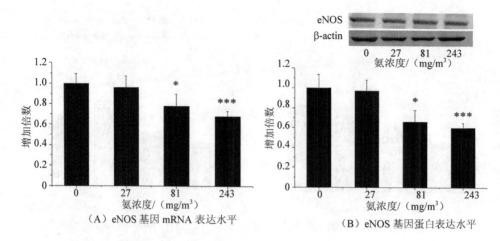

图 4-3　氨熏气对大鼠血管 eNOS 基因 mRNA（A）和蛋白（B）表达的影响

Fig. 4-3　Effect of NH$_3$ inhalation on the mRNA（A）and protein（B）

expression of eNOS in the rat aortas

注：①将对照组标准化为 1，各组数值与对照组的比值作为相对平均表达的倍数。

②每列代表 6 个独立实验平均值±标准偏差。

③实验组与对照组相比，* $P < 0.05$，*** $P < 0.001$。

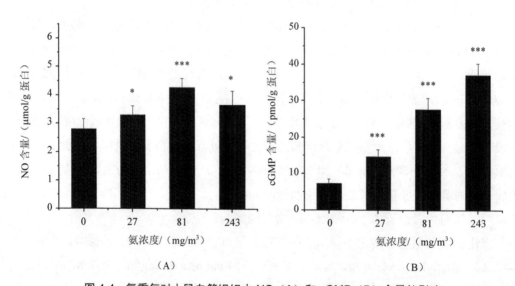

图 4-4　氨熏气对大鼠血管组织中 NO（A）和 cGMP（B）含量的影响

Fig. 4-4　Effect of NH$_3$ inhalation on the levels of NO（A）and cGMP（B）in the rat aortas

注：与对照组相比，* $P < 0.05$，*** $P < 0.001$。

（5）氨对大鼠血管中 TNOS 和 iNOS 含量的影响。

由图 4-5 可知，与对照组相比，27 mg/m³、81 mg/m³、243 mg/m³ 氨气均可使血管组织中 TNOS 和 iNOS 含量明显增加，并呈现明显的剂量-效应关系。

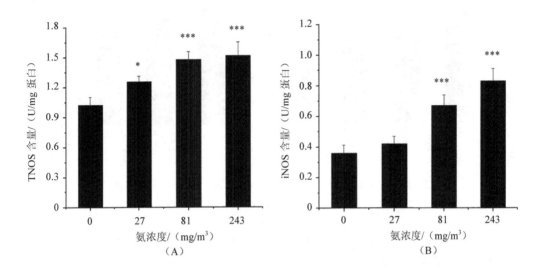

图 4-5　氨熏气对大鼠血管组织中 TNOS（A）和 iNOS（B）含量的影响

Fig. 4-5　Effect of NH$_3$ inhalation on the levels of TNOS（A）and iNOS（B）in the rat aortas

注：与对照组相比，*$P<0.05$，*** $P<0.001$。

（6）氨对大鼠血管 Ca$_v$1.2 基因 mRNA 和蛋白表达的影响。

如图 4-6（A）所示，与对照组相比，Ca$_v$1.2 基因 mRNA 表达在 27 mg/m³ 和 243 mg/m³ 氨气染毒组中有明显的降低，分别为对照组的 0.71 倍（$P<0.05$，$n=6$）和 0.63 倍（$P<0.05$，$n=6$），但是在中浓度组时没有显著性变化。图 4-6（B）表示氨气对大鼠血管 Ca$_v$1.2 蛋白合成量的影响。血管 Ca$_v$1.2 基因蛋白含量呈明显的降低趋势，低、中、高浓度氨气处理组蛋白表达量分别为对照组的 88%、79%（$P<0.05$，$n=6$）、58%（$P<0.001$，$n=6$）。

（7）氨对大鼠血管 Ca$_v$1.3 基因 mRNA 和蛋白表达的影响。

氨气对大鼠染毒后，对血管 Ca$_v$1.3 基因 mRNA 表达的影响见图 4-7（A）。在低、中浓度时，mRNA 表达并未发生显著性变化，而在高浓度时，与对照组相比，Ca$_v$1.3 基因 mRNA 表达水平显著下降，为对照组的 0.55 倍（$P<0.001$，$n=6$）。图 4-7（B）表示氨气对大鼠血管 Ca$_v$1.3 蛋白合成量的影响。与对照组相比，血管 Ca$_v$1.3 基因蛋白在低浓度氨气处理组中无显著性变化（$P>0.05$，$n=6$），但中浓度氨气处理组相比对照组降低 15%（$P<0.05$，$n=6$），高浓度氨气处理组降低 42%（$P<0.05$，$n=6$），基本与 mRNA 含量的变化趋势相一致。

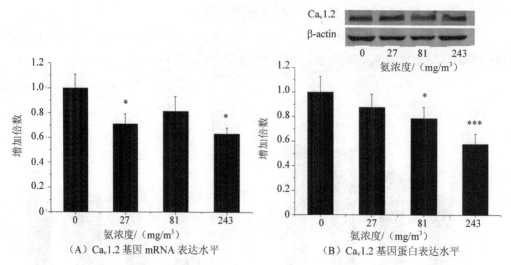

图 4-6　氨熏气对大鼠血管 Ca_v1.2 基因 mRNA（A）和蛋白（B）表达的影响

Fig. 4-6　Effects of NH_3 inhalation on the mRNA（A）and protein（B）expression of Ca_v1.2 in the rat aortas

注：①将对照组标准化为 1，各组数值与对照组的比值作为相对平均表达的倍数。

　　②每列代表 6 个独立实验平均值±标准偏差。

　　③实验组与对照组相比，* $P<0.05$，*** $P<0.001$。

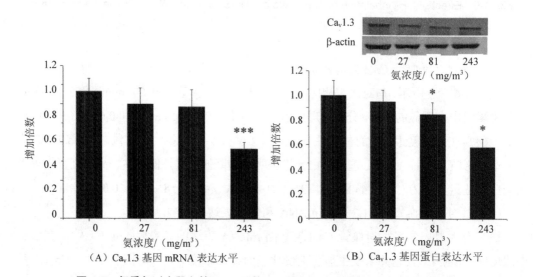

图 4-7　氨熏气对大鼠血管 Ca_v1.3 基因 mRNA（A）和蛋白（B）表达的影响

Fig. 4-7　Effects of NH_3 inhalation on the mRNA（A）and protein（B）expression of Ca_v1.3 in the rat aortas

注：①将对照组标准化为 1，各组数值与对照组的比值作为相对平均表达的倍数。

　　②每列代表 6 个独立实验平均值±标准偏差。

　　③实验组与对照组相比，* $P<0.05$，*** $P<0.001$。

以上结果显示，氨气能够调节血管中 nNOS、iNOS 和 eNOS 的 mRNA 和蛋白表达量，进而导致 NO 与 cGMP 含量显著升高。L-Ca^{2+}通道亚型基因 Ca$_v$1.2 和 Ca$_v$1.3 的 mRNA 和蛋白表达均受到氨气的明显抑制。以上结果表明氨气会使大鼠血管的 NO/cGMP 信号通路和 L-Ca^{2+}通道的表达发生改变，从而影响心血管系统的生理功能。

（二）甲醛对大鼠血管张力的影响及其与 SO$_2$ 的联合作用

1．甲醛对大鼠血管张力的影响

为了研究甲醛对大鼠血管内皮完整组和去内皮组血管张力的影响，待血管环预处理稳定后，分别累积加入 100 μmol/L、200 μmol/L、300 μmol/L、500 μmol/L、700 μmol/L、1 mmol/L、3 mmol/L、5 mmol/L、10 mmol/L 浓度的甲醛，以各组中 NE 引起的最大收缩坪值作为 100%，建立浓度效应曲线，以加入等体积的生理盐水做对照。

结果发现，甲醛在较低浓度（<300 μmol/L）时可引起血管小幅度收缩，随着甲醛浓度的升高，可以引起血管环舒张，且呈剂量-效应关系，但当甲醛浓度大于 3 mmol/L 时，其对血管环的舒张效应又开始下降（图 4-8）。甲醛对去内皮和内皮完整血管环张力的影响差异显著，所以，甲醛对主动脉血管环的舒张机理与内皮有一定关系（Zhang et al.，2018）。

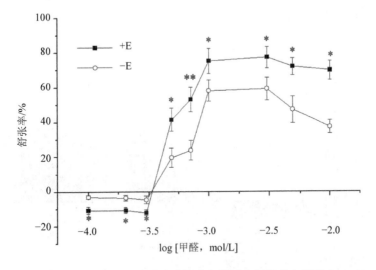

图 4-8　甲醛对大鼠去内皮和内皮完整血管环张力的影响

Fig.4-8　Effects of formaldehyde on rat endothelium-intact and endothelium-denuded aortic rings tension

注：①○：去内皮血管；■：内皮完整血管；

　　②与去内皮血管组相比，$^*P<0.05$。

引自：Zhang et al.，2018。

2. 甲醛对大鼠血管张力影响的作用机制研究

依据甲醛对血管环张力影响的实验，观察不同信号转导途径抑制剂和相关离子通道阻断剂对 100 μmol/L、500 μmol/L 和 1 000 μmol/L 甲醛诱导的血管效应的影响。

（1）甲醛对大鼠血管张力影响的信号转导机制。

分别用 NOS 抑制剂 L-NAME（100 μmol/L）、sGC 抑制剂 NS-2028（10 μmol/L）、内皮素转化酶抑制剂磷酸阿米酮（5 μmol/L）、cAMP 抑制剂 SQ22536（l00 μmol/L）、环氧化酶抑制剂吲哚美辛（10 μmol/L）、β-受体抑制剂普萘洛尔（10 μmol/L）、血管紧张素转化酶抑制剂卡托普利（10 μmol/L）、PKC 抑制剂十字孢碱（30 nmol/L）预孵育内皮完整的胸主动脉环 20 min，然后观察 100 μmol/L、500 μmol/L 和 1 000 μmol/L 甲醛对血管环张力的影响，以研究甲醛引起的血管效应的信号转导机制。

由图 4-9 可以看出，对于 500 μmol/L 和 1 000 μmol/L 甲醛所引起的大鼠血管环舒张效应，L-NAME 和 NS-2028 能够将其部分抑制，然而用 100 μmol/L 的甲醛作用于血管环时，L-NAME 和 NS-2028 对其张力变化的影响不显著。此外，磷酸阿米酮能够明显抑制 100 μmol/L 甲醛引起的血管收缩作用，而对 500 μmol/L 和 1 000 μmol/L 甲醛引起的大鼠血管环舒张效应无明显影响。结果表明，500 μmol/L 和 1 000 μmol/L 甲醛的舒血管作用部分地与 NOS/cGMP 信号转导通路有关，而 100 μmol/L 的甲醛引起的血管收缩作用与内皮素有关。

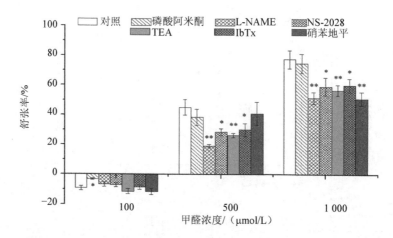

图 4-9　磷酸阿米酮、L-NAME、NS-2028、TEA、IbTx 和硝苯地平对甲醛对大鼠血管环张力影响的抑制作用

Fig. 4-9　Inhibitory effect of phosphoramidon，L-NAME，NS-2028，TEA，iberiotoxin，nifedipine on the formaldehyde-induced action in the rat aortas

注：与对照组相比，$^*P<0.05$，$^{**}P<0.01$。

引自：Zhang et al.，2018。

（2）甲醛对大鼠血管张力影响的离子通道机制。

分别使用不同的离子通道阻断剂硝苯地平（L-Ca^{2+}通道阻断剂，10 μmol/L）、4-AP（Kv 通道阻断剂，2.5 mmol/L）、格列本脲（K_{ATP}通道阻断剂，10 μmol/L）、蜂毒肽（SK_{Ca}通道阻断剂，50 nmol/L）、IbTx（BK_{Ca}通道阻断剂，100 nmol/L）和 TEA（非特异钾通道阻断剂，10 mmol/L）来检测 100 μmol/L、500 μmol/L 和 1 000 μmol/L 甲醛舒血管作用是否与 L-Ca^{2+}通道和钾离子通道有关。

结果显示，当甲醛浓度为 100 μmol/L 和 500 μmol/L 时，硝苯地平对其作用于血管的影响不显著，而当甲醛浓度为 1 000 μmol/L 时，硝苯地平能够明显抑制甲醛引起的血管舒张作用。此外，TEA 和 IbTx 对 100 μmol/L 甲醛作用于血管环张力的影响不显著，而用 500 μmol/L 和 1 000 μmol/L 的甲醛作用于血管环时，TEA 和 IbTx 均对甲醛引起的血管环舒张有明显的抑制作用（图 4-9）。结果表明，500 μmol/L 甲醛引起的舒血管作用与 BK_{Ca}通道有关，而 1 000 μmol/L 甲醛引起的舒血管作用与 L-Ca^{2+}通道和 BK_{Ca}通道有关。

综上所述，低浓度（100 μmol/L）甲醛引起的血管收缩作用与内皮素有关，而较高浓度（500 μmol/L 和 1 000 μmol/L）甲醛引起的血管舒张作用与 NOS/cGMP 信号转导通路，以及 L-Ca^{2+}通道和 BK_{Ca}通道有关。

3．甲醛与 SO_2 对大鼠血管张力影响的联合作用

为研究甲醛与 SO_2 对血管张力影响的联合作用，同时用不同浓度（0.1～10 mmol/L）的甲醛与生理浓度（5 μmol/L）的 SO_2 处理血管环。结果发现，同时加入 0.1～0.3 mmol/L 的甲醛及 5 μmol/L SO_2 后血管收缩，但与单独的甲醛处理组相比，血管收缩比无明显变化。同时加入 0.5～10 mmol/L 的甲醛及 5 μmol/L SO_2 后血管舒张，但与单独的甲醛处理组相比，血管舒张比没有显著改变，舒张作用不大于甲醛单独作用。

综上所述，甲醛对血管的作用比较复杂，在较低浓度（＜300 μmol/L）下能促进大鼠血管收缩，而在较高浓度（＞500 μmol/L）下能引起血管舒张。生理浓度的 SO_2 对较低浓度甲醛引起的收缩效应以及高浓度引起的舒张效应均没有影响。

4．甲醛熏气对大鼠血管影响的机制研究

在本研究中，共选用 200 g 左右的 Wistar 雄性大鼠 72 只，随机平分为 4 组，分别为对照组、低浓度甲醛组（0.5 mg/m³）、中浓度甲醛组（3 mg/m³）和高浓度甲醛组（18 mg/m³），进行甲醛静态吸入染毒实验。熏气周期为 4 h/d，共一周（7 d）。在最后一次熏气完成 24 h 后将大鼠处死，剥离胸主动脉血管并迅速置于液氮中冷冻。随后，采用 Western-Blot、实时定量 RT-PCR、酶活性测定等生物化学和分子生物学技术和方法对相

关 mRNA、蛋白、酶活性等做检测实验（Zhang et al.，2018）。

（1）甲醛对大鼠血管 nNOS 基因 mRNA 和蛋白表达的影响。

如图 4-10（A）所示，与对照组相比，低、中高浓度甲醛处理组中大鼠血管 nNOS 基因 mRNA 含量没有明显变化，而高浓度甲醛处理组中血管 nNOS 基因 mRNA 含量明显降低，为对照组的 0.76 倍（$P<0.05$，$n=6$）。图 4-10（B）表示甲醛对大鼠血管 nNOS 蛋白表达的影响。血管 nNOS 的蛋白含量有一定的下降趋势，但是与对照组相比各组均没有明显差异。以上结果表明，甲醛只有在高浓度时才能明显抑制 nNOS 基因的转录过程，而对 nNOS 基因的翻译过程没有明显影响。

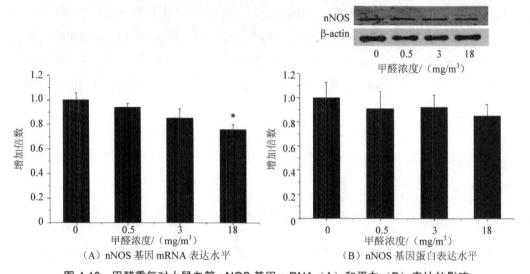

图 4-10　甲醛熏气对大鼠血管 nNOS 基因 mRNA（A）和蛋白（B）表达的影响

Fig. 4-10　Effect of formaldehyde inhalation on the mRNA（A）and protein（B）expression of nNOS in the rat aortas

注：①将对照组标准化为 1，各组数值与对照组的比值作为相对平均表达的倍数。

②每列代表 6 个独立实验平均值±标准偏差。

③与对照组相比，* $P<0.05$，*** $P<0.001$。

引自：Zhang et al.，2018。

（2）甲醛对大鼠血管 iNOS 基因 mRNA 和蛋白表达的影响。

与对照组相比，低、中、高浓度甲醛处理组，大鼠血管 iNOS 基因 mRNA 含量都明显增加，呈明显的剂量-效应关系，分别增加为对照组的 1.54 倍（$P<0.05$，$n=6$）、1.70 倍（$P<0.001$，$n=6$）、1.91 倍（$P<0.001$，$n=6$）［图 4-11（A）］。由图 4-11（B）可知，中、高浓度甲醛可明显增加大鼠血管 iNOS 蛋白的生成量，与对照组相比，中、高浓度甲醛处理组蛋白含量分别增加为对照组的 1.26 倍（$P<0.05$，$n=6$）和 1.31 倍（$P<0.05$，$n=6$）。结果表明，甲醛能够明显促进 iNOS 基因的转录和翻译过程。

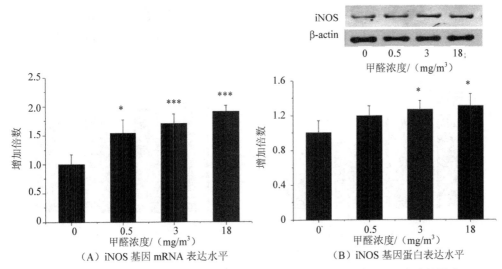

图 4-11　甲醛熏气对大鼠血管 iNOS 基因 mRNA（A）和蛋白（B）表达的影响

Fig. 4-11　Effect of formaldehyde inhalation on the mRNA（A）and protein（B）expression of iNOS in the rat aortas

注：①将对照组标准化为 1，各组数值与对照组的比值作为相对平均表达的倍数。

②每列代表 6 个独立实验平均值±标准偏差。

③实验组与对照组相比，$* P<0.05$，$*** P<0.001$。

引自：Zhang et al.，2018。

（3）甲醛对大鼠血管 eNOS 基因 mRNA 和蛋白表达的影响。

图 4-12（A）显示甲醛对大鼠血管 eNOS 基因 mRNA 含量的影响。与对照组相比，血管 eNOS 基因 mRNA 含量在低浓度甲醛组无明显变化（$P>0.05$，$n=6$），中浓度甲醛处理组中 mRNA 含量为对照组的 0.57 倍（$P<0.05$，$n=6$），高浓度甲醛处理组 mRNA 含量为对照组的 0.30 倍（$P<0.001$，$n=6$），表明中浓度和高浓度甲醛均可使 eNOS 基因的 mRNA 表达受到一定的抑制。由图 4-12（B）可知，与对照组相比，血管 eNOS 蛋白产生量在低浓度和中浓度甲醛处理组中没有明显变化，而高浓度甲醛处理组蛋白表达量明显减少，为对照组的 0.78 倍（$P<0.05$，$n=6$）。结果表明，在甲醛达到一定浓度时会对血管 eNOS 的生成产生明显的抑制作用。

（4）甲醛对大鼠血管中 NO 和 cGMP 含量的影响。

采用硝酸还原酶法测定不同浓度甲醛对大鼠血管组织中 NO 含量的影响，结果见图 4-13（A）。由图 4-13（A）可知，与对照组相比，0.5 mg/m³、3 mg/m³、18 mg/m³ 甲醛均可使血管组织中 NO 含量明显增加，其中在 3 mg/m³ 甲醛组中增加量最大。

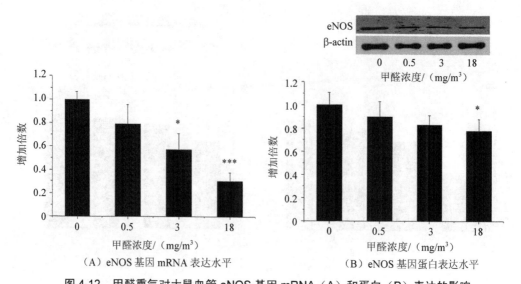

（A）eNOS 基因 mRNA 表达水平　　　　（B）eNOS 基因蛋白表达水平

图 4-12　甲醛熏气对大鼠血管 eNOS 基因 mRNA（A）和蛋白（B）表达的影响

Fig. 4-12　Effect of formaldehyde inhalation on the mRNA（A）and protein（B）expression of eNOS in the rat aortas

注：①将对照组标准化为 1，各组数值与对照组的比值作为相对平均表达的倍数。

②每列代表 6 个独立实验平均值±标准偏差。

③实验组与对照组相比，* $P<0.05$，*** $P<0.001$。

引自：Zhang et al.，2018。

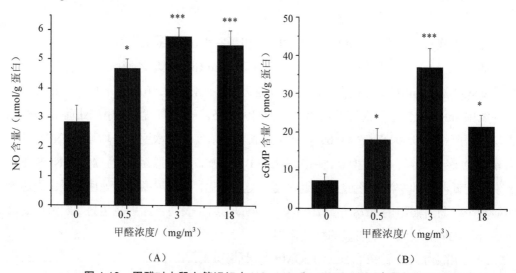

（A）　　　　　　　　　　　　　（B）

图 4-13　甲醛对大鼠血管组织中 NO（A）和 cGMP（B）含量的影响

Fig. 4-13　Effect of formaldehyde on the levels of NO（A）and cGMP（B）in the rat aortas

注：与对照组相比，*$P<0.05$，*** $P<0.001$。

引自：Zhang et al.，2018。

采用放射免疫法测定不同浓度甲醛对大鼠血管组织中 cGMP 含量的影响，结果见图 4-13（B）。由图 4-13（B）可知，与对照组相比，0.5 mg/m³、3 mg/m³、18 mg/m³ 甲醛均可使血管组织中 cGMP 含量明显增加，在 3 mg/m³ 甲醛组中 cGMP 含量增加最大。

（5）甲醛对大鼠血管中 TNOS 和 iNOS 含量的影响。

由图 4-14 可知，与对照组相比，0.5 mg/m³、3 mg/m³、18 mg/m³ 甲醛均可使血管组织中 TNOS 和 iNOS 含量明显增加，并呈现明显的剂量-效应关系。

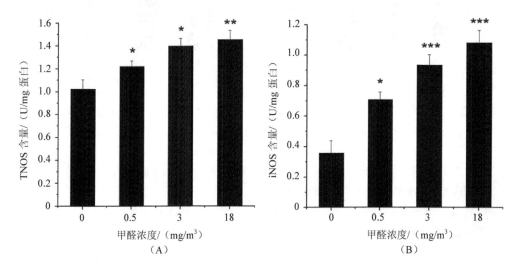

图 4-14　甲醛对大鼠血管组织中 TNOS（A）和 iNOS（B）含量的影响

Fig. 4-14　Effect of formaldehyde on the levels of TNOS（A）and iNOS（B）in the rat aortas

注：与对照组相比，*$P<0.05$，*** $P<0.001$。

引自：Zhang et al.，2018。

（6）甲醛对大鼠血管 $Ca_v1.2$ 基因 mRNA 和蛋白表达的影响。

由图 4-15（A）可知，与对照组相比，0.5 mg/m³、3 mg/m³、18 mg/m³ 甲醛均可使 $Ca_v1.2$ 基因 mRNA 表达明显降低，分别为对照组的 0.68 倍（$P<0.05$，$n=6$）、0.66 倍（$P<0.05$，$n=6$）和 0.41 倍（$P<0.001$，$n=6$）。图 4-15（B）表示甲醛对大鼠血管 $Ca_v1.2$ 基因蛋白表达的影响。血管 $Ca_v1.2$ 基因蛋白表达量呈明显的降低趋势，与对照组相比，高浓度甲醛处理组蛋白表达量明显降低，为对照组的 0.56 倍（$P<0.05$，$n=6$）。结果表明，甲醛可以明显抑制 $Ca_v1.2$ 基因的转录和翻译过程。

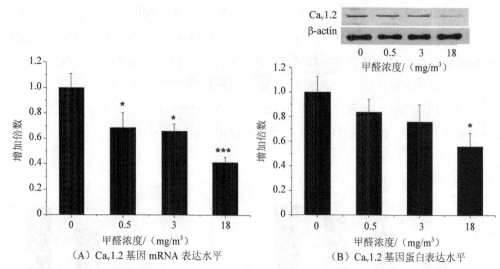

图 4-15　甲醛熏气对大鼠血管 Ca$_v$1.2 基因 mRNA（A）和蛋白（B）表达的影响

Fig. 4-15　Effects of formaldehyde inhalation on the mRNA（A）and protein（B） expression of Ca$_v$1.2 in the rat aortas

注：①将对照组标准化为 1，各组数值与对照组的比值作为相对平均表达的倍数。

②每列代表 6 个独立实验平均值±标准偏差。

③实验组与对照组相比，* $P < 0.05$，*** $P < 0.001$。

引自：Zhang et al.，2018。

（7）甲醛对大鼠血管 Ca$_v$1.3 基因 mRNA 和蛋白表达的影响。

甲醛对大鼠血管组织 Ca$_v$1.3 基因 mRNA 表达的影响见图 4-16（A）。与对照组相比，在低、中、高浓度甲醛组，Ca$_v$1.3 基因 mRNA 表达水平均显著下降，分别为对照组的 0.54 倍（$P < 0.001$，$n=6$）、0.47 倍（$P < 0.001$，$n=6$）和 0.25 倍（$P < 0.001$，$n=6$）。图 4-16（B）表示甲醛对大鼠血管 Ca$_v$1.3 蛋白表达的影响。与对照组相比，血管 Ca$_v$1.3 基因蛋白在低浓度甲醛处理组中为对照组的 0.45 倍（$P < 0.01$），在中浓度甲醛处理组中为对照组的 0.18 倍（$P < 0.001$，$n=6$），在高浓度甲醛处理组中为对照组的 0.19 倍（$P < 0.001$，$n=6$），基本与 mRNA 含量的变化趋势相一致。

（8）甲醛对大鼠血管 BK$_{Ca}$α基因 mRNA 和蛋白表达的影响。

由图 4-17（A）可知，与对照组相比，BK$_{Ca}$α基因 mRNA 表达在 0.5 mg/m^3、3 mg/m^3、18 mg/m^3 甲醛处理组中均有明显的增加，分别为对照组的 1.27 倍（$P < 0.05$，$n=6$）、1.24 倍（$P < 0.05$，$n=6$）和 1.44 倍（$P < 0.05$，$n=6$）。图 4-17（B）表示甲醛对大鼠血管 BK$_{Ca}$α 蛋白表达的影响。与对照组相比，高浓度甲醛处理组血管 BK$_{Ca}$α基因蛋白含量明显增加，为对照组的 1.56 倍（$P < 0.05$，$n=6$）。

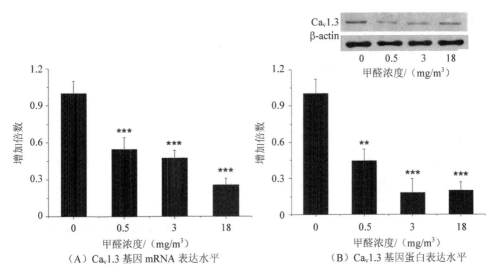

（A）Ca$_v$1.3 基因 mRNA 表达水平　　　　（B）Ca$_v$1.3 基因蛋白表达水平

图 4-16　甲醛熏气对大鼠血管 Ca$_v$1.3 基因 mRNA（A）和蛋白（B）表达的影响

Fig. 4-16　Effects of formaldehyde inhalation on the mRNA（A）and protein（B）

expression of Ca$_v$1.3 in the rat aortas

注：①将对照组标准化为 1，各组数值与对照组的比值作为相对平均表达的倍数。

②每列代表 6 个独立实验平均值±标准偏差。

③实验组与对照组相比，* $P<0.05$，*** $P<0.001$。

引自：Zhang et al., 2018。

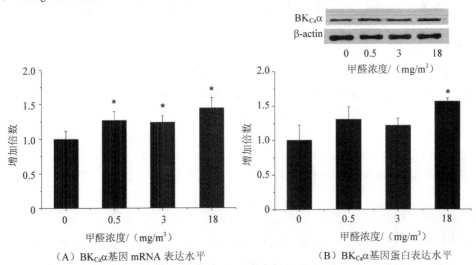

（A）BK$_{Ca}$α基因 mRNA 表达水平　　　　（B）BK$_{Ca}$α基因蛋白表达水平

图 4-17　甲醛熏气对大鼠血管 BK$_{Ca}$α基因 mRNA（A）和蛋白（B）表达的影响

Fig. 4-17　Effects of formaldehyde inhalation on the mRNA（A）and protein（B）expression of BK$_{Ca}$α

in the rat aortas

注：①将对照组标准化为 1，各组数值与对照组的比值作为相对平均表达的倍数。

②每列代表 6 个独立实验平均值±标准偏差。

③实验组与对照组相比，* $P<0.05$，*** $P<0.001$。

引自：Zhang et al., 2018。

（9）甲醛对大鼠血管 $BK_{Ca}\beta1$ 基因 mRNA 和蛋白表达的影响。

甲醛对大鼠血管组织 $BK_{Ca}\beta1$ 基因 mRNA 表达的影响见图 4-18（A）。与对照组相比，$0.5\ mg/m^3$、$3\ mg/m^3$、$18\ mg/m^3$ 甲醛均可使 $BK_{Ca}\beta1$ 基因 mRNA 表达明显升高，分别为对照组的 1.17 倍（$P<0.05$，$n=6$）、1.34 倍（$P<0.001$，$n=6$）和 1.22 倍（$P<0.001$，$n=6$）。图 4-18（B）表示甲醛对大鼠血管 $BK_{Ca}\beta1$ 蛋白表达的影响。与对照组相比，血管 $BK_{Ca}\beta1$ 基因蛋白在低浓度和高浓度甲醛处理组中无显著性变化（$P>0.05$，$n=6$），但中浓度甲醛处理组中蛋白表达量为对照组的 1.40 倍（$P<0.01$，$n=6$）。结果表明，甲醛可以促进 $BK_{Ca}\beta1$ 基因 mRNA 和蛋白表达的增加。

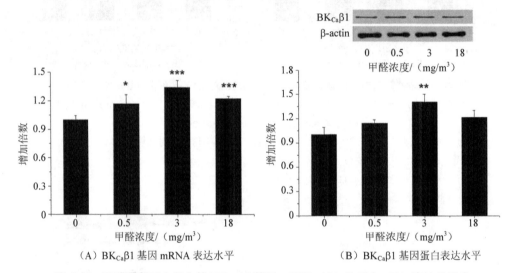

（A）$BK_{Ca}\beta1$ 基因 mRNA 表达水平　　　　（B）$BK_{Ca}\beta1$ 基因蛋白表达水平

图 4-18　甲醛熏气对大鼠血管 $BK_{Ca}\beta1$ 基因 mRNA（A）和蛋白（B）表达的影响

Fig. 4-18　Effects of formaldehyde inhalation on the mRNA（A）and protein（B）expression of $BK_{Ca}\beta1$ in the rat aortas

注：①将对照组标准化为 1，各组数值与对照组的比值作为相对平均表达的倍数。

②每列代表 6 个独立实验平均值±标准偏差。

③实验组与对照组相比，* $P<0.05$，*** $P<0.001$。

引自：Zhang et al.，2018。

综上所述，血管组织中 eNOS 基因的 mRNA 和蛋白表达均受到甲醛的抑制，并且具有一定的剂量效应关系；甲醛刺激 iNOS 的大量表达，也呈一定的剂量-效应关系；甲醛可使 NO 和 cGMP 含量明显升高；$L-Ca^{2+}$ 通道的亚型基因 $Ca_v1.2$ 和 $Ca_v1.3$ 的 mRNA 及蛋白表达受到甲醛的明显抑制；甲醛对 BK_{Ca} 通道亚型基因 $BK_{Ca}\alpha$ 和 $BK_{Ca}\beta1$ 的 mRNA 有明显的增强作用。以上结果表明，不同浓度的甲醛均可引起血管中 NO 和 cGMP 含量的升高，使 $L-Ca^{2+}$ 通道的亚型基因 Cav1.2 和 Cav1.3 的表达降低，而使 BK_{Ca} 通道亚型基因 $BK_{Ca}\alpha$ 和 $BK_{Ca}\beta1$ 的表达升高。因此，甲醛诱发的心血管系统疾病可能是通过调节血管中的 NO/cGMP 信号通路，以及 L-Ca^{2+}通道和BK_{Ca}通道不同亚型基因表达引起的。

（三）乳酸对大鼠血管张力的影响及其与 SO_2 的联合作用

1. 乳酸对大鼠血管张力的影响

为了研究乳酸对大鼠血管内皮完整组和去内皮组血管张力的影响，待血管环预处理稳定后，分别累积加入 0.5 mmol/L、1 mmol/L、2 mmol/L、4 mmol/L、8 mmol/L、10 mmol/L、20 mmol/L、40 mmol/L 浓度的乳酸，以各组中 NE 引起的最大收缩坪值作为 100%，建立浓度效应曲线，以加入等体积的生理盐水做对照。

研究发现，0.5～15 mmol/L 乳酸各浓度组对大鼠胸主动脉环静息张力无明显影响，而 20～40 mmol/L 乳酸对处于静息张力状态的血管环有轻微收缩作用。乳酸可剂量依赖性地舒张用 NE 预收缩的大鼠主动脉环，其半数有效浓度为（8.2±0.37）mmol/L，在 20 mmol/L 时舒张比达 81.8%，用孵育液冲洗后，血管的活性仍然正常。而 40 mmol/L 的乳酸对血管环产生强烈的毒理学作用，在几乎完全舒张血管后，血管环反应性完全丧失。内皮去除后，乳酸对血管环舒张作用的半数有效浓度增大为（8.9±0.53）mmol/L。提示乳酸对主动脉血管的舒张作用与内皮有一定的关系。

为了探讨乳酸对大鼠血管环的舒张作用是否与其酸性有关，进行了乳酸与盐酸的舒血管效应的对比性实验。结果发现，乳酸和盐酸的半数有效浓度分别为 8.2 mmol/L 和 16.9 mmol/L；而乳酸半数有效浓度（8.2 mmol/L）和等浓度的盐酸引起的 Kreb's 孵育液细胞外液 pH 瞬时最低降至 6.65±0.3 和 6.48±0.2，而等浓度的盐酸对主动脉环的舒张比为 35%，小于乳酸的 50%的舒张比，其差异非常显著，可见乳酸的舒血管效应远大于等酸度的盐酸，提示其作用机理不同。

2. 乳酸对大鼠血管张力影响的作用机制研究

参考有关体内血乳酸生理浓度的研究报道，并结合乳酸对血管环张力影响的实验，选择 4 mmol/L 与 10 mmol/L 乳酸浓度进行血管舒张实验，观察不同信号转导途径抑制剂和相关离子通道阻断剂对乳酸血管效应的影响（李君灵，2010）。

（1）乳酸对大鼠血管张力影响的信号转导机制。

分别用 NOS 抑制剂 L-NAME（100 μmol/L）、sGC 抑制剂 ODQ（10 μmol/L）、cAMP 抑制剂 SQ22536（100 μmol/L）、环氧化酶抑制剂吲哚美辛（10 μmol/L）、β-受体抑制剂普萘洛尔（10 μmol/L）、PKC 抑制剂十字孢碱（30 nmol/L）预孵育内皮完整的胸主动脉环 20 min，观察乳酸（4 mmol/L 和 10 mmol/L）对血管环的舒张效应，以研究乳酸引起的血管舒张反应的信号转导机制。

结果发现，4 mmol/L 和 10 mmol/L 乳酸对血管的舒张反应均可被 L-NAME 或 ODQ 部分地抑制，而 SQ22536、吲哚美辛、普萘洛尔、十字孢碱对乳酸的舒血管效应无抑制作用，与对照组比较无显著性差异。结果表明，乳酸的舒血管作用部分地与 NOS/cGMP 有关，而与 cAMP 和 PGI_2 信号转导途径无关，乳酸的舒血管作用不受细胞膜上的 β-肾上腺素受体和 PKC 介导。

（2）乳酸对大鼠血管张力影响的离子通道机制。

分别使用不同的离子通道阻断剂硝苯地平（L-Ca^{2+} 通道阻断剂，10 μmol/L）、4-AP（Kv 通道阻断剂，2.5 mmol/L）、格列本脲（K_{ATP} 通道阻断剂，10 μmol/L）、蜂毒肽（SK_{Ca} 通道阻断剂，50 nmol/L）、iberiotoxin（BK_{Ca} 通道阻断剂，100 nmol/L）和 TEA（非特异钾通道阻断剂，10 mmol/L）来检测 4 mmol/L 和 10 mmol/L 乳酸舒血管作用是否与钾通道有关。结果显示，格列本脲和 TEA 可以部分抑制乳酸的血管舒张作用，硝苯地平、蜂毒肽、iberiotoxin 和 4-AP 对乳酸的舒血管作用无明显影响。结果表明，乳酸引起的舒血管作用与 K_{ATP} 通道有关，而与 L-Ca^{2+} 通道、Kv 通道、SK_{Ca} 通道、BK_{Ca} 通道无关。

3. 乳酸与 SO_2 对大鼠血管张力影响的联合作用

为研究乳酸与 SO_2 对血管张力影响的联合作用，分别同时加入 2 mmol/L 的乳酸与 100 μmol/L 的 SO_2、4 mmol/L 的乳酸与 500 μmol/L 的 SO_2 处理血管环。结果发现，同时加入 2 mmol/L 乳酸及 100 μmol/L SO_2 后血管舒张，但血管舒张比略小于乳酸或 SO_2 单独作用后舒张比之和（23.6%＜25.2%）。同时加入 4 mmol/L 乳酸及 500 μmol/L SO_2 后血管舒张，但其舒张比略小于乳酸或 SO_2 单独作用后舒张比之和（57.8%＜59.7%）。

结果显示，乳酸与 SO_2 同时作用于血管环时，血管舒张比加大，略小于乳酸和 SO_2 单独作用后舒张比相加之和，但其差异没有统计学意义。这些实验结果表明，SO_2 与乳酸对彼此的舒血管作用没有显著性影响，它们之间可能是独立联合作用。提示 SO_2 或乳酸单独存在时，其毒理学作用较弱，而在它们同时存在时，其联合作用可能对血管的毒性作用更强。

（四）丙酮酸对大鼠血管张力的影响及其与 SO_2 的联合作用

1. 丙酮酸对大鼠血管张力的影响

为研究丙酮酸对大鼠血管内皮完整组和去内皮组血管张力的影响，待血管环预处理稳定后，分别累积加入 0.5 mmol/L、1 mmol/L、2 mmol/L、4 mmol/L、8 mmol/L、10 mmol/L、20 mmol/L、40 mmol/L 浓度的丙酮酸，以各组中 NE 引起的最大收缩坪值作为 100%，建立浓度效应曲线，以加入等体积的生理盐水做对照。

结果发现，丙酮酸对 NE 预收缩血管环产生浓度依赖性的舒张作用，内皮完整组和去内皮组的半数有效浓度分别为（12.7 ± 0.86）mmol/L 和（13.1 ± 0.65）mmol/L，量效曲线左移，对照组对血管环的张力未见影响。在 20 mmol/L 时舒张比为 62.3%，用孵育液冲洗后，血管的活性仍然正常。而 40 mmol/L 的丙酮酸对血管环产生强烈的毒性作用，在舒张血管达 80.6%后，再经孵育液冲洗，血管环活性完全丧失（李君灵，2010）。

2．丙酮酸对大鼠血管张力影响的作用机制研究

参考丙酮酸对血管环张力影响的实验，选择 4 mmol/L 与 10 mmol/L 丙酮酸进行血管舒张实验，观察不同信号转导途径抑制剂和相关离子通道阻断剂对丙酮酸血管效应的影响。

（1）丙酮酸对大鼠血管张力影响的信号转导机制。

分别用 NOS 抑制剂 L-NAME（100 μmol/L）、sGC 抑制剂 ODQ（10 μmol/L）、cAMP 抑制剂 SQ22536（100 μmol/L）、环氧化酶抑制剂吲哚美辛（10 μmol/L）、β-受体抑制剂普萘洛尔（10 μmol/L）、PKC 抑制剂十字孢碱（30 nmol/L）预孵育内皮完整的胸主动脉环 20 min，观察丙酮酸（4 mmol/L 和 10 mmol/L）对血管环的舒张效应，以研究丙酮酸引起的血管舒张反应的信号转导机制。

结果发现，4 mmol/L 丙酮酸对血管的舒张反应均可被 L-NAME 或 ODQ 部分地抑制，而 SQ22536、吲哚美辛、普萘洛尔、十字孢碱对丙酮酸的舒血管效应无抑制作用，与对照组比较无显著性差异。结果表明，4 mmol/L 丙酮酸的舒血管作用部分地与 NOS/cGMP 有关，而与 cAMP 和 PGI_2 信号转导途径无关，丙酮酸的舒血管作用不受细胞膜上的 β-肾上腺素受体和 PKC 介导。10 mmol/L 丙酮酸的舒血管作用与 NOS/cGMP 信号通路无关。

（2）丙酮酸对大鼠血管张力影响的离子通道机制。

分别使用不同的离子通道阻断剂硝苯地平（L-Ca^{2+}通道阻断剂，10 μmol/L）、4-AP（Kv 通道阻断剂，2.5 mmol/L）、格列本脲（K_{ATP} 通道阻断剂，10 μmol/L）、蜂毒肽（SK_{Ca} 通道阻断剂，50 nmol/L）、iberiotoxin（BK_{Ca} 通道阻断剂，100 nmol/L）和 TEA（非特异钾通道阻断剂，10 mmol/L）来检测 4 mmol/L 和 10 mmol/L 丙酮酸舒血管作用是否与钾通道有关。结果显示，硝苯地平和 TEA 可以部分地抑制 4 mmol/L 和 10 mmol/L 丙酮酸的血管舒张作用，蜂毒肽可以部分地抑制 4 mmol/L 丙酮酸的血管舒张作用，格列本脲可以部分地抑制 10 mmol/L 丙酮酸的血管舒张作用，而 iberiotoxin 和 4-AP 对丙酮酸的舒血管作用无明显影响。结果表明，低浓度（4 mmol/L）丙酮酸引起的舒血管作用与 L-Ca^{2+}通道和 SK_{Ca} 通道有关，而高浓度（10 mmol/L）丙酮酸引起的舒血管作用与 L-Ca^{2+}

通道和 K_{ATP} 通道有关。

3. 丙酮酸与 SO_2 对大鼠血管张力影响的联合作用

为研究丙酮酸与 SO_2 对血管张力影响的联合作用，分别同时加入 2 mmol/L 的丙酮酸与 100 μmol/L 的 SO_2、4 mmol/L 的丙酮酸与 500 μmol/L 的 SO_2 处理血管环。结果发现，同时加入 2 mmol/L 丙酮酸及 100 μmol/L SO_2 后血管舒张，血管舒张比稍大于丙酮酸或 SO_2 单独作用后舒张比之和（27.8%＞25.9%）。同时加入 4 mmol/L 丙酮酸及 500 μmol/L SO_2 后血管舒张，其舒张比稍大于丙酮酸或 SO_2 单独作用后舒张比之和（56.9%＞53.6%）。结果显示，丙酮酸与 SO_2 同时作用于血管环时，血管舒张比加大，稍大于丙酮酸和 SO_2 单独作用后舒张比相加之和，但其差异没有统计学意义。这些实验结果表明，SO_2 与丙酮酸对彼此的舒血管作用没有显著性影响，它们之间可能是独立联合作用。提示 SO_2 或丙酮酸单独存在时，其毒理学作用较弱，而在它们同时存在时，其联合作用可能对血管的毒性作用更强。

三、SO_2 与氨、乳酸和丙酮酸对大鼠心脏功能影响的联合作用

近年来，氨、乳酸和丙酮酸的生理和病理功能日益受到关注，本研究采用离体心脏灌流法观察氨、乳酸和丙酮酸对大鼠心脏功能的影响及其作用机制，同时观察它们与 SO_2 对大鼠心脏功能影响的联合作用。

（一）氨对大鼠离体心脏功能的影响及其与 SO_2 的联合作用

为研究氨对大鼠离体心脏功能的影响，分别用不同浓度的氨（终浓度为 0 mmol/L、0.1 mmol/L、0.5 mmol/L、1 mmol/L、2 mmol/L、4 mmol/L）作用于离体心脏，记录心脏功能各指标的变化。

1. 氨对大鼠离体心脏功能的影响

为研究氨对心脏功能的影响是否与它所引起的灌流液 pH 的变化有关，同时也研究了氢氧化钠对心脏功能的影响。由表 4-1 可知，氨和氢氧化钠均可使心脏灌流液的 pH 升高，并呈明显的剂量-效应关系。在较高浓度（2 mmol/L、4 mmol/L）下，氢氧化钠使灌流液 pH 上升的作用明显比氨的作用大。氨和氢氧化钠对大鼠离体心脏功能指标±LVdP/dt_{max}、LVDP、心率和冠脉流量的影响见图 4-19 和表 4-2。氨和氢氧化钠对离体心脏均有正性肌力作用，并呈明显的剂量-效应关系。然而，氨引起的正性肌力作用比氢氧化钠的作用大。在 0.5～4 mmol/L 浓度范围内，氨引起的正性肌力作用明显大于氢氧

化钠所引起的正性肌力作用，氨能使大鼠心率和冠脉流量明显升高，而氢氧化钠只有在最高浓度 4 mmol/L 下才能引起大鼠心率和冠脉流量明显升高。此外，氨和氢氧化钠能够使心脏的 $\pm$LVdP/dt_{max} 明显升高，并呈明显的剂量-效应关系。在氨处理组中，+LVdP/dt_{max} 和−LVdP/dt_{max} 的数值分别升高了 10.14%～89.97%和 12.82%～95.68%（表4-2）。

表 4-1 不同浓度氨和氢氧化钠在 37℃营养液中的 pH

Table 4-1 pH value of K-H of different concentrations of NH₃ and NaOH at 37℃

	0 mmol/L	0.5 mmol/L	1 mmol/L	2 mmol/L	4 mmol/L
			pH		
氨	7.40±0.03	7.49±0.06	7.68±0.03*	8.02±0.04*, #	8.49±0.05*, #
氢氧化钠	7.40±0.05	7.60±0.04*	7.81±0.02*	8.29±0.06*	8.76±0.05*

注：①与相应的对照组相比，*P<0.05；
　　②与相同浓度的氢氧化钠组相比，#P<0.05。
引自：Zhang and Meng，2011。

此外，为了研究氨对心脏功能的影响是否是由氨根离子（NH₄⁺）引起的，同时也研究了氯化氨对心脏功能的影响。由图 4-19 和表 4-2 可知，氯化氨只有在较高浓度（2 mmol/L、4 mmol/L）下对大鼠离体心脏功能指标 $\pm$LVdP/dt_{max}、LVDP、心率和冠脉流量有影响。氨对离体心脏功能的影响显著大于氯化氨对心脏功能的影响。

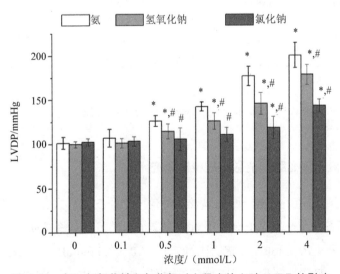

图 4-19 氨、氢氧化钠和氯化氨对大鼠离体心脏 LVDP 的影响

Fig.4-19 Effects of NH₃，NaOH and NH₄Cl on LVDP in the isolated perfused rat hearts

注：①与相应的对照组相比，*P<0.05。
　　②与相同浓度的氨处理组相比，#P<0.05。

表 4-2 不同浓度氨和氢氧化钠灌注大鼠心脏后心脏功能指标数值的变化

Table 4-2 Alterations of functional parameters before and after different concentrations NH_3 and NaOH perfusion in rat hearts

	0	0.1 mmol/L	0.5 mmol/L	1 mmol/L	2 mmol/L	4 mmol/L
氨						
HR	241.65±15.23	249.7±13.77	260.28±12.13*	267.45±11.07*	280.16±14.87*	289.74±10.87**
CF	11.89±1.23	12.38±1.08	13.61±0.86*	13.98±1.13*	14.86±0.98**	16.05±1.27**
+dP/dt_{max}	2 387.3±126.8	2 629.6±114.6*	2 960.7±152.3*	3 342.2±173.7**	3 819.2±215.6***	4 535.8±229.6***
−dP/dt_{max}	−1 389.1±118.9	−1 567.2±123.6*	−1 736.2±132.0*	−1 944.4±119.6**	−2 297.7±184.6***	−2 718.4±206.4***
氢氧化钠						
HR	239.88±12.17	234.22±15.21	239.68±16.33	242.86±17.45	252.15±12.33	265.47±14.18*
CF	12.34±1.11	11.88±1.23	12.07±1.19	11.89±1.39	12.83±1.47	13.98±1.55*
+dP/dt_{max}	2 325.6±127.9	2 458.1±115.9	2 647.2±145.2*	2 859.6±152.3*	3 297.4±143.5**	3 962.9±197.5***
−dP/dt_{max}	−1 424.3±141.1	−1 478.2±143.7	−1 607.4±126.5*	−1 723.1±124.2*	−1 952.0±118.3*	−2 237.8±143.7***
氯化氨						
HR	245.34±16.37	244.22±17.15	249.77±14.59	251.76±15.27	257.39±18.67	263.59±12.55*
CF	12.12±1.67	12.15±1.34	12.46±1.28	12.49±1.47	12.98±1.52	13.37±1.79
+dP/dt_{max}	2 366.7±134.7	2 358.1±123.4	2 447.2±161.6	2 539.6±153.8	2 697.4±129.8*	3 162.9±185.3**
−dP/dt_{max}	−1 409.7±123.6	−1 446.3±112.8	−1 538.4±139.6	−1 603.1±174.1	−1 652.0±127.4*	−1 937.8±177.2**

注：①数值为平均数±标准差（$n=6$）。

②与对照组相比，*$P<0.05$，**$P<0.01$，***$P<0.001$。

③HR：心率；CF：冠脉流量；±dP/dt_{max}：左心室内压最大上升和下降速率。

2. 氨对大鼠离体心脏功能影响的机制研究

为研究钙离子通道、钾离子通道以及多种信号通路在氨对大鼠离体心脏功能影响中的作用，分别用各种阻断剂［小电导钙激活钾离子通道阻断剂蜂毒肽（50 nmol/L）、K_{ATP}阻断剂格列本脲（10 μmol/L）、K_V阻断剂 4-AP（2.5 mmol/L）、BK_{Ca}阻断剂 IbTx（100 nmol/L）、L-型钙离子通道阻断剂硝苯地平（100 nmol/L）、NOS 抑制剂 L-NAME（100 μmol/L）、鸟苷酸环化酶抑制剂 NS-2028（10 μmol/L）、环氧化酶抑制剂吲哚美辛（10 μmol/L）、β受体抑制剂普萘洛尔（10 μmol/L）、PKC 抑制剂十字孢碱（30 nmol/L）］作用于离体心脏后，再分别用不同浓度的氨和氢氧化钠处理心脏，观察心脏功能的变化。

（1）K_{ATP} 通道在氨对大鼠离体心脏功能影响中的作用。

在氨灌流心脏前 10 min 以及氨灌流心脏过程中，使用 K_{ATP} 通道阻断剂格列本脲来研究 K_{ATP} 通道在氨对心脏功能影响中的作用。格列本脲单独作用于心脏时，与对照组相比，能使冠脉流量明显下降约 15%，而对心率和 LVDP 没有显著影响。0.5 mmol/L 和 1.5 mmol/L 氨对心脏的负性肌力作用均可被格列本脲部分地抑制（图 4-20）。

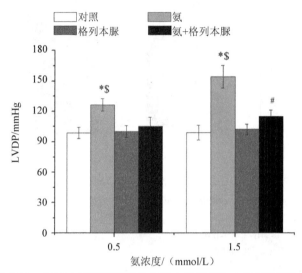

图 4-20　格列本脲对氨引起的大鼠心脏 LVDP 上升的抑制作用

Fig.4-20　Inhibitory effect of glibenclamide on the rise of LVDP mediated by NH_3 on rat hearts

注：①与对照组相比，*$P<0.05$。

　　②与单独的格列本脲组相比，#$P<0.05$；与氨＋格列本脲组相比，$P<0.05$。

引自：Zhang and Meng，2011。

（2）NO 在氨对大鼠离体心脏功能影响中的作用。

在氨灌流心脏前 10 min 以及氨灌流心脏过程中，用 NOS 抑制剂 L-NAME 灌流心脏，来研究 NO 在氨对心脏功能影响中的作用。L-NAME 单独作用于心脏时，与对照组相比，可使 LVDP 和冠脉流量明显下降约 15%，但对心率无显著影响。L-NAME 可部分地抑制 0.5 mmol/L 和 1.5 mmol/L 氨对心脏的正性肌力作用（图 4-21）。

（3）cGMP 在氨对大鼠离体心脏功能影响中的作用。

NS-2028 能够专一地抑制可溶性鸟苷酸环化酶的活性，使 cGMP 的生成量明显减少。在氨灌流心脏前 10 min 以及氨灌流心脏过程中，用 NS-2028 灌流心脏来研究 cGMP 在氨对心脏功能影响中的作用。NS-2028 单独作用于心脏时，与对照组相比，可使 LVDP 和冠脉流量明显下降约 18%，但对心率无显著影响。由图 4-22 可知，0.5 mmol/L 和 1.5 mmol/L 氨对心脏的正性肌力作用可被 NS-2028 部分地抑制。

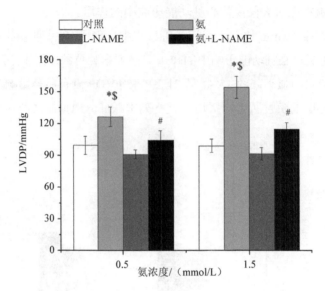

图 4-21　L-NAME 对氨引起的大鼠心脏 LVDP 上升的抑制作用

Fig.4-21　Inhibitory effect of L-NAME on the rise of LVDP mediated by NH_3 on rat hearts

注：①与对照组相比，$*P < 0.05$。

　　②与单独的 L-NAME 组相比，[#] $P < 0.05$。

　　③与氨 + L-NAME 组相比，[$] $P < 0.05$。

引自：Zhang and Meng，2011。

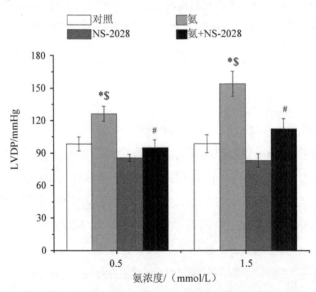

图 4-22　NS-2028 对氨引起的大鼠心脏 LVDP 上升的抑制作用

Fig.4-22　Inhibitory effect of glibenclamide on the rise of LVDP mediated by NH_3 on rat hearts

注：①与对照组相比，$*P < 0.05$。

　　②与单独的 NS-2028 组相比，[#] $P < 0.05$。

　　③与氨 + NS-2028 组相比，[$] $P < 0.05$。

引自：Zhang and Meng，2011。

（4）氨对大鼠离体心脏中 NO 和 cGMP 含量的影响。

如图 4-23 所示，0.5 mmol/L 和 1.5 mmol/L 氨均可明显提高心脏中 NO 和 cGMP 的含量。

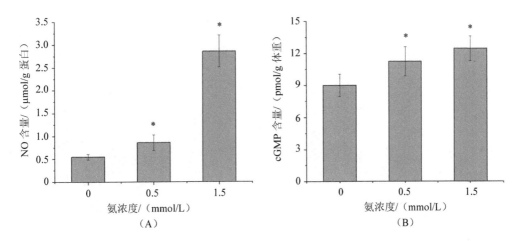

图 4-23　氨对大鼠离体心脏中 NO（A）和 cGMP（B）含量的影响

Fig.4-23　Effect of NH_3 on the level of NO（A）and cGMP（B）in perfused rat hearts

注：与对照组相比，*$P<0.05$。

引自：Zhang and Meng，2011。

（5）氨对大鼠离体心脏中 NOS 和 ATPase 含量的影响。

由图 4-24 可以看出，1.5 mmol/L 氨可明显增加心脏中 NOS 和 ATPase 的含量，而 0.5 mmol/L 氨对心脏中 NOS 和 ATPase 含量的影响不明显。

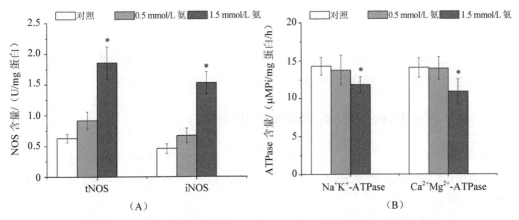

图 4-24　氨对大鼠离体心脏中 NOS（A）和 ATPase（B）含量的影响

Fig.4-24　Effect of NH_3 on the level of NOS（A）and ATPase（B）in perfused rat hearts

注：与对照组相比，*$P<0.05$。

引自：Zhang and Meng，2011。

（6）氨对大鼠心脏灌流液中 LDH 和 CK 含量的影响。

由图 4-25 可知，与对照组相比，1.5 mmol/L 氨可使心脏灌流液中 LDH 和 CK 含量明显增加。

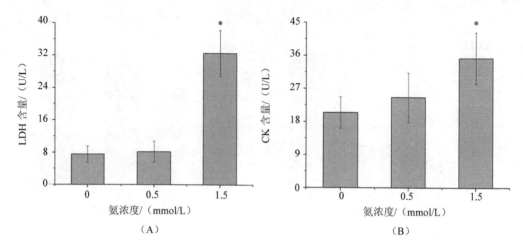

图 4-25　氨对大鼠离体心脏中 LDH（A）和 CK（B）含量的影响

Fig.4-25　Effect of NH_3 on the activity of LDH（A）and CK（B）in the coronary perfusate

注：与对照组相比，*P＜0.05。

引自：Zhang and Meng，2011。

（7）氢氧化钠对大鼠离体心脏功能影响的作用机制。

在氢氧化钠灌流心脏前 10 min 以及氢氧化钠灌流心脏过程中，分别使用 K_{ATP} 通道阻断剂格列本脲和小电导钙激活钾离子通道阻断剂蜂毒肽，来研究 K_{ATP} 通道和小电导钙激活钾离子通道在氢氧化钠对心脏功能影响中的作用。格列本脲单独作用于心脏时，与对照组相比，能使冠脉流量明显下降约 15%，而对心率和 LVDP 没有显著影响。蜂毒肽单独作用于心脏时，与对照组相比，对 LVDP 没有显著影响。1 mmol/L 氢氧化钠对心脏的正性肌力作用可分别被格列本脲和蜂毒肽部分地抑制（图 4-26）。

3. 氨与 SO_2 对大鼠心脏功能影响的联合作用

离体心脏稳定后，分别用不同浓度的氨（终浓度为 0 mmol/L、0.1 mmol/L、0.5 mmol/L、1 mmol/L、2 mmol/L）和 SO_2（10 μmol/L、100 μmol/L）处理心脏，结果如图 4-27 所示。

与氨单独作用组相比，10 μmol/L 和 100 μmol/L SO_2 可使氨对心脏的正性肌力作用下降，并且 100 μmol/L SO_2 的下降作用更大，因此它们对心脏功能的影响有拮抗作用。

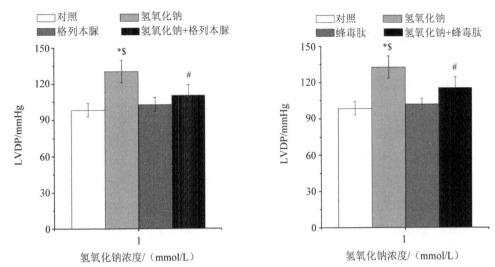

图 4-26　格列本脲（A）和蜂毒肽（B）对氢氧化钠引起的大鼠心脏 LVDP 上升的抑制作用

Fig.4-26　Inhibitory effect of glibenclamide and apamin on the rise of LVDP mediated by NaOH on perfused rat hearts

注：①与对照组相比，*P＜0.05。

②与单独的格列本脲组（A）或蜂毒肽组（B）相比，$^{#}P$＜0.05。

③与氨 +格列本脲组（A）或氨 +蜂毒肽组（B）相比，$^{$}P$＜0.05。

引自：Zhang and Meng，2011。

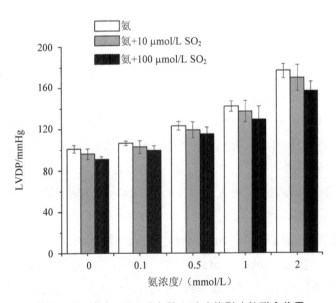

图 4-27　氨与 SO₂ 对大鼠心脏功能影响的联合作用

Fig.4-27　Combined effects of NH₃ and SO₂ on the heart functions of the rat hearts

对氨的研究结果表明，氨对离体心脏有正性肌力作用，并呈明显的剂量-效应关系。氨引起的正性肌力作用比氢氧化钠的作用大，说明氨引起的正性肌力作用主要是由氨分子本身引起的，而部分地是由灌流液 pH 的变化引起的。为了研究氨对心脏功能影响的作用机制，用氨处理心脏前分别使用不同的阻断剂预孵育心脏，结果发现，K_{ATP} 通道阻断剂格列本脲、NOS 抑制剂 L-NAME 和可溶性鸟苷酸环化酶抑制剂均可部分地抑制 0.5 mmol/L 和 1.5 mmol/L 氨对心脏的正性肌力作用，表明氨对心脏的正性肌力作用可能主要是与 K_{ATP} 通道和 NO-cGMP 通路有关。一些学者的研究结果与我们的结果相似，他们认为由 cGMP 诱导产生的内源性 NO 对心脏有正性肌力作用，这是因为少量增加的 cGMP 通过抑制磷酸二酯酶的活性而抑制了 cAMP 的合成（Sumii and Sperelakis，1995；Massion et al.，2003）。我们也研究了氢氧化钠对心脏功能影响的作用机制。结果发现，氢氧化钠对心脏的正性肌力作用可被格列本脲和蜂毒肽部分地抑制，表明氢氧化钠对心脏的正性肌力作用可能与 K_{ATP} 通道和小电导钙激活钾离子通道有关。氨对心脏的正性肌力作用也与 K_{ATP} 通道有关，因此这一结果进一步说明氨引起的正性肌力作用主要是由于氨分子本身引起的，而部分地是由于灌流液 pH 的变化引起的。此外，我们的研究结果表明 SO_2 可使氨对心脏的正性肌力作用下降，因此它们对心脏功能的影响有拮抗作用。

4. 氨熏气对大鼠心脏影响的机制研究

为研究氨对离体心脏功能影响的分子作用机制，选取 72 只 200 g 左右的 Wistar 雄性大鼠，随机平均分成四组，分别在氨气浓度为 27 mg/m³、81 mg/m³、243 mg/m³ 条件下进行熏气，每组每天连续熏气 4 h，连续熏气 1 周，在最后一次熏气完成 24 h 后将大鼠全部处死取出心脏。随后使用 Western-Blot 实验方法研究各组心脏中三种 NOS（nNOS、eNOS、iNOS）和 $L\text{-}Ca^{2+}$ 通道两种亚型基因（$Ca_v 1.2$ 和 $Ca_v 1.3$）的蛋白含量变化情况。使用荧光定量 RT-PCR 实验方法研究三种 NOS 基因和 $L\text{-}Ca^{2+}$ 通道亚型基因 mRNA 和蛋白含量变化情况。同时测定心脏内 NO 含量、NOS 活性与 cGMP 含量。最后将几种实验手段的结果综合分析确定氨气对大鼠离体心脏 NO/cGMP 信号通路以及 $L\text{-}Ca^{2+}$ 通道的具体影响。

（1）氨对大鼠心脏 nNOS 基因 mRNA 和蛋白表达的影响。

如图 4-28（A）所示，大鼠心脏 nNOS 基因 mRNA 含量在低浓度氨气处理组比对照组明显升高（$P < 0.05$，$n=6$），表达量增加 32%，中浓度氨气处理组与对照组相比减少 28%（$P < 0.001$，$n=6$），高浓度氨气处理组的含量减少 39%（$P < 0.001$，$n=6$），表明低浓度氨气能够一定程度地促进 nNOS 基因的转录过程，而中浓度与高浓度氨气对 nNOS 基因的转录过程产生抑制作用。氨气对大鼠心脏 nNOS 蛋白生成量的影响见图 4-28（B）。

心脏 nNOS 的蛋白含量在低浓度氨气组与对照组相比明显降低，中浓度氨气处理组和高浓度氨气处理组分别为对照组的 132%（$P<0.05$，$n=6$）和 44%（$P<0.001$，$n=6$），与对照组相比有明显变化。

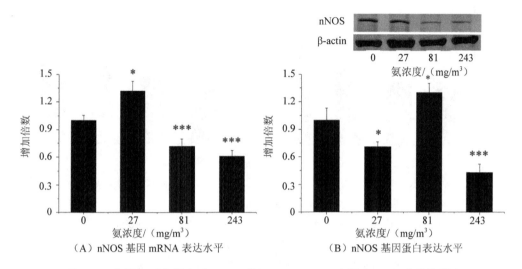

图 4-28　氨熏气对大鼠心脏 nNOS 基因 mRNA（A）和蛋白（B）表达的影响

Fig. 4-28　Effect of NH₃ inhalation on the mRNA（A）and protein（B）expression of nNOS in the rat hearts

注：①将对照组标准化为 1，各组数值与对照组的比值作为相对平均表达的倍数。

②每列代表 6 个独立实验平均值±标准偏差。

③实验组与对照组相比，* $P<0.05$，*** $P<0.001$。

（2）氨对大鼠心脏 iNOS 基因 mRNA 和蛋白表达的影响。

图 4-29（A）表示氨气对大鼠心脏 iNOS 基因 mRNA 含量的影响。心脏 iNOS 基因 mRNA 含量在低浓度氨气处理组与对照组相比无明显变化（$P>0.05$，$n=6$），在中浓度氨气处理组和高浓度氨气处理组比对照组明显增加，增加量分别为 40%（$P<0.05$，$n=6$）和 84%（$P<0.001$，$n=6$），表明中浓度和高浓度的氨气会对 iNOS 基因的转录过程产生明显的促进作用。氨气对大鼠心脏 iNOS 蛋白生成量的影响如图 4-29（B）所示。心脏 iNOS 蛋白表达量变化趋势基本与血管一致，随着氨气浓度的升高，iNOS 蛋白表达量逐渐升高，低浓度氨气处理组比对照组蛋白表达量增加 20%（$P>0.05$，$n=6$），中浓度氨气处理组增加 46%（$P<0.05$，$n=6$），高浓度氨气处理组增加 87%（$P<0.001$，$n=6$）。

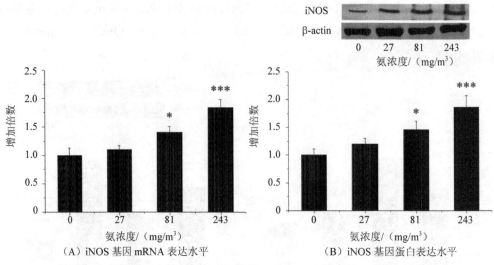

（A）iNOS 基因 mRNA 表达水平   （B）iNOS 基因蛋白表达水平

图 4-29   氨熏气对大鼠心脏 iNOS 基因 mRNA（A）和蛋白（B）表达的影响

Fig. 4-29   Effect of NH$_3$ inhalation on the mRNA（A）and protein（B）

expression of iNOS in the rat hearts

注：①将对照组标准化为 1，各组数值与对照组的比值作为相对平均表达的倍数。

②每列代表 6 个独立实验平均值±标准偏差。

③实验组与对照组相比，* $P<0.05$，*** $P<0.001$。

（3）氨对大鼠心脏 eNOS 基因 mRNA 和蛋白表达的影响。

由图 4-30（A）可知，与对照组相比，低浓度和中浓度氨气对大鼠心脏 eNOS 基因 mRNA 含量的影响不明显（$P>0.05$，$n=6$），而高浓度氨气可使 eNOS 基因 mRNA 含量明显下降（$P<0.001$，$n=6$），含量为对照组的 60%，表明高浓度氨气会对 eNOS 基因的转录过程起到一定的抑制效应。氨气对大鼠心脏 eNOS 蛋白表达量的影响见图 4-30（B）。心脏 eNOS 蛋白表达量在低浓度氨气组无明显变化（$P>0.05$，$n=6$），为对照组蛋白含量的 114%，中浓度氨气处理组为对照组的 82%（$P<0.05$，$n=6$），高浓度氨气处理组表达量显著降低，为对照组的 62%（$P<0.001$，$n=6$）。

（4）氨对大鼠心脏中 NO 和 cGMP 含量的影响。

与对照组相比，心脏 NO 含量在低浓度氨气组没有明显变化（$P>0.05$，$n=6$）；中浓度氨气组比对照组增加 42%（$P<0.001$，$n=6$），高浓度氨气处理组增加 37%（$P<0.001$，$n=6$）（图 4-31（A））。由图 4-31（B）可知，氨气可使大鼠心脏 cGMP 含量明显增加，呈现出剂量-效应关系。各组中 cGMP 含量分别为对照组的 1.6 倍、2.4 倍、4.3 倍（$P<0.001$，$n=6$）。

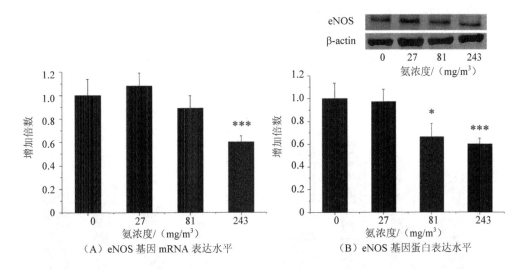

（A）eNOS 基因 mRNA 表达水平　　　　（B）eNOS 基因蛋白表达水平

图 4-30　氨熏气对大鼠心脏 eNOS 基因 mRNA（A）和蛋白（B）表达的影响

Fig. 4-30　Effect of NH₃ inhalation on the mRNA（A）and protein（B）expression of eNOS in the rat hearts

注：①将对照组标准化为 1，各组数值与对照组的比值作为相对平均表达的倍数。

②每列代表 6 个独立实验平均值±标准偏差。

③实验组与对照组相比，* $P<0.05$，*** $P<0.001$。

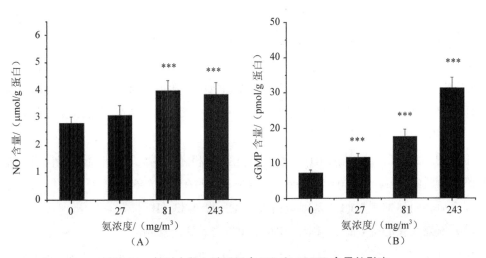

（A）　　　　　　　　　　　　　（B）

图 4-31　氨对大鼠心脏组织中 NO 和 cGMP 含量的影响

Fig. 4-31　Effect of NH₃ on the levels of NO and cGMP in the rat hearts

注：与对照组相比，*** $P<0.001$。

（5）氨对大鼠心脏中 TNOS 和 iNOS 含量的影响。

如图 4-32 所示，随着氨气浓度的增加，大鼠心脏 TNOS 和 iNOS 含量均呈逐渐上升趋势。中浓度和高浓度氨气处理组 TNOS 含量分别比对照组增加 31%（$P<0.05$，$n=6$）

和 51%（$P<0.001$，$n=6$）。心脏 iNOS 含量在低、中、高浓度氨气处理组分别比对照组升高 23%（$P<0.05$，$n=6$）、62%（$P<0.001$，$n=6$）、68%（$P<0.001$，$n=6$）。结果表明氨气能够明显增加大鼠心脏 TNOS 和 iNOS 含量。

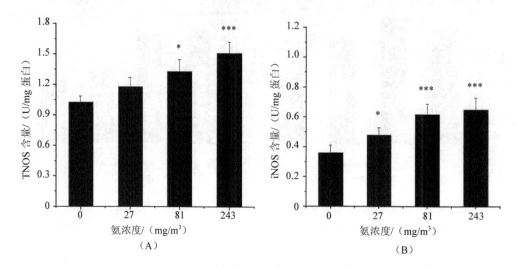

图 4-32　氨对大鼠心脏组织中 TNOS 和 iNOS 含量的影响

Fig. 4-32　Effect of NH₃ on the levels of TNOS and iNOS in the rat hearts

注：与对照组相比，*$P<0.05$，*** $P<0.001$。

（6）氨对大鼠心脏 $Ca_v1.2$ 基因 mRNA 和蛋白表达的影响。

氨气对大鼠心脏 $Ca_v1.2$ 基因 mRNA 含量的影响见图 4-33（A）。与对照组相比，心脏 $Ca_v1.2$ 基因 mRNA 含量在中浓度和高浓度氨气处理组明显降低，分别为对照组含量的 83%（$P<0.05$，$n=6$）和 71%（$P<0.05$，$n=6$），表明氨气达到一定浓度后会对心脏 $Ca_v1.2$ 基因的转录过程产生抑制作用。

相似的，心脏 $Ca_v1.2$ 基因蛋白表达量在中浓度和高浓度氨气处理组明显降低，分别为对照组含量的 69%（$P<0.05$，$n=6$）和 68%（$P<0.05$，$n=6$），表明在氨气浓度达到一定程度后会明显抑制 $Ca_v1.2$ 基因蛋白表达量［图 4-33（B）］。

（7）氨对大鼠心脏 $Ca_v1.3$ 基因 mRNA 和蛋白表达的影响。

由图 4-34（A）可知，与对照组相比，氨气可使大鼠心脏 $Ca_v1.3$ 基因 mRNA 含量显著降低，分别为对照组的 57%、50%、53%（$P<0.001$，$n=6$），表明氨气会对心脏 $Ca_v1.3$ 基因 mRNA 的合成产生显著的抑制作用。此外，中浓度和高浓度氨气可使大鼠心脏 $Ca_v1.3$ 蛋白表达量明显降低，分别为对照组含量的 67% 和 58%（$P<0.05$，$n=6$）［图 4-34（B）］。

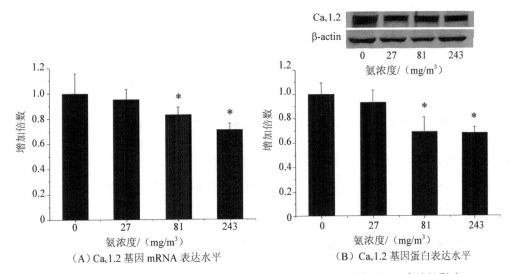

图 4-33　氨熏气对大鼠心脏 $Ca_v1.2$ 基因 mRNA（A）和蛋白（B）表达的影响

Fig. 4-33　Effects of NH$_3$ inhalation on the mRNA（A）and protein（B）expression of $Ca_v1.2$ in the rat hearts

注：①将对照组标准化为 1，各组数值与对照组的比值作为相对平均表达的倍数。

②每列代表 6 个独立实验平均值±标准偏差。

③实验组与对照组相比，* $P < 0.05$。

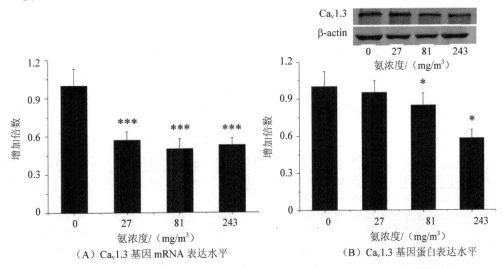

图 4-34　氨熏气对大鼠心脏 $Ca_v1.3$ 基因 mRNA（A）和蛋白（B）表达的影响

Fig. 4-34　Effects of NH$_3$ inhalation on the mRNA（A）and protein（B）expression of $Ca_v1.3$ in the rat hearts

注：①将对照组标准化为 1，各组数值与对照组的比值作为相对平均表达的倍数。

②每列代表 6 个独立实验平均值±标准偏差。

③实验组与对照组相比，* $P < 0.05$，*** $P < 0.001$。

以上结果显示，心脏中 nNOS、iNOS 和 eNOS 的 mRNA 和蛋白表达量受氨气的调节，进而导致心脏中 NO 与 cGMP 含量显著升高。此外，氨气能够明显抑制 L-Ca^{2+}通道亚型基因 Ca$_v$1.2 和 Ca$_v$1.3 mRNA 和蛋白的表达。这些结果表明氨气可能通过调节大鼠心脏的 NO/cGMP 信号通路和 L-Ca^{2+}通道的表达而影响心血管系统的生理功能。

（二）乳酸对大鼠离体心脏功能的影响及其与 SO$_2$ 的联合作用

为研究乳酸对大鼠离体心脏功能的影响，分别用不同浓度的氨（终浓度为 0 mmol/L、0.1 mmol/L、0.5 mmol/L、1 mmol/L、2 mmol/L、4 mmol/L、8 mmol/L）作用于离体心脏，然后记录心脏功能各指标的变化（张全喜，2010）。

1. 乳酸对大鼠离体心脏功能的影响

为研究乳酸对心脏功能的影响是否与它所引起的心脏灌流液 pH 的变化有关，同时研究了盐酸对心脏功能的影响。由表 4-3 可知，乳酸和盐酸均可使心脏灌流液的 pH 降低，并呈明显的剂量-效应关系。在较高浓度（2 mmol/L、4 mmol/L、8 mmol/L）下，盐酸使灌流液 pH 下降的作用明显比乳酸的作用大。乳酸和盐酸对大鼠离体心脏功能指标 $\pm$LVdP/dt_{max}、LVDP、心率和冠脉流量的影响见图 4-35 和表 4-4。结果显示，乳酸和盐酸对离体心脏均有负性肌力作用，并呈明显的剂量-效应关系。

表 4-3　不同浓度乳酸、丙酮酸和盐酸在 37℃灌流液中的 pH

Table 4-3　pH value of K-H of different concentrations of lactic acid，pyruvic acid and HCl at 37℃

	0 mmol/L	0.5 mmol/L	1 mmol/L	2 mmol/L	4 mmol/L	8 mmol/L
	pH					
乳酸	7.40±0.02	7.39±0.05	7.32±0.03[*]	7.21±0.02[*, #]	6.97±0.05[*, #]	6.64±0.03[*, #]
丙酮酸	7.40±0.04	7.39±0.04	7.30±0.04[*]	7.19±0.04[*, #]	6.95±0.04[*, #]	6.61±0.04[*, #]
盐酸	7.40±0.05	7.35±0.03	7.29±0.05[*]	7.09±0.03[*]	6.83±0.04[*]	6.49±0.03[*]

注：①与相应的对照组相比，*P<0.05；
②与相同浓度的盐酸组相比，#P<0.05。

在较低浓度（0.5 mmol/L、1 mmol/L）下，乳酸引起的负性肌力作用明显比盐酸的作用大；而在较高浓度（4 mmol/L、8 mmol/L）下，乳酸引起的负性肌力作用明显比盐酸的作用小。1 mmol/L 的乳酸就能使大鼠心率明显降低，而盐酸到 2 mmol/L 时才能使大鼠心率明显降低。在高浓度下（4 mmol/L、8 mmol/L），乳酸和盐酸均可使心脏的冠脉流量明显降低。此外，乳酸和盐酸均能够使心脏的 $\pm$LVdP/dt_{max} 明显下降，并呈明显的剂量-效应关系。在乳酸组中，+LVdP/dt_{max} 和 -LVdP/dt_{max} 的数值分别下降了 1.98%～65.55%和 1.01%～70.95%（表 4-4）。

表 4-4　不同浓度乳酸、盐酸和乳酸钠灌注大鼠心脏后心脏功能指标数值的变化

Table 4-4　Alterations of functional parameters before and after different concentrations lactic acid, HCl and sodium lactate perfusion in rat hearts

	0	0.1 mmol/L	0.5 mmol/L	1 mmol/L	2 mmol/L	4 mmol/L	8 mmol/L
乳酸							
HR	256.19± 14.79	257.21± 17.20	244.29± 18.74	231.84± 14.89*	223.14± 12.13*	211.87± 17.26**	204.36± 10.89**
CF	11.37± 0.96	11.93±1.21	12.01±1.65	11.07±1.21	10.86±1.13	10.25± 1.08*	9.23±1.42*
$+dP/dt_{max}$	2 316.6± 123.3	2 270.3± 149.9	2 084.9± 156.2*	1 783.8± 135.7*	1 598.4± 129.7**	1 227.8± 113.5***	718.6± 104.8***
$-dP/dt_{max}$	-1 546.7± 145.21	-1 531.2± 142.1	-1 376.6± 117.4*	-1 160.1± 98.9**	-987.4± 104.9***	-850.7± 92.1***	-449.2± 87.1***
盐酸							
HR	249.29± 15.47	242.62± 17.21	249.35± 15.27	242.86± 19.21	226.89± 11.87*	203.72± 13.88**	195.27± 19.34**
CF	11.68± 1.57	11.62±1.24	11.56±1.07	11.03±1.31	10.67±1.59	9.93±1.21*	8.89±1.64*
$+dP/dt_{max}$	2 356.7± 156.8	2 367.1± 167.2	2 267.6± 171.3	2 045.2± 142.8*	1 623.5± 146.3**	1 079.6± 136.2***	625.5± 128.9***
$-dP/dt_{max}$	-1 587.3± 126.9	-1 603.8± 112.8	-1 501.9± 145.6	-1 335.7± 132.6*	-1 012.6± 98.7**	-717.5± 108.9***	-354.7± 107.2***
乳酸钠							
HR	249.29± 15.47	242.62± 17.21	249.35± 15.27	254.86± 19.21	239.89± 11.87	243.72± 13.88	245.27± 19.34
CF	11.68± 1.57	11.62±1.24	11.56±1.07	11.23±1.31	11.21±1.59	11.45±1.21	10.89±1.64
$+dP/dt_{max}$	2 356.7± 156.8	2 367.1± 167.2	2 297.6± 171.3	2 145.2± 142.8	2 019.5± 146.3*	1 979.6± 136.2*	1 743.5± 128.9**
$-dP/dt_{max}$	-1 587.3± 126.9	-1 603.8± 112.8	-1 521.9± 145.6	-1 435.7± 132.6	-1 342.6± 98.7*	-1 317.5± 108.9*	-1 154.7± 107.2**

注：①数值为平均数±标准差（n=6）；
②与对照组相比，*P<0.05，**P<0.01，***P<0.001；
③HR：心率；CF：冠脉流量；$\pm dP/dt_{max}$：左心室内压最大上升和下降速率。

为探讨乳酸对心脏功能的影响是否由乳酸根离子引起的，同时研究了乳酸钠对心脏功能的影响。由图 4-35 和表 4-4 可知，乳酸和乳酸钠对离体心脏均有负性肌力作用，并呈明显的剂量-效应关系，但是相同浓度乳酸引起的心脏功能的改变明显大于乳酸钠引起的心脏功能的改变。

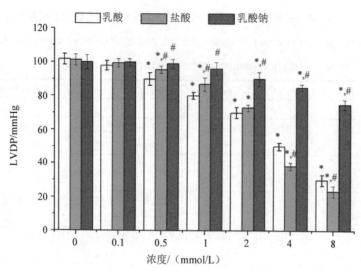

图 4-35　乳酸、盐酸和乳酸钠对离体心脏 LVDP 的影响

Fig.4-35　Effects of lactic acid，HCl and sodium lactate on LVDP in the isolated perfused rat hearts

注：①与相应的对照组相比，*$P<0.05$。

②与相同浓度的乳酸组相比，#$P<0.05$。

2．乳酸对大鼠离体心脏功能影响的机制研究

为研究钙离子通道、钾离子通道以及多种信号通路在乳酸对大鼠离体心脏功能影响中的作用，分别用各种阻断剂作用于离体心脏后，再分别用不同浓度的乳酸处理心脏，观察心脏功能的变化。

（1）K_{ATP} 通道在乳酸对大鼠离体心脏功能影响中的作用。

在乳酸灌流心脏前 10 min 以及乳酸灌流心脏过程中，使用 K_{ATP} 通道阻断剂格列本脲来研究 K_{ATP} 通道在乳酸对心脏功能影响中的作用。格列本脲单独作用于心脏时，与对照组相比，能使冠脉流量明显下降约 15%，而对心率和 LVDP 没有显著影响。1 mmol/L 乳酸对心脏的负性肌力作用可被格列本脲部分地抑制，而格列本脲对 4 mmol/L 乳酸引起的负性肌力作用无显著影响（图 4-36）。

（2）PKC 在乳酸对大鼠离体心脏功能影响中的作用。

为研究 PKC 在乳酸对心脏功能影响中的作用，在乳酸灌流心脏前 10 min 以及乳酸灌流心脏过程中，使用十字孢碱灌流心脏。十字孢碱单独作用于心脏时，对心脏功能各指标无显著影响。由图 4-37 可知，1 mmol/L 乳酸对心脏的负性肌力作用，可被十字孢碱部分地抑制，而十字孢碱对 4 mmol/L 乳酸引起的负性肌力作用无显著影响。

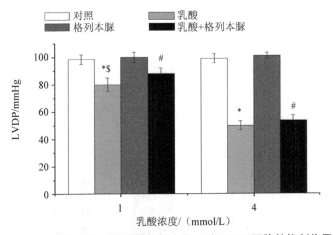

图 4-36 格列本脲对乳酸引起的大鼠心脏 LVDP 下降的抑制作用

Fig.4-36 Inhibitory effect of glibenclamide on the drop of LVDP mediated by lactic acid on perfused rat hearts

注：①与对照组相比，*P<0.05。

②与单独的格列本脲组相比，# P<0.05。

③与乳酸 + 格列本脲组相比，$P<0.05。

引自：张全喜，2010。

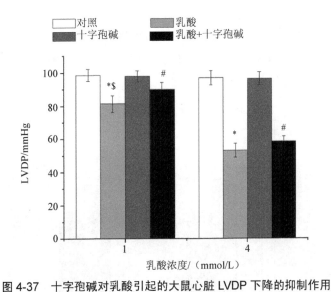

图 4-37 十字孢碱对乳酸引起的大鼠心脏 LVDP 下降的抑制作用

Fig.4-37 Inhibitory effect of staurosporine on the drop of LVDP mediated by lactic acid on perfused rat hearts

注：①与对照组相比，*P<0.05。

②与单独的十字孢碱组相比，# P<0.05。

③与乳酸 + 十字孢碱组相比，$P<0.05。

引自：张全喜，2010。

由图 4-38 可以看出，与对照组相比，用 1 mmol/L 乳酸灌流心脏后，大鼠心脏组织中 PKC 的蛋白水平显著升高，而 4 mmol/L 乳酸没有明显改变 PKC 的蛋白水平。PKC 蛋白表达量分别上升为对照组的 1.36 倍和 1.15 倍。

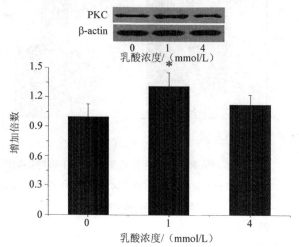

图 4-38　乳酸对大鼠心脏中 PKC 蛋白表达的影响

Fig.4-38　Effect of lactic acid on the expression of PKC in the rat hearts

注：与对照组相比，*$P < 0.05$。

（3）乳酸对大鼠离体心脏中 ATPase 含量的影响。

由图 4-39 可以看出，4 mmol/L 乳酸可明显增加心脏中 ATPase 的含量，而 1 mmol/L 乳酸对心脏中 ATPase 含量的影响不明显。

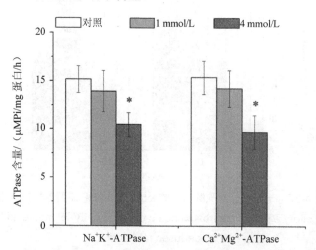

图 4-39　乳酸对大鼠离体心脏中 ATPase 含量的影响

Fig.4-39　Effect of lactic acid on the level of ATPase in perfused rat hearts

注：与对照组相比，*$P < 0.05$。

（4）乳酸对大鼠心脏灌流液中 LDH 和 CK 含量的影响。

由图 4-40 可知，与对照组相比，4 mmol/L 乳酸可使心脏灌流液中 LDH 和 CK 含量明显增加。

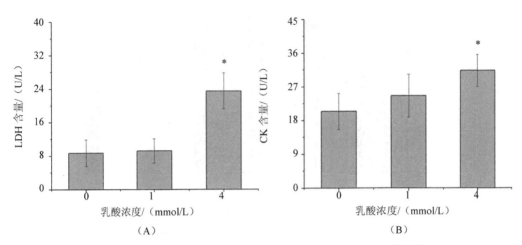

图 4-40　乳酸对大鼠离体心脏中 LDH（A）和 CK（B）含量的影响
Fig.4-40　Effect of lactic acid on the activity of LDH（A）and CK（B）in the coronary perfusate
注：与对照组相比，*$P<0.05$。

（5）盐酸对大鼠离体心脏功能影响的作用机制。

在用盐酸灌流心脏前 10 min 以及盐酸灌流心脏过程中，分别使用不同离子通道阻断剂和一些酶的抑制剂来研究它们在盐酸对心脏功能影响中的作用。结果发现，本研究中所用的阻断剂和抑制剂均不能显著地影响盐酸对心脏的负性肌力作用。

3. 乳酸与 SO₂ 对大鼠心脏功能影响的联合作用

离体心脏稳定后，分别用不同浓度的乳酸（终浓度为 0 mmol/L、0.1 mmol/L、0.5 mmol/L、1 mmol/L、2 mmol/L、4 mmol/L）和 SO₂（10 μmol/L、100 μmol/L）处理心脏，结果如图 4-41 所示。

与乳酸单独作用组相比，10 μmol/L 和 100 μmol/L SO₂ 可增强乳酸对心脏的负性肌力作用，并且 100 μmol/L SO₂ 的增强作用更大。然而，10 μmol/L、100 μmol/L SO₂ 与乳酸对心脏负性肌力的联合作用小于它们单独作用之和，因此它们对心脏功能的影响不是协同作用，而是独立作用。

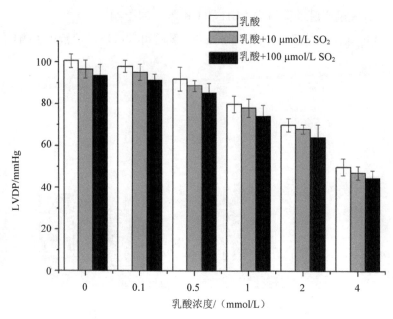

图 4-41 乳酸与 SO_2 对大鼠心脏功能影响的联合作用

Fig.4-41 Combined effects of lactic acid and SO_2 on the heart functions of perfused rat hearts

引自：张全喜，2010。

对乳酸的研究结果表明，乳酸对离体心脏有负性肌力作用，并呈明显的剂量-效应关系。在较低浓度（0.5 mmol/L、1 mmol/L）下，乳酸引起的负性肌力作用明显比盐酸的作用大，说明乳酸引起的负性肌力作用主要是由于乳酸分子本身引起的，而不是由于灌流液 pH 的变化引起的；在较高浓度（4 mmol/L、8 mmol/L）下，乳酸引起的负性肌力作用比盐酸的作用小，乳酸使灌流液 pH 下降的作用也明显比盐酸的作用小，说明高浓度乳酸引起的负性肌力作用可能主要是由于灌流液 pH 的变化引起的。为了研究乳酸对心脏功能影响的作用机制，用乳酸处理心脏前分别使用不同的阻断剂预孵育心脏，结果发现，K_{ATP} 通道阻断剂格列本脲和 PKC 抑制剂十字孢碱可部分地抑制 1 mmol/L 乳酸引起的负性肌力作用，而对 4 mmol/L 乳酸引起的负性肌力作用无显著影响，表明 1 mmol/L 乳酸对心脏的负性肌力作用可能是由于 K_{ATP} 通道的开放和激活 PKC 而引起的。K_{ATP} 通道的开放与钾离子外流、细胞膜超极化和动作电位缩短有关（Cole et al., 1991），这些作用使流入细胞内的钙离子减少，导致细胞收缩力下降，最终引起乳酸对心脏的负性肌力作用。Musameh 等（2006）研究发现抑制 PKC 能够增大由快速释放 CO 供体引起的正性肌力作用，也表明在离体心脏中激活 PKC 可以引起心脏的负性肌力作用。我们也研究了盐酸对心脏功能影响的作用机制。结果发现，本研究中所用的阻断剂和抑制剂均不能显著地影响盐酸对心脏的负性肌力作用。而本研究中所用的阻断剂和抑制剂对 4 mmol/L 乳酸引起的负性肌力作用也无显著影响，这些结果说明高浓度乳酸引起的负性肌力作用可能主要是由于灌流液 pH 的变化引起的。此外，我们的研究结果表明 SO_2 与乳酸对心脏负性肌力的联合作用小于它们单独作用之和，因此它们对心脏功能的影响不是协同作用，而是独立作用。

（三）丙酮酸对大鼠心脏功能的影响及其与 SO_2 的联合作用

1. 丙酮酸对大鼠离体心脏功能的影响

由表 4-3 可知，丙酮酸和盐酸均可使心脏灌流液的 pH 降低，并呈明显的剂量-效应关系。在较高浓度（2 mmol/L、4 mmol/L、8 mmol/L）下，盐酸使灌流液 pH 下降的作用明显比丙酮酸的作用大。丙酮酸和盐酸对大鼠离体心脏功能指标 $\pm LVdP/dt_{max}$、LVDP、心率和冠脉流量的影响见图 4-42 和表 4-5。丙酮酸和盐酸对离体心脏均有负性肌力作用，并呈明显的剂量-效应关系。

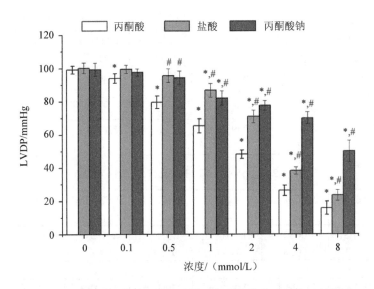

图 4-42 丙酮酸、盐酸和丙酮酸钠对大鼠离体心脏 LVDP 的影响

Fig.4-42 Effects of pyruvic acid，HCl and sodium pyruvate on LVDP in the isolated rat hearts

注：①与相应的对照组相比，$*P<0.05$。
　　②与相同浓度的丙酮酸组相比，$^{\#}P<0.05$。

丙酮酸引起的负性肌力作用比盐酸的作用大。0.1 mmol/L 的丙酮酸就能引起 LVDP 的明显降低，而 1 mmol/L 的盐酸才能引起 LVDP 的明显降低。在 0.5～8 mmol/L 浓度范围内，丙酮酸均能使大鼠心率和冠脉流量明显降低，而盐酸在较高浓度（4 mmol/L、8 mmol/L）下才能使大鼠心率和冠脉流量明显降低。此外，丙酮酸和盐酸能够使心脏的

$\pm LVdP/dt_{max}$ 明显下降，并呈明显的剂量-效应关系。在丙酮酸组中，$+LVdP/dt_{max}$ 和 $-LVdP/dt_{max}$ 的数值分别下降了 7.89%～79.59%和 10.59%～80.97%（表 4-5）。

为探讨丙酮酸对心脏功能的影响是否由丙酮酸根离子引起的，同时研究了丙酮酸钠对心脏功能的影响。由图 4-42 和表 4-5 可知，丙酮酸和丙酮酸钠对离体心脏均有负性肌力作用，并呈明显的剂量-效应关系，但是相同浓度丙酮酸引起的心脏功能的改变明显大于丙酮酸钠引起的心脏功能的改变。

表 4-5　不同浓度丙酮酸、盐酸和丙酮酸钠灌注大鼠心脏后心脏功能指标数值的变化

Table 4-5　Alterations of functional parameters before and after different concentrations pyruvic acid，HCl and sodium pyruvate perfusion in rat hearts

	0	0.1 mmol/L	0.5 mmol/L	1 mmol/L	2 mmol/L	4 mmol/L	8 mmol/L
丙酮酸							
HR	239.26± 16.87	236.45± 11.28	223.13± 12.16*	219.02± 10.45*	215.30± 11.26*	203.41± 16.32**	193.65± 18.26**
CF	11.46± 1.24	10.57±1.27	9.94±1.34*	9.87±1.40*	9.51±0.83*	8.86±1.35*	8.56±1.12**
$+dP/dt_{max}$	2 268.1± 132.3	2 089.7± 110.2*	1 814.7± 136.2*	1 474.3± 119.9**	1 111.3± 104.4***	657.8± 97.6***	463.5± 65.3***
$-dP/dt_{max}$	−1 445.6± 135.5	−1 292.5± 98.7*	−1 187.3± 172.1*	−910.7± 107.8**	−701.9± 121.3***	−390.5± 72.4***	−275.2± 51.1***
盐酸							
HR	249.29± 15.47	242.62± 17.21	249.35± 15.27	242.86± 19.21	226.89± 11.87*	203.72± 13.88**	195.27± 19.34**
CF	11.68± 1.57	11.62±1.24	11.56±1.07	11.03±1.31	10.67±1.59	9.93±1.21*	8.89±1.64*
$+dP/dt_{max}$	2 356.7± 156.8	2 367.1± 167.2	2 267.6± 171.3	2 045.2± 142.8*	1 623.5± 146.3**	1 079.6± 136.2***	625.5± 128.9***
$-dP/dt_{max}$	−1 587.3± 126.9	−1 603.8± 112.8	−1 501.9± 145.6	−1 335.7± 132.6*	−1 012.6± 98.7**	−717.5± 108.9***	−354.7± 107.2***
丙酮酸钠							
HR	243.21± 13.69	240.13± 15.87	238.45± 17.21	239.17± 11.87	236.12± 14.12	245.81± 17.58	232.37± 18.10
CF	11.23± 1.21	11.57±1.31	11.21±1.74	10.98±1.63	10.74±1.47	11.37±1.26	12.41±1.59
$+dP/dt_{max}$	2 317.9± 133.3	2 287.2± 165.0	2 179.3± 172.6	1 968.3± 172.1*	1 784.8± 153.6*	1 622.24± 182.1**	1 228.5± 113.5***
$-dP/dt_{max}$	−1 478.3± 152.5	−1 398.9± 127.5	−1 327.1± 141.8	−1 279.2± 145.6*	−1 157.2± 117.3*	−1 049.6± 124.7**	−856.2± 112.0***

注：①数值为平均数±标准差（$n=6$）；
　②与对照组相比，*$P<0.05$，**$P<0.01$，***$P<0.001$。
　③HR：心率；CF：冠脉流量；$\pm dP/dt_{max}$：左心室内压最大上升和下降速率。

2. 丙酮酸对大鼠离体心脏功能影响的机制研究

为研究钙离子通道、钾离子通道以及多种信号通路在丙酮酸对大鼠离体心脏功能影响中的作用，分别用各种阻断剂作用于离体心脏后，再分别用不同浓度的丙酮酸处理心脏，观察心脏功能的变化。

（1）K_V 通道在丙酮酸对大鼠离体心脏功能影响中的作用。

在丙酮酸灌流心脏前 10 min 以及丙酮酸灌流心脏过程中，使用 K_V 通道阻断剂 4-AP 来研究 K_V 通道在丙酮酸对心脏功能影响中的作用。4-AP 单独作用于心脏时，与对照组相比，能使 LVDP 明显上升约 30%，使心率明显下降约 15%，而对冠脉流量没有显著影响。0.5 mmol/L 丙酮酸对心脏的负性肌力作用可被 4-AP 部分地抑制，而 4-AP 对 2 mmol/L 丙酮酸对心脏的负性肌力作用无显著影响（图 4-43）。

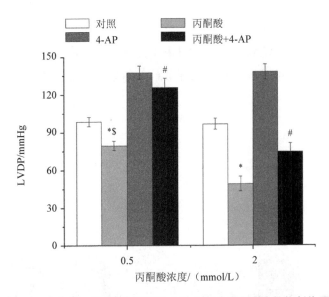

图 4-43　4-AP 对丙酮酸引起的大鼠心脏 LVDP 下降的抑制作用

Fig.4-43　Inhibitory effect of 4-AP on the drop of LVDP mediated by pyruvic acid on rat hearts

注：①与对照组相比，$*P<0.05$。

②与单独的 4-AP 组相比，$^{\#}P<0.05$。

③与丙酮酸 + 4-AP 组相比，$^{\$}P<0.05$。

引自：张全喜，2010。

（2）丙酮酸对大鼠离体心脏中 ATPase 含量的影响。

由图 4-44 可以看出，2 mmol/L 丙酮酸可明显增加心脏中 ATPase 的含量，而 0.5 mmol/L 丙酮酸对心脏中 ATPase 含量的影响不明显。

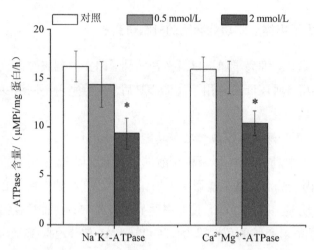

图 4-44　丙酮酸对大鼠离体心脏中 ATPase 含量的影响

Fig.4-44　Effect of pyruvic acid on the level of ATPase in perfused rat hearts

注：与对照组相比，*P＜0.05。

（3）丙酮酸对大鼠心脏灌流液中 LDH 和 CK 含量的影响。

由图 4-45 可知，与对照组相比，2 mmol/L 丙酮酸可使心脏灌流液中 LDH 和 CK 含量明显增加。

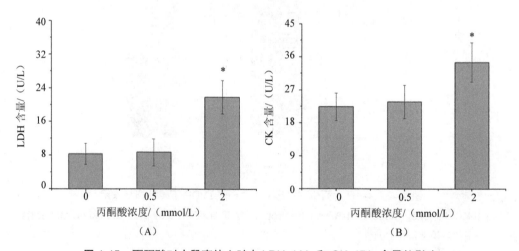

图 4-45　丙酮酸对大鼠离体心脏中 LDH（A）和 CK（B）含量的影响

Fig.4-45　Effect of pyruvic acid on the activity of LDH（A）and CK（B）in the coronary perfusate

注：与对照组相比，*P＜0.05。

3. 丙酮酸与 SO₂ 对大鼠心脏功能影响的联合作用

离体心脏稳定后，分别用不同浓度的丙酮酸（终浓度为 0 mmol/L、0.1 mmol/L、

0.5 mmol/L、1 mmol/L、2 mmol/L、4 mmol/L）和 SO_2（10 μmol/L、100 μmol/L）处理心脏，结果如图 4-46 所示。

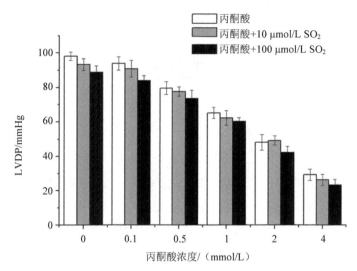

图 4-46　丙酮酸与 SO_2 对大鼠心脏功能影响的联合作用

Fig.4-46　Combined effects of pyruvic acid and SO_2 on the heart functions of perfused rat hearts

引自：张全喜，2010。

与丙酮酸单独作用组相比，10 μmol/L 和 100 μmol/L SO_2 可增强丙酮酸对心脏的负性肌力作用，并且 100 μmol/L SO_2 的增强作用更大。然而，10 μmol/L、100 μmol/L SO_2 与丙酮酸对心脏负性肌力的联合作用小于它们单独作用之和，因此它们对心脏功能的影响不是协同作用，而是独立作用。

对丙酮酸的研究结果表明，丙酮酸对离体心脏有负性肌力作用，并呈明显的剂量-效应关系。丙酮酸引起的负性肌力作用明显比盐酸的作用大，说明丙酮酸引起的负性肌力作用主要是由于丙酮酸分子本身引起的，而部分地是由于灌流液 pH 的变化引起的。为了研究丙酮酸对心脏功能影响的作用机制，用丙酮酸处理心脏前分别使用不同的阻断剂预孵育心脏，结果发现，K_V 通道阻断剂 4-AP 可部分地抑制 0.5 mmol/L 丙酮酸对心脏的负性肌力作用，而对 2 mmol/L 丙酮酸引起的负性肌力作用无显著影响，表明 0.5 mmol/L 丙酮酸对心脏的负性肌力作用可能主要是由于 K_V 通道的开放引起的，而 2 mmol/L 丙酮酸起的负性肌力作用可能部分地是由于灌流液 pH 的变化引起的。此外，我们的研究表明 SO_2 与丙酮酸对心脏负性肌力的联合作用也小于它们单独作用之和，因此它们对心脏功能的影响不是协同作用，而是独立作用。

第五章
二氧化硫对血管和心脏组织病理学结构的影响

国内外大量流行病学研究表明 SO_2 与心血管系统疾病有关。长期接触 SO_2 可增加心血管疾病的风险和死亡率，因此 SO_2 对心血管系统的损害作用日益引起广大学者的关注。与 SO_2 诱发心血管系统疾病的流行病学研究相比，其作用机制的研究很少，远不能满足 SO_2 所致心血管疾病的预防和治疗的需要。苏木精—伊红染色法（hematoxylin-eosin staining），简称 HE 染色法，是石蜡切片技术里常用的染色法之一。苏木精染液为碱性，主要使细胞核内的染色质与胞质内的核糖体着紫蓝色；伊红为酸性染料，主要使细胞质和细胞外基质中的成分着红色。HE 染色法是组织学、胚胎学、病理学教学与科研中最基本、使用最广泛的技术方法。本研究采用 HE 染色法检测 SO_2 对血管和心脏组织病理学结构的影响。

一、SO_2 对血管组织病理学结构的影响

（一）SO_2 熏气对血管组织病理学结构的影响

选用体重为 $180\sim200$ g 的雄性 Wistar 大鼠，将大鼠随机分为对照组和不同浓度的 SO_2（3.5 mg/m^3、7 mg/m^3、14 mg/m^3）吸入组，每组 8 只，SO_2 吸入组连续染毒 30 d，每天 4 h。对照组在同样条件下吸入新鲜空气。各组在最后一次染毒 24 h 后，将大鼠处死，迅速取出胸主动脉血管，然后用 HE 染色法观察 SO_2 对大鼠血管组织病理学结构的影响（Kandemir et al.，2010）。

由图 5-1 可知，与对照组相比，3.5 mg/m^3 和 7 mg/m^3 SO_2 熏气组中血管的组织病理学结构未见明显变化。然而，14 mg/m^3 SO_2 可引起异常的主动脉病理学变化（图 5-1（D））。在弹性动脉中，内膜由薄片层和弹性材料组成，中间层由平滑肌细胞、胶原纤维和基层物质组成。在 14 mg/m^3 SO_2 组中，中间的弹性板损伤严重，出现松动、断裂或消失现象。这些结果表明，浓度较高的 SO_2 会对主动脉造成潜在危害。

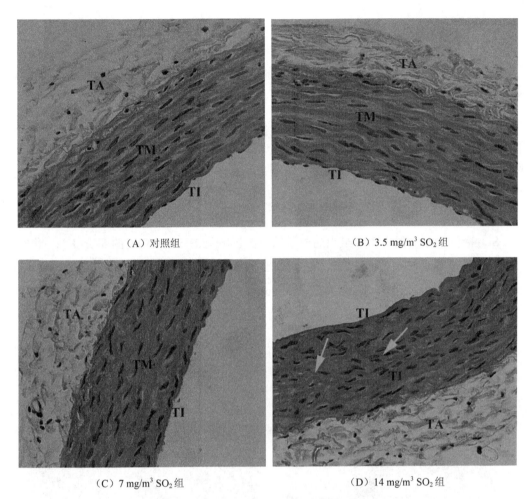

（A）对照组　　　　　　　　　　　（B）3.5 mg/m³ SO₂ 组

（C）7 mg/m³ SO₂ 组　　　　　　　　（D）14 mg/m³ SO₂ 组

图 5-1　SO₂ 熏气对大鼠血管组织病理学的影响

Fig. 5-1　Effect of SO₂ inhalation on the histopathology of the rat aortas

注：①在对照组中，内膜（TI）、中膜（TM）和外膜（TA）显示正常。

②箭头表示其中中间弹性板有松动、断裂或消失现象的位点。

③图像被放大 400 倍。

引自：Zhang et al.，2016。

（二）SO₂ 及其衍生物对离体血管组织病理学结构的影响

选用 42 只重量为 200～220 g 的雄性 Wistar 大鼠，处死后迅速将胸主动脉血管取出，然后将血管随机分成对照组以及不同浓度的 SO₂ 气体或者 SO₂ 衍生物处理组（30 μmol/L、300 μmol/L、1 500 μmol/L），并且对其染毒，每组有 6 条血管，采用 HE 染色法检测 SO₂ 及其衍生物对血管组织病理学结构的影响。

1. SO₂对血管组织病理学结构的影响

由图 5-2 可知，对照组中大鼠动脉壁内膜结构完整平滑，没有破损；中间层有七八条条带，条带清晰，平滑肌细胞形状清楚，排列整齐，呈长形扁平状；外膜厚度一般。与对照组相比，30 μmol/L 和 300 μmol/L SO₂ 对大鼠主动脉组织病理学结构没有明显影响。然而，1 500 μmol/L SO₂［图 5-2（D）］引起大鼠主动脉组织病理学结构异常，中间弹性板显著损坏，出现松动、断裂或消失现象。

2. SO₂衍生物对血管组织病理学结构的影响

SO₂ 衍生物对大鼠主动脉组织病理学结构的影响见图 5-2（A）、图 5-2（E）、图 5-2（F）、图 5-2（G）。与对照组相比，30 μmol/L 和 300 μmol/L SO₂ 衍生物对大鼠主动脉组织病理学结构没有明显影响。然而，1 500 μmol/L SO₂ 衍生物［图 5-2（G）］可引起大鼠主动脉组织病理学结构异常。中间弹性板显著损坏，出现松动、断裂或消失现象。

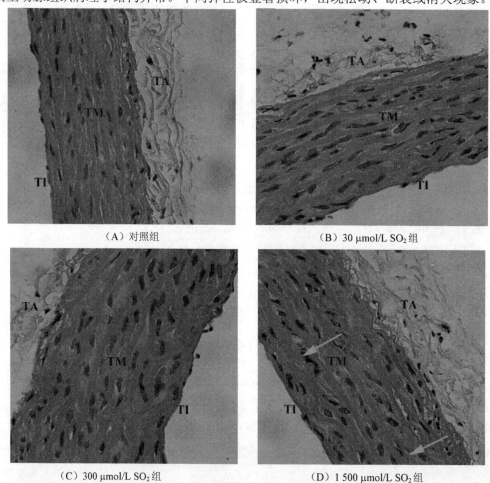

（A）对照组　　　　　　　　　　　（B）30 μmol/L SO₂组

（C）300 μmol/L SO₂组　　　　　　（D）1 500 μmol/L SO₂组

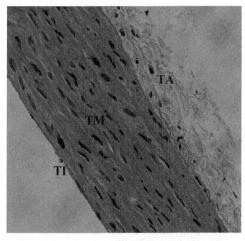
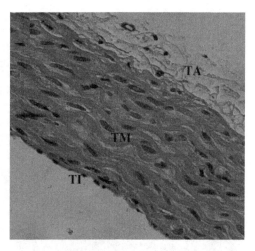

（E）30 μmol/L SO₂衍生物组　　　　　　（F）300 μmol/L SO₂衍生物组

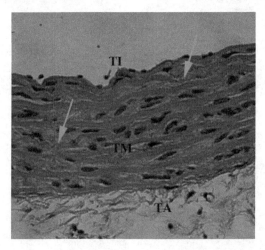

（G）1 500 μmol/L SO₂衍生物组

图 5-2　SO₂和 SO₂衍生物对大鼠离体血管组织病理学结构的影响

Fig. 5-2　Effect of SO₂ and SO₂ derivatives on the histopathology of the isolated rat aortas

注：①在对照组中，内膜（TI）、中膜（TM）和外膜（TA）显示正常。

②箭头表示其中中间弹性板有松动、断裂或消失现象的位点。

③图像被放大 400 倍。

引自：Zhang et al.，2014。

（三）焦亚硫酸钠对血管组织病理学结构的影响

1. 焦亚硫酸钠灌胃对大鼠血管组织病理学结构的影响

分别使用浓度为 130 mg/kg、260 mg/kg 和 520 mg/kg 的 SMB 给大鼠连续灌胃 1 周，

然后采用 HE 染色法检测 SMB 对血管组织病理学结构的影响。

由图 5-3 可知，与对照组相比，130 mg/kg 和 260 mg/kg SMB 组中血管组织未见明显异常。内膜由连续的内皮细胞层组成。中膜由无数正常和健康的富有弹性的弹性膜组成，它们像波浪一样同心排列，平滑肌细胞就被夹在这些同心层之间。外膜由正常的纤维组织元素组成。

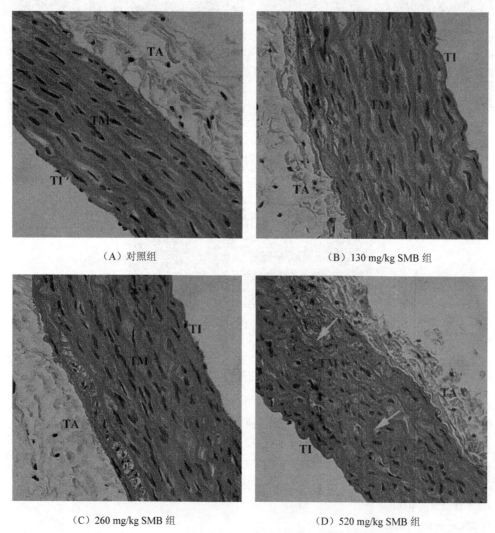

（A）对照组　　　　　　　　　　　　　（B）130 mg/kg SMB 组

（C）260 mg/kg SMB 组　　　　　　　　　（D）520 mg/kg SMB 组

图 5-3　SMB 灌胃对大鼠血管组织病理学结构的影响

Fig. 5-3　Effect of intragastric administration of SMB on the histopathology of the rat aortas

注：①在对照组中，内膜（TI）、中膜（TM）和外膜（TA）显示正常。

②在 520 mg/kg SMB 组中，箭头表示血管组织有异常的病理学变化。

③图像被放大 400 倍。

引自：Zhang et al.，2015a。

与对照组相比，520 mg/kg SMB 可引起血管组织的异常病理学改变 [图 5-3（D）]。表 5-1 对比了对照组和 SMB 处理组中血管组织病理学的变化。在各组中均未发现炎性反应。在各组中均有内皮细胞损失出现，但是与对照组相比没有明显差异。然而，在 520 mg/kg SMB 组中，中间弹性层被明显损伤，出现松动、断裂和消失的现象。

表 5-1　SMB 灌胃对大鼠血管影响的微观表现

Table 5-1　Microscopic findings in the SMB-exposed rat aortas

组织病理学变化	对照组	130 mg/kg SMB 组	260 mg/kg SMB 组	520 mg/kg SMB 组
中间弹性层损伤	0.1 ± 0.2	0.2 ± 0.1	0.3 ± 0.2	1.6 ± 0.7^{a}
内皮细胞损失	0.2 ± 0.2	0.3 ± 0.3	0.2 ± 0.3	0.5 ± 0.4
炎性反应	没有	没有	没有	没有

注：与对照组相比，[a]$P<0.05$。

引自：Zhang et al.，2015a。

2. 焦亚硫酸钠对大鼠离体血管组织病理学结构的影响

分别使用终浓度为 50 μmol/L、200 μmol/L、1 000 μmol/L 的 SMB 处理离体大鼠血管 2 h，然后采用 HE 染色法检测 SMB 对血管组织病理学结构的影响。

SMB 对大鼠离体血管组织病理学结构的影响与 SMB 灌胃对血管组织病理学结构的影响相似。由图 5-4 可知，与对照组相比，50 μmol/L 和 200 μmol/L SMB 组中血管组织未见明显异常。而 1 000 μmol/L SMB 可引起血管组织的异常病理学改变 [图 5-4（D）]。表 5-2 对比了对照组和 SMB 处理组中血管组织病理学的变化。在 1 000 μmol/L SMB 组中，中间弹性层被明显损伤，出现松动、断裂和消失的现象。

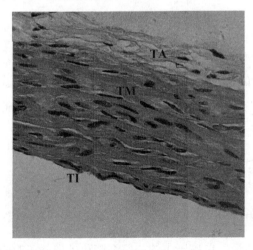

（A）对照组

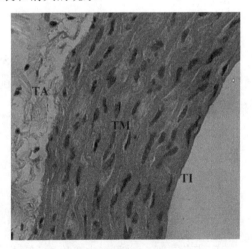

（B）50 μmol/L SMB 组

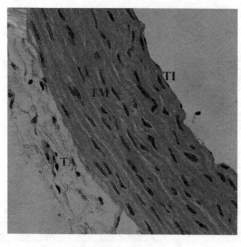 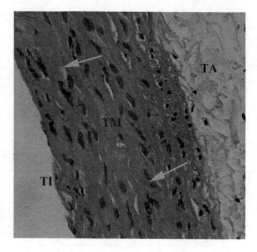

（C）200 µmol/L SMB 组　　　　　　　　　（D）1 000 µmol/L SMB 组

图 5-4　SMB 对大鼠离体血管组织病理学结构的影响

Fig. 5-4　Effect of SMB on the histopathology of the isolated rat aortas

注：①在对照组中，内膜（TI）、中膜（TM）和外膜（TA）显示正常。

②在 1 000 µmol/L SMB 组中，箭头表示血管组织有异常的病理学变化。

③图像被放大 400 倍。

引自：Zhang et al.，2015a。

表 5-2　SMB 对大鼠离体血管影响的微观表现

Table 5-2　Microscopic findings in the SMB-exposed isolated rat aortas

组织病理学变化	对照组	50 µmol/L SMB 组	200 µmol/L SMB 组	1 000 µmol/L SMB 组
中间弹性层损伤	0.3 ± 0.2	0.3 ± 0.3	0.4 ± 0.5	1.4 ± 0.6^{a}
内皮细胞损失	0.2 ± 0.2	0.3 ± 0.3	0.3 ± 0.2	0.4 ± 0.3
炎性反应	没有	没有	没有	没有

注：与对照组相比，$^{a}P<0.05$。

引自：Zhang et al.，2015a。

综上所述，本研究采用 HE 染色观察 SMB 对大鼠主动脉组织病理学结构的影响。结果发现，在 520 mg/kg SMB 灌胃组和 1 000 µmol/L SMB 体外处理组中，大鼠主动脉内膜均有一定程度的损伤。这些结果表明，SMB 在最高浓度时对大鼠主动脉血管可能有潜在的损伤作用。

二、SO_2 对心脏组织病理学结构的影响

（一）SO_2 熏气对心脏组织病理学结构的影响

HE 染色显示，对照组中可以看到呈椭圆形，单核居中的心肌细胞和排列整齐的心

脏肌纤维 [图 5-5 (A)]。大鼠心脏组织的病理学变化包括心肌间质水肿、心肌纤维萎缩和坏死、心肌内炎性细胞浸润、心肌间隙扩大、心肌肌原纤维紊乱和充血等。与对照组相比，3.5 mg/m³ 和 7 mg/m³ SO₂ 熏气组中心脏的组织病理学结构未见明显变化。

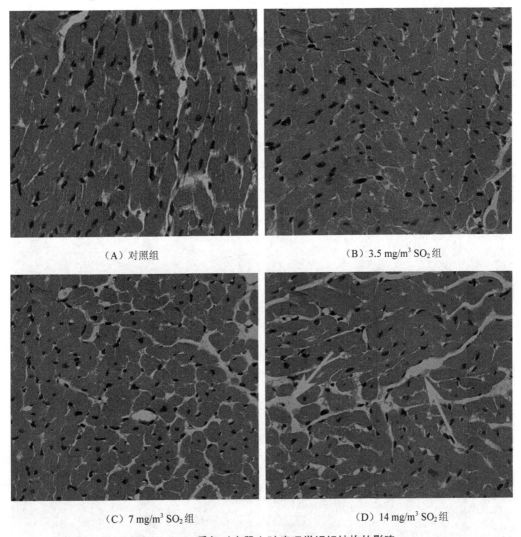

（A）对照组　　　　　　　　　　　　　　（B）3.5 mg/m³ SO₂ 组

（C）7 mg/m³ SO₂ 组　　　　　　　　　　（D）14 mg/m³ SO₂ 组

图 5-5　SO₂ 熏气对大鼠心脏病理学组织结构的影响

Fig. 5-5　Effect of SO₂ inhalation on the histopathology of the rat hearts

注：①箭头表示大鼠心脏组织中心肌间隙扩大的部位。

　　②图像被放大 400 倍。

引自：Zhang et al.，2015c。

在 14 mg/m³ SO₂ 熏气组中，尽管没有发现心肌纤维萎缩和坏死、心肌间质水肿、心肌内炎性细胞浸润、充血等现象，但是 SO₂ 还是造成了一定的心脏损伤。与对照组相比，在 14 mg/m³ SO₂ 熏气组中出现了心肌肌原纤维紊乱和心肌间隙扩大现象 [图 5-5 (D)]。

结果表明，较高浓度的 SO₂ 对心脏有潜在的损伤作用。

（二）焦亚硫酸钠对心脏组织病理学结构的影响

与对照组相比，130 mg/kg 和 260 mg/kg SMB 组中心脏组织呈现正常的心肌纤维和结构正常的肌束（图 5-6）。然而，在 520 mg/kg SMB 组中，心肌纤维的排列比对照组明显杂乱。此外，大鼠心脏组织的心肌间隙出现扩大现象。结果表明，较高浓度的 SMB 对心脏组织有潜在的损伤作用。

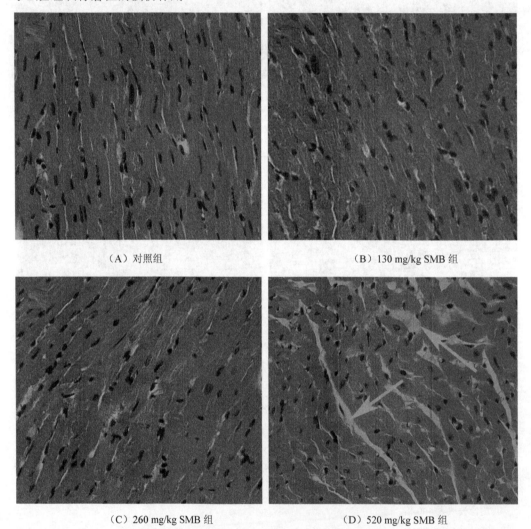

（A）对照组　　　　　　　　　　　（B）130 mg/kg SMB 组

（C）260 mg/kg SMB 组　　　　　　（D）520 mg/kg SMB 组

图 5-6　SMB 灌胃对大鼠心脏组织病理学结构的影响

Fig. 5-6　Effect of intragastric administration of SMB on the histopathology of the rat hearts

注：①在对照组中，内膜（TI）、中膜（TM）和外膜（TA）显示正常。
②在 520 mg/kg SMB 组中，箭头表示大鼠心脏组织有异常的病理学变化。
③图像被放大 400 倍。

引自：Zhang et al.，2015b。

参考文献

[1] [美]奥佩. 2001. 心脏生理学：从细胞到循环[M]. 北京：科学出版社.

[2] 白剑英，孟紫强. 2002. 短期二氧化硫吸入对小鼠免疫器官的损伤作用[J]. 中国工业医学杂志，15（6）：325-327.

[3] 白剑英，孟紫强. 2004. 二氧化硫对肝脏组织学结构的影响[J]. 中华病理学杂志，33（2）：155-157.

[4] 陈苏芳，张道洪. 2001. 乳酸合成丙酮酸的研究[J]. 湖北化工，5：17-20.

[5] 陈小琳，洪传洁，陶旭光. 1993a. 大气二氧化硫污染对妇女和儿童肺功能的影响[J].环境与健康杂志，10（4）：152-155.

[6] 陈小琳，洪传洁，陶旭光，等. 1993b. 上海市大气二氧化硫污染与常见呼吸道症状的关系[J]. 中国公共卫生学报， 12（1）：1-3.

[7] 杜青平，孟紫强. 2003a. 二氧化硫对大鼠肺细胞膜通透性的损伤效应[J]. 中国公共卫生，19（7）：783-785.

[8] 杜青平，孟紫强. 2003b. 二氧化硫对大鼠肝线粒体的损伤作用[J]. 中华劳动卫生职业病杂志，21（6）：454-456.

[9] 杜青平，孟紫强. 2003c. 二氧化硫对大鼠肺泡细胞核肺泡灌洗液的生化效应[J]. 环境科学学报，23（6）：828-830.

[10] 杜青平. 2003. 二氧化硫对大鼠体细胞生物膜结构和功能的损伤作用[D]. 太原：山西大学.

[11] 杜正清. 2005. 二氧化硫衍生物和铅对大鼠神经元离子通道损伤研究[D]. 太原：山西大学.

[12] 段丽菊，王晓平，严彦，等. 2006. NO 在甲醛介导的氧化损伤中的协同作用[J]. 环境科学学报，26（3）：505-508.

[13] 方一平. 2004. 我国城市污染消减与环境管理的三个基本问题[J]. 宁夏工程技术，3（3）：252-259.

[14] 方允中，郑荣梁. 2002. 自由基生物学的理论与应用[M]. 北京：科学出版社：162-212.

[15] 冯炜权，等. 1993. 血乳酸与运动训练应用手册[M]. 北京：人民体育出版社：35-36.

[16] 付春梅，贺翠莲，李红英，等. 2005. 乳酸与疾病的研究进展[J]. 医学综述，11（3）：249-250.

[17] 韩彩轩. 1999. 浅谈面制品中甲醛次硫酸氢钠的定性与定量[J]. 中国食品卫生，11（1）：17-18.

[18] 韩良峰，李琴，赵继泉，等. 1996. 室内甲醛对人体健康影响的研究[J]. 中国公共卫生，12（4）：151-152.

[19] 康华光. 2003. 膜片钳技术及其应用[M]. 北京：科学出版社.

[20] 江耀安. 1998. 大气中二氧化硫含量与人群肺功能关系[J]. 环境与健康杂志，5（3）：36-38.

[21] 金红芳，杜淑旭，赵霞，等. 2007. 内源性二氧化硫对心血管系统的调节意义（简报）[J]. 北京大学学报（医学版），39（4）：423-424.

[22] 李君灵. 2010. 二氧化硫对血管张力作用的信号转导机制及其与几种内源物质的联合作用[D]. 太原：山西大学.

[23] 李君灵，孟紫强. 2009. 内源性气态 SO_2 对血管的舒张作用及其机制Ⅲ：信号转导途径[J]. 生态毒理学报，4（3）：366-372.

[24] 李君灵，孟紫强. 2011. 内源性气态 SO_2 对血管的舒张作用及其机制Ⅳ：SO_2 对血压的调节与信号通路[J]. 生态毒理学报，6（2）：195-199.

[25] 李瑞金，孟紫强，李晓芳. 2006. 二氧化硫染毒小鼠部分脏器中亚硫酸盐的高效液相色谱测定法及毒理学效应[J]. 环境与健康杂志，23（5）：405-408.

[26] 李少如. 1988. 心脏细胞起搏电流研究的新进展[J]. 生理科学，8：142.

[27] 李妍妍. 2002. 一氧化氮与心血管疾病研究进展[J]. 国外医学内科学分册，29（10）：426-430.

[28] 李屹. 2006. 二氧化硫衍生物引起大鼠胸主动脉舒张的信号转导途径[D]. 太原：山西大学.

[29] 李云波，刘世杰. 1990. 细胞内活性氧系统和化学毒物对其影响的研究概况[J]. 卫生毒理学杂志，4（2）：107-112.

[30] 梁月红，吴史慧. 2007. 青年男子跑台递增负荷运动中血液丙酮酸、乳酸动态变化研究[J]. 广州体育学院学报，27（1）：111-115.

[31] 梁志锋，林军，武黎黄英，等. 2009. 甲醛吸入急性肺水肿大鼠心、肺、脑、肝和血清蛋白浓度及一氧化氮合酶活力变化[J]. 环境与健康杂志，26（12）：1094-1 096.

[32] 林其谁. 1994. Ca^{2+} 与细胞代谢[J]. 生命的化学，14（5）：22-23.

[33] 刘建国，王宪，陈明哲. 2000. 一氧化氮和细胞因子之间的相互调节作用[J]. 生理科学进展，31（1）：61-64.

[34] 刘君卓，吴汉升，刘有成. 1993. 我国北方农村住宅室内甲醛污染现状及其来源的研究[J]. 环境与健康杂志，10（1）：10-11.

[35] 刘皋林. 2001. 一氧化氮与心血管疾病[J]. 药理学进展，23（5）：101-110.

[36] 刘亚平，王建华，朱春阳，等. 1998. 农村居室装潢后空气中甲醛及耗氧现状调查[J]. 环境与健康杂志，15（2）：78-79.

[37] 刘玉香. 2005. 二氧化硫对小鼠几种脏器超微结构及细胞因子水平的影响[D]. 太原：山西大学.

[38] 孟紫强. 1994. 二氧化硫对人血淋巴细胞的遗传毒理效应[J]. 城市环境与城市生态，7（4）：17-21.

[39] 孟紫强. 1997. 中国田鼠卵巢细胞自发和亚硫酸氢钠诱发突变的 gpt 基因分子分析[J]. 中国环境科学，17（2）：171-175.

[40] 孟紫强. 2003. 氧化应激效应与二氧化硫全身性毒作用研究[J]. 中国公共卫生，19（12）：1422-1424.

[41] 孟紫强. 2008. 生态毒理学[M]. 北京：中国高教出版社.

[42] 孟紫强, 白巨利, 耿红. 2003. 二氧化硫吸入对大鼠血压的影响[J]. 环境与健康杂志, 20（4）：207-209.

[43] 孟紫强, 郭掌珍. 2009. SO_2 在水和有机溶剂中的化学形态及其脂/水分配系数：SO_2 生理学研究新模式[J]. 生态毒理学报, 4（1）：75-80.

[44] 孟紫强, 李君灵, 张全喜, 等. 2009. 内源性气态 SO_2 对血管的舒张作用及其机制Ⅱ：与亚硫酸盐的比较及 SO_2 的内源产生与调节[J]. 生态毒理学报, 4（2）：203-211.

[45] 孟紫强, 李瑞金, 张欣. 2005. HPLC 荧光检测法测二氧化硫吸入后小鼠脑、心和肺亚硫酸盐水平[J]. 环境科学学报, 25（3）：346-350.

[46] 孟紫强, 李屹, 曹庆玲. 2008. cAMP-PKA 信号转导在 SO_2 衍生物舒张血管中作用[J]. 中国公共卫生, 24（5）：562-564.

[47] 孟紫强, 李屹, 张海飞, 等. 2006. 二氧化硫衍生物引起大鼠血管舒张的细胞信号转导途径[J]. 应用与环境生物学报, 12（1）：52-54.

[48] 孟紫强, 秦国华. 2006. 二氧化硫吸入致大鼠肺组织基因表达谱的改变[J]. 中国公共卫生, 22（3）：274-276.

[49] 孟紫强, 阮爱东, 桑楠, 等. 2002a. 二氧化硫污染对小鼠骨髓细胞微核的诱发作用[J]. 环境科学, 23（4）：123-125.

[50] 孟紫强, 阮爱东, 张波, 等. 2002b. 二氧化硫对小鼠骨髓细胞微核的诱发及沙棘油的防护作用[J]. 山西大学学报（自然科学版）, 25（2）：168-172.

[51] 孟紫强, 桑楠. 2000a. 二氧化硫体内衍生物诱发小鼠骨髓嗜多染红细胞微核的效应[J]. 环境科学学报, 20（2）：239-243.

[52] 孟紫强, 桑楠. 2000b. 二氧化硫体内衍生物诱发 CHL 细胞染色体畸变的效应[J]. 中国环境科学, 20（1）：8-12.

[53] 孟紫强, 桑楠, 张波, 等. 2001. 二氧化硫体内衍生物诱发中国仓鼠肺细胞微核的效应[J]. 环境与健康杂志, 18（1）：7-10.

[54] 孟紫强, 桑楠. 2002. 二氧化硫代谢衍生物对大鼠海马 CAI 区神经元钠电流的影响[J]. 生理学报, 54（3）：267-270.

[55] 孟紫强, 王少东. 2007. SO_2——一种神秘的生物小分子：SO_2 及其衍生物对血管张力的双相—双向性调节作用[J]. 生态毒理学报, 2（2）：158-163.

[56] 孟紫强, 张波. 2002. 二氧化硫吸入诱发小鼠骨髓细胞染色体畸变的效应[J]. 中华预防医学杂志, 36（4）：229-231.

[57] 孟紫强, 张海飞. 2005a. 二氧化硫衍生物对大鼠离体主动脉血管环的舒张作用[J]. 应用与环境生物学报, 11（1）：64-66.

[58] 孟紫强, 张海飞. 2005b.二氧化硫衍生物对大鼠离体主动脉环收缩影响[J]. 中国公共卫生, 21 (12): 1412-1414.

[59] 孟紫强, 张连珍, 1994. 亚硫酸氢钠（SO₂）对人血淋巴细胞染色体畸变, 姊妹染色单体互换, 及微核的诱发效应[J]. 遗传学报, 21（1）：1-6.

[60] 孟紫强, 张连珍, 马幼平.1991. 硫酸厂工人外周血淋巴细 SCE 的观察[J]. 癌变、畸变、突变, 3（1）：52-53.

[61] 孟紫强, 张连珍, 张珂.1990. 硫酸厂工人外周血淋巴细胞染色体畸变的研究[J]. 中国环境科学, 10（5）：360-363.

[62] 孟紫强, 张连珍, 郑卫萍.1989. 硫酸厂工人外周血淋巴细胞微核率的研究[J]. 环境科学学报, 9 （1）：125-128.

[63] 聂金雷.2002. 血氨测定在运动人体科学中的应用[J]. 天津体育学院学报, 17（1）：55-57.

[64] 桑楠, 孟紫强.2003. 二氧化硫代谢衍生物对大鼠海马 CA1 区神经元瞬间外向钾电流和延迟整流钾电流的影响[J]. 动物学报, 49（1）：73-79.

[65] 孙大业, 郭艳林, 马力耕, 等.2003. 细胞信号转导（第三版）[M]. 北京：科学出版社.

[66] 田野. 2003. 运动生理学高级教程[M]. 北京：高等教育出版社.

[67] 汪家权, 吴劲兵, 李如忠.2004. 酸雨研究进展与问题探讨[J]. 水科学进展, 15（4）：526-530.

[68] 王如兴, 宋建平, 杨向军, 等. 2008. 不同旋体氨氯地平对大鼠心室肌细胞 L-型钙子流的影响[J]. 中华心血管病杂志, 36（5）：425.

[69] 王如兴, 蒋彬, 李肖蓉, 等. 2010. 心肌细胞电压门控性钾离子通道[J]. 中华心律失常学杂志, 14（4）：302-304.

[70] 王少栋. 2006. 二氧化硫衍生物对大鼠胸主动脉环的双向调节作用[D]. 太原：山西大学.

[71] 王晓华, 童梅, 窦豆. 2005. 环鸟苷酸依赖的蛋白激酶对心血管功能的调节作用[J]. 生理科学进展, 36（4）：299-302.

[72] 王翔, 魏源.2002. 丙酮酸补充与运动能力[J]. 北京体育大学学报, 25（2）：207-210.

[73] 武煜, 顾振纶.2004.一氧化氮的心血管作用研究进展[J]. 中国血液流变学杂志, 14（1）：143-145.

[74] 奚旦立, 刘秀英, 郭安然. 1997. 环境监测[M]. 北京：高等教育出版社：127.

[75] 许豪文. 2001. 运动生物化学概论[M]. 北京：高等教育出版社：9.

[76] 姚泰. 2005. 生理学[M]. 北京：人民卫生出版社.

[77] 仪慧兰, 孟紫强, 杜建红.2001. 亚硫酸氢钠对大蒜有丝分裂周期的影响[J]. 山西大学学报（自然科学版）, 24（3）：262-264.

[78] 仪慧兰, 孟紫强. 2001. SO₂ 衍生物对大蒜根尖细胞遗传损伤作用的研究[J]. 环境科学学报, 21 （4）：486-490.

[79] 仪慧兰, 孟紫强. 2002. NaHSO₃–Na₂SO₃ 混合液对大麦幼苗生长和细胞分裂的影响[J]. 植物生态

学报，26（3）：303-307.

[80] 仪慧兰，司良燕，孟紫强. 2002a. 二氧化硫衍生物对蚕豆幼苗生长和细胞周期的影响[J]. 植物研究，22（3）：305-309.

[81] 仪慧兰，司良燕，孟紫强. 2002b. 二氧化硫衍生物对蚕豆根尖细胞不同分裂阶段的遗传损伤[J]. 应用与环境生物学报，8（4）：383-386.

[82] 于立群，何凤生. 2004.甲醛的健康效应[J]. 国外医学卫生学分册，31（2）：84-87.

[83] 袁卫涛，杨海军. 2006. 丙酮酸盐与人体健康[J]. 发酵科技通讯，35（1）：9-13.

[84] 张爱芳. 2005. 实用运动生物化学[M]. 北京：北京体育大学出版社.

[85] 张根明. 2005.车间空气中甲醛超标引起的职工周期性不适[J]. 环境与健康杂志，22（3）：189.

[86] 张全喜. 2010. 二氧化硫对心血管功能的影响及其与几种物质的联合作用[M]. 太原：山西大学.

[87] 张全喜，孟紫强. 2008. 内源性气态 SO_2 对血管的舒张作用及其机制研究：细胞离子通道的作用[J]. 生态毒理学报，3（6）：558-562.

[88] 郑惠珍，安国顺，聂思槐，等. 1998. 一氧化氮抑制内皮素促血管平滑肌细胞增殖作用的信号转导途径[J]. 生理学报，50：379-384.

[89] 周建平，何建平，柯振东，等. 2005. 我国居室内空气中甲醛污染现状分析及对策研究[J]. 环境科学与技术，18-20.

[90] 邹飞，高天明，唐向东，等. 1995. 膜片钳技术与离子通道[M]. 广州：第一军医大学生理教研室.

[91] Agar A，Kucukatay V，Yargicoglu P，et al. 2000. The effect of sulfur dioxide inhalation on visual evoked potentials，antioxidant status，and lipid peroxidation in alloxaninduced diabetic rats [J]. Arch. Environ. Contam. Toxicol.，39：257-264.

[92] Alkon D L，Favit A，Nelson T. 1998. Evolution of adaptive neural networks：the role of voltage-dependent K$^+$ channels [J]. Otolaryngol Head Neck Surg.，119（3）：204-211.

[93] Allen W，Seals D，Hurley B，et al. 1985. Lactate threshold and distance-running performance in young and older endurance athletes [J]. J. Appl. Physiol.，58（4）：1281-1284.

[94] Andersson E，Nilsson T，Persson B，et al. 1998. Mortality from asthma and cancer among sulfite mill workers [J]. Scand. J. Work Environ. Health，24：12-17.

[95] Appelman L，Woutersen R，Zwart A，et al. 1988. One-year inhalation toxicity study of formaldehyde in male rats with damaged or undamaged nasal mucosa [J]. Appl. Toxicol.，8：85-90.

[96] Ashcroft F，Gribble F. 1998. Correlating structure and function in ATP-sensitive K$^+$ channels [J]. Trends Neurosci.，21（7）：288-294.

[97] Bai J，Meng Z. 2005a. Effects of sulfur dioxide on apoptosis-related gene expressions in lungs from rats [J]. Regul. Toxicol. Pharmacol.，43（3）：272-279.

[98] Bai J，Meng Z. 2005b. Expression of apoptosis-related genes in livers from rats exposed to sulfur

dioxide [J]. Toxicology，216：253-260.

[99] Balazy M，Abu-Yousef I A，Harpp D N，et al. 2003. Identification of carbonyl sulfide and sulfur dioxide in porcine coronary artery by gas chromatography/mass spectrometry，possible relevance to EDHF [J]. Biochem. Biophy. Res. Commun.，311：728-734.

[100] Ballester F，Saez M，Perez-Hoyos S，et al. 2002. The EMECAM project：a multicenter study on air pollution and mortality in Spain：combined results for particulates and for sulfur dioxide [J]. Occup. Environ. Med.，59：300-308.

[101] Banister E，Allen M，Mekjavic I. 1 983. The time course of ammonia and lactate accumulation in blood during bicycle exercise [J]. Eur. J. Appl. Physiol.，51（2）：195-202.

[102] Banister E，Csmeron B. 1990. Exercise-induced hyperammonemia：peripheral and central effects [J]. Int. J. Sports Med.，11（2）：129-142.

[103] Baskurt O. 1 988. Acute hematologic and hemorheologic effects of sulfur dioxide inhalation [J]. Arch. Environ. Health，43（5）：344-348.

[104] Berger A，Zareba W，Schneider A，et al. 2006. Runs of ventricular and supraventricular tachycardia triggered by air pollution in patients with coronary heart disease [J]. J. Occup. Environ. Med.，48（11）：1149-1158.

[105] Berridge M. 1997. The AM and FM of calcium signaling [J]. Nature，386（6627）：759-760.

[106] Bers D，Perez-Reyes E. 1999. Ca^{2+} channels cardiac myocytes：structure and function in Ca^{2+} influx and intracellular Ca^{2+} release [J]. Cardiovasc. Re.s，42（2）：339-360.

[107] Billat L. 1996. Use of blood lactate measurements for prediction of exercise performance and for control of training. Recommendations for long-distance running [J]. Sports Med.，22（3）：157-175.

[108] Blaustein M，Slodzinski M. 1998. Physiological effects of Na^+/Ca^{2+} exchanger knockdown by antisense oligodeoxynucleotides in arterial myocytes [J]. Am. J. Physiol.，275：251-259.

[109] Bond G，Cook R，Wight P，et al. 1983. A case-control study of brain tumor mortality at a texas chemical plant [J]. J. Occup. Med.，25（5）：377-386.

[110] Bredt D. 1999. Endogenous nitric oxide synthesis：Biological functions and pathophysiology [J]. Free Radic Res，31：577-596.

[111] Bredt D，Snyder S. 1990. Isolation of nitric oxide synthetase，a calmodulin-requiring enzyme [J]. Proc. Natl. Acad. Sci. USA，87：682-685.

[112] Broberg S，Sahlin K. 1988. Hyperammoniemia during prolonged exercise：an effect of glycogen depletion？[J]. J. Appl. Physiol.，65（6）：2475-2 477.

[113] Broekaert A，Godfraind T. 1979. A comparison of the inhibitory effect of cinnarizine and papaverine on the noradrenaline and calcium-evoked contraction of isolated rabbit aorta and mesenteric arteries

[J]. Eur. J. Pharmacol., 53: 281-288.

[114] Brown G, Scholem R, Croll H, et al. 1989. Sulfur dioxide deficiency: clinical and biochemical feature in two patients [J]. Neurology, 39: 252-257.

[115] Bundy R, Marczin N, Chester A, et al. 1999. Differential regulation of DNA synthesis by nitric oxide and hydroxyurea in vascular smooth muscle cells [J]. Am. J. Physiol., 277 (5): 1799-1807.

[116] Catterall W. 2000. Structure and regulation of voltage-gated Ca^{2+} channels [J]. Annu. Rev. Cell Dev. Biol., 16: 521-555.

[117] Chen Y, Li M, Zhang Y, et al. 2004. Structural basis of the alpha1 beta subunit interaction of voltage-gated Ca^{2+} channels [J]. Nature, 429: 675-680.

[118] Cicalese L, Lyengar A, Subbotin V, et al. 1997. Protection afforded by pyruvate during acute rejection of small-bowel allografts is mediated by inhibition of oxygen-free radicals and cytolytic activity in activated leukocytes [J]. Transplant Proc., 29: 704.

[119] Cicalese L, Subbotin V, Rastellini C, et al. 1999. Preservation in injury and acute rejection of rat intestinal grafts: protection afforded by pyruvate [J]. Gastrointest Surg., 3: 549-554.

[120] Cole W, McPherson C, Sontag D. 1991. ATP-regulated K^+ channels protect the myocardium against ischemia/reperfusion damage [J]. Circ. Res., 69: 571-581.

[121] Conconi F, Ferrari M, Ziglio P, et al. 1980. Determination of the anaerobic threshold by a noninvastive field test in man [J]. Boll Soc. Ital. Biol. Sper., 56 (23): 2504-2510.

[122] Costill D, Branham G, Eddy D, et al. 1971. Determinants of marathon running success [J]. Int. Z. Angew. Physiol., 29 (3): 249-254.

[123] Craig D, Chapman S, Daff S. 2002. Calmodulin activates electron transfer through neuronal nitric-oxide synthase reductase domain by releasing an NADPH-dependent conformational lock [J]. J. Biol. Chem., 277: 33987-33994.

[124] Crestanello J, Lingle D, Millili J, et al. 1998. Pyruvate improves myocardial tolerance to reperfusion injury by acting as an antioxidant: a chemiluminescence study [J]. Surgery, 124: 92-99.

[125] Davies A, Douglas L, Hendrich J, et al. 2006. The calcium channel alpha 2 delta-2 subunit partitions with $Ca_V2.1$ into lipid rafts in cerebellum: Implications for localization and function [J]. J. Neurosci., 26: 8748-8757.

[126] Davis J, Bailey S. 1997. Possible mechanisms of central nervous system fatigue during exercise [J]. Med. Sci. Sports Exerc., 29 (1): 45-57.

[127] de Groot M, van Heldenet M, de Jong Y, et al. 1995. The influence of lactate, pyruvate and glucose as exogenous substrates on free radical defense mechanisms in isolated rat hearts during ischaemia and reperfusion [J]. Mol. Cell Biechem., 46: 147-155.

[128] Denis C, Fouquet R, Poty P, et al. 1982. Effect of 40 weeks of endurance training on the anaerobic threshold [J]. Int. J. Sports Med., 3 (4): 208-214.

[129] Dienstag J, Perrillo R, Schiff E, et al. 1995. A preliminary trial of lamivudine for chronic hepatitis B infection [J]. N. Engl. J. Med., 333 (25): 1657-1661.

[130] Dienstag J, Schiff E, Wright T, et al. 1999. Lamivudine as initial treatment for chronic hepatitis B in the United States [J]. N. Engl. J. Med., 341 (17): 1256-1263.

[131] Doughty J, Miller A, Langton P. 1998. Non-specificity of chloride channel blockers in rat cerebral arteries: block of the L-type calcium channel [J]. J. Physiol., 507 (Pt2): 433-439.

[132] Dreher D, Junod A. 1996. Role of oxygen free radicals in cancer development [J]. Eur. J. Cancer, 32 (1): 30-38.

[133] Droge W. 2002. Free radicals in the physiological control of cell function [J]. Physiol. Rev., 82 (1): 47-95.

[134] Du Z, Meng Z. 2004a. Modulation of sodium current in rat dorsal root ganglion neurons by sulfur dioxide derivatives [J]. Brain. Res., 1010: 127-133.

[135] Du Z, Meng Z. 2004b. Effects of derivatives of sulfur dioxide on transient outward potassium currents in acutely isolated rat hippocampal neurons [J]. Food Chem. Toxicol., 42: 1211-1216.

[136] Dzhura I, Wu Y, Colbran R, et al. 2000. Retraction: Calmodulin kinase determines calcium-dependent facilitation of L-type calcium channels [J]. Nat. Cell Biol., 2: 173-177.

[137] Falk M, Giguere P A. 1958. On the nature of sulphurous acid [J]. Can. J. Chem., 36: 1121-1124.

[138] Farouque H, Worthley S, Meredith I. 2004. Effect of ATP-sensitive potassium channel inhibition on coronary metabolic vasodilation in humans [J]. Arterioscl. Throm. Vas., 24: 905-910.

[139] Feil R, Feil S, Hofmann F. 2005. A heretical view on the role of NO and cGMP in vascular proliferative diseases [J]. Trends Mol. Med., 11: 71-75.

[140] Feil R, Lohm ann S, de Jonge H, et al. 2003. Cyclic GM P-dependent protein kinases and the cardiovascular system: insights from genetically modified mice [J]. Circ. Res., 93: 907-916.

[141] Ferro A, Queen L, Priest R. 1999. Activation of nitric oxide synthase by beta 2-adrenoceptors in human umbilical vein endothelium in vitro [J]. Br. J. Pharmacol., 126 (8): 1872-1880.

[142] Foster C, Snyder A, Thompson N, et al. 1988. Normalization of the blood lactate profile in athletes [J]. Int. J. Sports Med., 9 (3): 198-200.

[143] Ganitkevich V, Isenberg G. 1993. Membrane potential modulates inositol 1,4,5-trisphosphate-mediated Ca^{2+} transients in guinea-pig coronary myocytes [J]. J. Physiol., 470: 35-44.

[144] Geng H, Meng Z, Zhang Q. 2005. Effects of blowing sand fine particles on plasma membrane permeability and fluidity, and intracellular calcium levels of rat alveolar macrophages [J]. Toxicology

Lett.，157：129-137.

[145] Goyal S. 2001. Use of rosaniline hydrochloride dye for atmospheric SO_2 determination and method sensitivity analysis [J]. J. Environ. Monitor.，3：666-670.

[146] Griffith O. 1983. Cysteinesulfinate metabolism [J]. J. Bio. Chem.，258：1591-1598.

[147] Grover A，Samson S，Robinson S，et al. 2003. Effects of peroxynitrite on sarcoplasmic reticulum Ca^{2+} pump in pig coronary artery smooth muscle [J]. Am. J. Physiol. Cell Physiol.，284（2）：294-301.

[148] Gumuslu S，Korgun D，Bilmen S，et al. 2000. Effects of sulfur dioxide inhalation on plasma vitamin C and ceruloplasmin in ageing rats [J]. Ind. Health，38：319-322.

[149] Hand P，Le N，Fang R，et al. 1997. Cohort mortality study of pump and paper mill workers in British Columbia，Canada [J]. Am. J. Epidemiol.，146：186-194.

[150] Hartman P，Ponder R，Lo H，et al. 2004. Mitochondrial oxidative stress can lead to nuclear hypermutability [J]. Mech. Ageing Dev.，125：417-420.

[151] Helmreich E. 2003. Environmental influences on signal transduction through membranes：a retrospective mini-review [J]. Biophys. Chem.，100（1-3）：519-534.

[152] Henricks P，Nijkamp F. 2001. Reactive oxygen species as mediators in asthma [J]. Pulm. Pharmacol. Ther.，14（6）：409-420.

[153] Hensley K，Floyd R. 2002. Reactive oxygen species and protein oxidation in aging: a look back, a look ahead [J]. Arch Biochem. Biophys.，397（2）：377-383.

[154] Herbarth O. 1995. Risk assessment of environmentally influenced airway disease based on time-series analysis [J]. Environ. Health Persp.，103（9）：852-856.

[155] Hermann H，Arp J，Pieske B，et al. 2004. Improved systolic and diastolic myocardial function with intracoronary pyruvate in patients with congestive heart failure [J]. Eur. J. Heart Fail，6（1）：213-218.

[156] Hille B. 1992. G protein-coupled mechanisms and nervous signaling [J]. Neuron.，9（2）：187-195.

[157] Hillman S. 2002. Introduction to athletic training [M]. Human Kinetics Publishers，Inc.，37-53.

[158] Himpens B，Matthijs G，Somlyo A V，et al. 1988. Cytoplasmic free calcium，myosin light chain phosphorylation，and force in phasic and tonic smooth muscle [J]. J. Gen. Physiol.，92（6）：713-729.

[159] Hong Y，Lee J，Kim H，et al. 2002. Effects of air pollutants on stroke mortality [J]. Environ. Health Persp.，110：187-191.

[160] Hrometz S，Edelmann S，McCune D，et al. 1999. Expression of multiple alphal-adrenoceptors on vascular smooth muscle：correlation with the regulation of contraction [J]. J. Pharmacol. Exp. Ther.，290（1）：452-463.

[161] Huang P. 2009. Metabolic syndrome and cardiovascular disease[J]. Trends Endocrinol. Metab.，20（6）：295-302.

[162] Jackson W. 2000. Ion channels and vascular tone [J]. Hypertension，35（1 pt 2）：173-178.

[163] Jameson，et al. 1998. Principles of Molecular Medicine [M]. America：Humana J press，167-169.

[164] Janero D. 2000. Nitric Oxide（NO）-related pharmaceuticals：contemporary approaches to therapeutical NO modulation [J]. Free Radical Bio. Med.，28（10）：1495-1506.

[165] Ji A，Savon S，Jacobsen D.1995. Determination of total serum sulfite by HPLC with fluorescence detection [J]. Clin. Chem.，41：897-903.

[166] Jones A. 2000. Asthma and the home environment [J]. J. Asthma，37：103-124.

[167] Jurma O，Hom D，Andersen J. 1997. Decreased glutathione results in calcium-mediated cell death in PC12 [J]. Free Radic Biol. Med.，23（7），1055-1066.

[168] Kanai A，Mesaros S，Finkel M，et al. 1997. Beta-adrenergic regulation of constitutive nitric oxide synthase in cardiac myocytes [J]. Am. J. Physiol.，273：1371-1377.

[169] Kandemir O，Buyukates M，Kandemir N，et al. 2010. Demonstration of the histopathological and immunohistochemical effects of a novel hemostatic agent，ankaferd blood stopper，on vascular tissue in a rat aortic bleeding model [J]. J. Cardiothorac. Surg.，5（1）：1-7.

[170] Katusic Z，Schugel J，Cosentino F，et al. 1993. Endothelium-dependent contractions to oxygen-derived radicals in the canine basilar artery [J]. Am. J. Physiol.，264（3Pt2）：H859-864.

[171] Kaye E，Hyland K. 1998. Amino acids and the brain：too much，too little，or just inappropriate use of a good thing [J]. Neurology，51：668-670.

[172] Kaye A，De Witt B，Anwar M，et al. 2000. Analysis of responses of garlic derivatives in the pulmonary vascular bed of the rat [J]. J. Appl. Physiol.，89：353-358.

[173] Kelly R，Balligand J，Smith T. 1996. Nitric oxide and cardiac function [J]. Circ. Res.，79：363-380.

[174] Kharade S，Sonkusare S，Srivastava A，et al. 2013. The beta3 subunit contributes to vascular calcium channel upregulation and hypertension in angiotens in II-infused C57BL/6 mice [J]. Hypertension，61（1）：137.

[175] Kim Y，Jung J，Lee S，et al. 1997. Effects of antioxidants and Ca^{2+} in cisplatin-indced cell injury in rabbit renal cortical slices [J]. Toxicol. Appl. Pharmacol.，146（2）：261-269.

[176] Kita T，Fujimura M，Myou S，et al. 2003. Potentiation of allergic bronchoconstriction by repeated exposure to formaldehyde in guinea-pigs in vivo [J]. Chin. Exp. Allergy.，33（12）：1747-1753.

[177] Kojda G，Kottenberg K，Noack E. 1997. Inhibition of nitric oxide synthase and soluble guanylate cyclase induces cardiodepressive effects in normal hearts [J]. Eur. J. Pharmacol.，334：181-190.

[178] Komeima K，Hayashi Y，Naito Y，et al. 2000. Inhibition ofneuronal nitric-oxide synthase by calcium/calmodulindependentprotein kinase II alpha through Ser847 phosphorylation in NG108-15 neuronal cells [J]. J. Biol. Chem.，275：28139-28143.

[179] Kovacie P. 2005. Role of oxidative metabolites of cocaine in toxicity and addiction: oxidative Stress and electron transfer [J]. Med. Hypotheses, 64（2）: 350-356.

[180] Kristo G, Yoshimura Y, Niu J, et al. 2004. The intermediary metabolite pyruvate attenuates stunning and reduces infarct size in in vivo porcine myocardium [J]. Am. J. Physiol. Hcart. Circ. Physiol., 286（3）: 517-524.

[181] Kruse H, Bauriedel G, Heimerl J, et al. 1994. Role of L-type calcium channels on stimulated calcium influx and on proliferative activity of human coronary smooth muscle cells [J]. J. Cardiovas. Pharmacol., 24: 328-335.

[182] Kruse J, Zaidi S, Carlson R, et al. 1987. Significance of blood lactate levels in critically ill patients with liver disease [J]. Am. J. Med., 83（2）: 77-82.

[183] Kryshtal D, Gryshchenko O, Gomez-Hurtado N, et al. 2015. Impaired calcium calmodulin-dependent inactivation of $Ca_v1.2$ contributes to loss of sarcoplasmic reticulum calcium release refractoriness in mice lacking calsequestrin 2 [J]. J. Mol. Cell Cardio., 82: 75-83.

[184] Kuriyama T, Lewis M, Xiao J H, et al. 1998. Effects of regenerator geometry on pulse tube refrigerator performance [J]. Adv. Cryog. Eng., 43: 1611-1618.

[185] Langendorff O. 1895. Untersuchungen am berlebenden Sagetierherzen [J]. Pflugers Arch., 61: 291-332.

[186] Lamb F, Barna T. 1998. Chloride ion currents contribute functionally to norepinephrine-induced vascular contraction [J]. Am. J. Physiol., 275（5Pt1）: H151-160.

[187] Larrieu S, Jusot J, Blanchard M, et al. 2007. Short term effects of air pollution on hospitalizations for cardiovascular diseases in eight French cities: The PSAS program [J]. Sci. Total Environ., 387（1-3）: 105-112.

[188] Lee J, Kim H, Song H, et al. 2002a. Air pollution and asthma among children in Seoul, Korea [J]. Epidemiology, 13: 481-484.

[189] Lee W, Teschk K, Kauppinen T, et al. 2002b. Mortality from lung cancer in workers exposed to sulfur dioxide in the pulp and paper industry [J]. Environ. Health Perspect., 110: 991-995.

[190] Leung N. 2000. Nucleoside analogues in the treatment of chronic hepatitis B [J]. J. Gastroenterol Hepatol., 15（Suppl）: E53-60.

[191] Li R, Meng Z. 2007. Effects of SO_2 derivatives on expressions of MUC5AC and IL-13 in human bronchial epithelial cells [J]. Arch. Toxicol., 81: 867-874.

[192] Li J, Meng Z. 2009. The role of sulfur dioxide as an endogenous gaseous vasoactive factor in synergy with nitric oxide [J]. Nitric Oxide, 20: 166-174.

[193] Li R, Meng Z, Xie J. 2007a. Effects of sulfur dioxide derivatives on four asthma-related gene

expressions in human bronchial epithelial cells [J]. Toxicol. Lett., 175 (1-3): 71-81.

[194] Li R, Meng Z, Xie J. 2007b. Effects of sulfur dioxide on the expressions of MUC5AC and ICAM-1 in airway of asthmatic rats [J]. Regul. Toxicol. Pharmacol., 48: 284-291.

[195] Li R, Meng Z, Xie J. 2008. Effects of sulfur dioxide on the expressions of EGF, EGFR, and COX-2 in airway of asthmatic rats [J]. Arch. Environ. Contam. Toxicol., 54 (4): 748-757.

[196] Li J, Li R, Meng Z. 2010. Sulfur dioxide upregulates the aortic nitric oxide pathway in rats [J]. Eur. J. Pharmacol., 645: 143-150.

[197] Liao D, Duan Y, Whitsel E, et al. 2004. Association of higher levels of ambient criteria pollutants with impaired cardiac autonomic control: a population-based study [J]. Am. J. Epidemiol., 159 (8): 768-777.

[198] Lipp P, Thomas D, Berridge M, et al. 1997. Nuclear calcium signaling by individual cytoplasmic calcium puffs [J]. EMBO J., 16 (23): 7166-7173.

[199] Lohmann S, Fischmeister R, Walter U. 1991. Signal transduction by cGMP in heart [J]. Basic. Res. Cardiol., 86: 503-514.

[200] Lohn M, Lau B, Hall H, et al. 2001. $\beta1$ subunit of BK channels regulates arterial wall $[Ca^{2+}]$ and diameter in mouse cerebral arteries [J]. J. Appl. Physiol., 91: 1350-1354.

[201] Ma X, Gao F, Lopez B, et al. 2000. Peroxynitrite, a two-edged sword in post-ischemic myocardial injury-dichotomy of action in crystalloid-versus blood-perfused hearts [J]. J. Pharmacol. Exp. Ther., 292 (3): 912-920.

[202] Mar T, Norris G, Koenig J, et al. 2000. Associations between air pollution and mortality in Phoenix, 1995-1997 [J]. Environ. Health Persp., 108 (4): 347-353.

[203] Massion P, Feron O, Dessy C, et al. 2003. Nitric oxide and cardiac function: ten years after, and continuing [J]. Circ. Res., 93: 388-398.

[204] Mayhan W, Faraci F. 1993. Responses of cerebral arterioles in diabetic rats to activation of ATP-sensitive potassium channels [J]. Am. J. Physiol., 265 (1 Pt 2): H152-157.

[205] Mcknight G. 1991. Cyclic AMP second messenger systems [J]. Curr. Opin. Cell Biol., 3 (2): 213-217.

[206] Meng Z, Nie A. 2005a. Enhancement of sodium metabisulfile on sodium current in acutely isolated rat hippocampal CAI neurons [J]. Environ. Toxicol. Pharmacol., 20 (1): 35-41.

[207] Meng Z, Nie A. 2005b. Effects of sodium metabisulfite on potassium currents in acutely isolated CAI pyramidal neurons of rat hippocampus [J]. Food Chem. Toxicol., 43 (2): 225-232.

[208] Meng Z, Zhang L. 1990a. Chromosomal aberrations and sister-chromatid exchanges of lymphocytes of workers exposed to sulphur dioxide [J]. Mutat. Res., 24 (1): 15-20.

[209] Meng Z, Zhang L. 1990b. Observation of frequencies of lymphocytes with micronuclei in human

subsets [J]. Immunity，8：275-283.

[244] Olesen S P，Drejer J，Axelsson O，et al. 1998. Characterization of NS2028 as a specific inhibitor of soluble guanylate cyclase [J]. Br. J. Pharmacol.，123：299-309.

[245] Oyama Y，Shakai H，Arata T，et al. 2002. Cytotoxic effects of methanol，formaldehyde，and formate on dissociated rat thymocytes：a possibility of aspartame toxicity [J]. Cell Biol. Toxicol.，18(1)：43-50.

[246] Panda K，Rosenfeld R，Ghosh S，et al. 2002. Distinct dimer interaction and regulation innitric-oxide synthase types I，II，and III [J]. J. Biol. Chem.，277：31020-31030.

[247] Paterno R，Faraci F，Heistad D. 1996. Role of Ca^{2+}-dependent K^+ channels in cerebral vasodilatation induced by increases in cyclic GMP and cyclic AMP in the rat [J]. Stroke，27（9）：1603-1607.

[248] Piascik M，Perez D. 2001. Alphal-adrenergic receptors：new insights and directions [J]. J. Pharmacol. Exp. Ther.，298（2）：403-410.

[249] Piascik M，Hrometz S，Edelmann S，et al. 1997. Immunocytochemical localization of the alpha-1B adrenergic receptor and the contribution of this and the other subtypes to vascular smooth muscle contraction：analysis with selective ligands and antisense oligonucleotides [J]. J. Pharmacol. Exp. Ther.，283（2）：854-868.

[250] Qin G，Meng Z. 2005. Effect of sulfur dioxide inhalation on CYP1A1 and CYP1A2 in rat liver and lung [J]. Toxicol. Lett.，160（1）：34-42.

[251] Qin G，Meng Z. 2006. Effect of sulfur dioxide inhalation on CYP2B1/2 and CYP2E1 in rat liver and lung [J]. Inhal. Toxicol.，18：581-588.

[252] Quayle J，Nelson M，Standen N. 1997. ATP-sensitive and inwardly rectifying potassium channels in smooth muscle [J]. Physiol. Rev.，77（4）：1165-1232.

[253] Remillard C，Lupien M，Crepeau V，et al. 2000. Role of Ca^{2+} and swelling-activated Cl^-channels in α1-adrenoceptor-mediated tone in pressurized rabbit mesenteric arterioles [J]. Cardiovasc. Res.，46（3）：557-568.

[254] Routledge H，Manney S，Harrison R，et al. 2006. Effect of inhaled sulphur dioxide and carbon particles on heart rate variability and markers of inflammation and coagulation in human subjects [J]. Heart，92：220-227.

[255] Saida K，Van B. 1983. Mechanism of Ca^{2+} antagonist-induced vasodilation. Intracellular actions [J]. Circ. Res.，52（2）：137-142.

[256] Saltin B，Hartley L，Kilbom A，et al. 1969. Physical training in sedentary middle-aged and older men. II.Oxygen uptake，heart rate and blood lactate concentration at submaximal and maximal exercise [J]. Scand J. Clin. Lab Invest.，24（4）：323-334.

[257] Savolainen H. 1981. Dose-dependent effects of peroral dimethylformamide administration on rat brain

[J]. Acta Neuropathol（Berl），53（3）：249-252.

[258] Seraydrarian M and Abbot B. 1976. The role of the creatine phosphokinase system in muscle [J]. J. Mol. Cell Cardiol.，8：741-746.

[259] Setoguchi M，Ohya Y，Abe I，et al. 1997. Stretch-activated whole-cell currents in smooth muscle cells from mesenteric resistance artery of guinea-pig [J]. J. Physiol.，501（2）：343-353.

[260] Shapiro R. 1977. Genetic effects of bisulfite（sulfur dioxide）[J]. Mutat. Res.，39：149-176.

[261] Shih V E，Abrons I F，Johnson J L，et al. 1977. Sulfite oxidase deficiency：biochemical and clinical investigations of a hereditary metabolic disorder in sulfur metabolism [J]. N. Engl. J. Med.，297：1022-1028.

[262] Simona P，Giacomo D，Marco F，et al. 1996. Behavioral disturbances in adult CD-1 mice and absence of effects on their offspring upon SO_2 exposure [J]. Arch. Toxicol.，70：757-766.

[263] Singer T P and Kearney E B. 1956. Intermediary metabolism of L-cysteinesulfinic acid in animal tissues [J]. Arch. Biochem. Biophys.，61：397-409.

[264] Skalhegg B，Tasken K. 2000. Specificity in the cAMP/PKA signaling pathway. Differential expression，regulation，and subcellular localization of subunits of PKA [J]. Front Biosci.，5：678-693.

[265] Skrzypiec-Spring M，Grotthus B，Szelag A，et al. 2007. Isolated heart perfusion according to Langendorff-still viable in the new millennium [J]. J. Pharmacol. Toxicol. Methods，55（2）：113-126.

[266] Snyder A，Woulfe T，Welsh R，et al. 1994. A simplified approach to estimating the maximal lactate steady state [J]. Int. J. Sports Med.，15（1）：27-31.

[267] Sobel B，Markham J，Roberts R. 1977. Factors influencing enzymatic estimates of infarct size [J]. Am. J. Cardiol.，39：130-132.

[268] Solzbach U，Hornig B，Teserich M，et al. 1997. Vitamin C improves endothelial dysfunction of epicardial coronary arteries in hypertensive patients [J]. Circulation，96（5）：1513-1519.

[269] Song T，Hatano N，Horii M，et al. 2004. Calcium/calmodulin-dependentprotein kinase I inhibits neuronal nitric-oxide synthaseactivity through serine 741 phosphorylation [J]. FEBS Lett.，570：133-137.

[270] Sonkusare S，Dalsqaard T，Bonev A，et al. 2014. AKAP150-dependent cooperative TRPV4 channel gating is central to endothelium-dependent vasodilation and is disrupted in hypertension [J]. Sci. Signal.，7（333）：ra66.

[271] Sumii K and Sperelakis N. 1995. cGMP-dependent protein kinase regulation of the L-type Ca^{2+} current in rat ventricular myocytes [J]. Circ. Res.，77：803-812.

[272] Sunyer J，Ballester F，Tertre A，et al. 2003. The association of daily sulfur dioxide air pollution levels with hospital admissions for cardiovascular diseases in Europe（The Aphea-II study）[J]. Eur. Heart J.，

24: 752-760.

[273] Sutherland F, Hearse D. 2000. The isolated blood and perfusion fluid perfused heart [J]. Pharmacol. Res., 41 (6): 613-627.

[274] Suzuki K, Brand N, Smolenski R, et al. 2000. Development of a novel method for cell transplantation through the coronary artery [J]. Circulation, 102: III-359–III-364.

[275] Swensen T, Harnish C, Beitman L, et al. 1999. Noninvasive estimation of the maximal lactate steady state in trained cyclists [J]. Med. Sci. Sports Exerc., 31 (5): 724-726.

[276] Tan C, Xenoyannis S, Feldman R. 1995. Oxidant stress enhances adenylyl cyclase activation [J]. Circ. Res., 77 (4): 710-717.

[277] Taranenko N, Efimova N. 2007. Biomonitoring of formaldehyde in the urinary samples from the pediatric population in the Irkutsk region [J]. Gig. Sanit., 4: 73-75.

[278] Tatsumi T, Keira N, Akashi K, et al. 2004. Nitric oxide-cGMP pathway is involved in endotoxin-induced contractile dysfunction in rat hearts [J]. J. Appl. Physiol., 96: 853-860.

[279] Thrasher J, Kiburn K. 2001. Embryo toxicity and teratogenicity of formaldehyde [J]. Arch. Environ. Health, 56 (4): 300-331.

[280] Tong Z, Han C, Luo W, et al. 2013. Aging-associated excess formaldehyde leads to spatial memory deficits [J]. Sci. Rep., 3: 1807.

[281] Ubuka T, Yuasa S, Ohta J, et al. 1990. Formation of sulfate from L-cysteine in rat liver mitochondria [J]. Acta. Med. Okayama, 44: 55-64.

[282] Urhausen A, Kindermann W. 1992. Blood ammonia and lactate concentrations during endurance exercise of differing intensities [J]. Eur. J. Appl. Physiol. Occup. Physiol., 65 (3): 209-214.

[283] Van B, Leijten P, Yamamoto H, et al. 1986. Calcium activation of vascular smooth muscle. State of the art lecture [J]. Hypertension, 8 (6Pt2): II 89-95.

[284] Venners S, Wang B, Peng Z, et al. 2003. Particulate matter, sulfur dioxide and daily mortality in Chongqing China [J]. Environ. Health Perspect., 111: 562-567.

[285] Vicaut E. 1999. Microcirculation and arterial hypertension [J]. Drugs, 59: 1-10.

[286] Wang R. 2002. Two's company, three's a crowd: can H_2S be the third endogenous gaseous transmitter? [J]. FASEB J., 16: 1792-1798.

[287] Wang R. 2003. The gasotransmitter role of hydrogen sulfide [J]. Antiox. Redox. Signal., 5: 493-501.

[288] Wellenius G, Yeh G, Coull B, et al. 2007. Effects of ambient air pollution on functional status in patients with chronic congestive heart failure: a repeated-measures study [J]. Environ. Health, 6 (1): 26.

[289] WHO. 2004. International agency for research on cancer, classifies formaldehyde as carcinogenic to

humans.

[290] Wilson J，Gelb A. 2002. Free radicals，antioxidants，and neurologic injury：possible relationship to cerebral protection by anesthetics [J]. J. Neurosurg Anesthesiol.，14（1）：66-79.

[291] Woolcock A. 1998. Asthma [M]. In：MURRAY J F，NADEL，J A，eds. Textbook of Respiratory Medicine. Philadelphia，Pa：WB Saunders Co.，1030-1068.

[292] Wu D，Meng Z. 2003. Effect of sulfur dioxide inhalation on the glutathione redox system in mice and protective role of sea buckthorn seed oil [J]. Arch. Environ. Contamin. Toxicol.，45：423-428.

[293] Yan L，Gong G，Tse J，et al. 1998. Relationship between decreased function and O_2 consumption caused by cyclic GMP in cardiac myocytes and L-type calcium channels [J]. Res. Exp. Med.，198：109-121.

[294] Yang Z，deVeer M，Gardiner EE，et al. 1996. Rabbit polymorphonuclear neutrophils form 35S-labeled S-sulfo-calgranulin C when incubated with inorganic [35S] sulfate [J]. J. Biol. Chem.，271：19802-19809.

[295] Yang Z，Zhang Y，Meng Z. 2012. The vasodilator mechanisms of sodiummetabisulfite on precontracted isolated aortic rings in rats：Signaltransduction pathways and ion channels [J]. Food Chem. Toxicol. 50：3114-3119.

[296] Yi H，Meng Z. 2003. Genotoxicity of hydrated sulfur dioxide on toot tips of Allium sativum and Vicia faba [J]. Mutat. Res.，537：109-114.

[297] Yokoshiki H，Sunagawa M，Seki T，et al. 1998. ATP sensitive K^+ channels in pancreatic，cardiac，and vascular smooth muscle cells [J]. Am. J. Physiol.，274：C25-37.

[298] Yoshida T，Suda Y，Takeuchi N. 1982. Endurance training regimen based upon arterial blood lactate effects on anaerobic threshold [J]. Eur. J. Appl. Physiol. Occup. Physiol.，49（2）：223-230.

[299] Yu J，Su T，Zhou T，et al. 2014. Uric formaldehyde levels are negatively correlated with cognitive abilities in healthy older adults [J]. Neurosci. Bull.，30：172-184.

[300] Yuan Y，Chan K. 2000. A review of the literature on the application of blood ammonia measurement in sports science [J]. Res. Q. Exercise Sport，71（2）：45-51.

[301] Zanssi P，Paolillo M，Feliciello A，et al. 2001. cAMP-dependent protein kinase induces cAMP-response element-binding protein phosphorylation via an intracellular calcium release/EPK-dependent pathway in striatal neurons [J]. J. Biol. Chem.，276（15）：11487-11495.

[302] Zarasiz I，Kus I，Akpolat N，et al. 2005. Protective effects of omega-3 essential fatty acids against formaldehyde-induced neuronal damage in prefrontal cortex of rats [J]. Cell Biochem. Funct.，13：251-253.

[303] Zhang Q，Meng Z. 2009. The vasodilator mechanism of sulfur dioxide on isolated aortic rings of rats：

Involvement of the K^+ and Ca^{2+} channels [J]. Eur. J. Pharmacol.，602：117-123.

[304] Zhang Q，Meng Z. 2011. The inotropic effects and its mechanisms of ammonia on the isolated perfused hearts in rats [J]. J.Exp. Biol.，214（23）：4048-4054.

[305] Zhang Q，Meng Z. 2012. The negative inotropic effects of gaseous sulfur dioxide and its derivatives in the isolated perfused rat heart [J]. Environ. Toxicol.，27（3）：175-184.

[306] Zhang Q，Bai Y，Yang Z，et al. 2016. The molecular mechanism of the effect of sulfur dioxide inhalation on the potassium and calcium ion channels in rat aortas [J]. Hum. Exp. Toxicol.，35（4）：418-427.

[307] Zhang Q，Bai Y，Tian J，et al. 2015a. Effects of sodium metabisulfite on the expression of BK_{Ca}, K_{ATP} and L-Ca^{2+} channels in rat aortas in vivo and in vitro [J]. J. Hazard. Mater.，284：151-162.

[308] Zhang Q，Bai Y，Yang Z，et al. 2015b. The molecular mechanisms of sodium metabisulfite on the expression of K_{ATP} and L-Ca^{2+} channels in rat hearts [J]. Regul. Toxicol. Pharm.，72：440-446.

[309] Zhang Q，Bai Y，Yang Z，et al. 2015c. Effect of sulfur dioxide inhalation on the expression of K_{ATP} and L-Ca^{2+} channels in rat hearts [J]. Environ. Toxicol. Pharm.，39：1132-1138.

[310] Zhang Q，Tian J，Bai Y，et al. 2014. Effects of gaseous sulfur dioxide and its derivatives on the expression of K_{ATP}, BK_{Ca} and L-Ca^{2+} channels in rat aortas in vitro [J]. Eur. J. Pharm.，742：31-41.

[311] Zhang Q，Tian J，Bai Y，et al. 2013. Effects of sulfur dioxide and its derivatives on the functions of rat hearts and their mechanisms [J]. Procedia Environmental Sciences，2013，18：43-50.

[312] Zhang Q，Tian P，Zhai M，et al. 2018. Formaldehyde regulates vascular tensions through nitric oxide-cGMP signaling pathway and ion channels [J]. Chemosphere，193：60-73.

[313] Zhao W，Wang R. 2002. H_2S-induced vasorelaxation and underlying cellular and molecular mechanisms [J]. Am. J. Physiol.，283：H474-H480.

[314] Zhao W，Zhang J，Lu Y，et al. 2001. The vasorelaxant effect of H_2S as a novel endogenous gaseous K_{ATP} channel opener [J]. EMBO J.，20：6008-6016.

[315] Zhou L，Zhu D. 2009. Neuronal nitric oxide synthase：Structure，subcellular localization，regulation，and clinical implications [J]. Nitric Oxide，20：223-230.

[316] Zuscik M，Chalothorn D，Hellard D，et al. 2001. Hypotension，autonomic failure，and cardiac hypertrophy in transgenic mice overexpressing the alpha1B-adrenergic receptor [J]. J. Biol. Chem.，276（17）：13738-13743.

[317] Zweier J，Rayburn B，Flaherty J，et al. 1987a. Recombinant superoxide dismutase reduces oxygen free radical concentrations in reperfused myocardium [J]. J. Clin. Invest.，80（6）：1728-1734.

[318] Zweier J，Flahetty J，Weisfeldt M. 1987b. Direct measurement of free radical generation following reperfusion of ischemic myocardium [J]. Proc. Natl. Acad. Sci. USA，84（5）：1404-1407.